コメディカルのための
専門基礎分野テキスト

シリーズ監修

自治医科大学名誉教授
日本内科学会名誉会員　北村　諭

埼玉県立大学前学長　北川定謙

東京有明医療大学特任教授
埼玉県立大学名誉教授　五味敏昭

東邦大学医学部名誉教授　岸　清　編集

解剖学　改訂3版

中外医学社

執筆者一覧

五味敏昭　東京有明医療大学看護学部／埼玉県立大学名誉教授
岸　　清　東邦大学医学部名誉教授
木村明彦　前東京有明医療大学保健医療学部
成瀬秀夫　東京有明医療大学保健医療学部
林　弘之　埼玉県立大学保健医療福祉学部
金村尚彦　埼玉県立大学保健医療福祉学部
高柳雅朗　埼玉県立大学保健医療福祉学部
田中淳司　埼玉医科大学名誉教授
藤縄　理　福井医療大学保健医療学部

改訂3版の序

　本書は2004年（平成16年）に，解剖学をこれから学ぶ初学者のために，簡潔な文章とわかりやすい図を用いて，解剖学教育の経験豊富な執筆陣によって出版され，早くも13年余が経過した．

　今回の改訂では，解剖学用語の足の指，頚，胫などの文字を趾，頸，脛などに書き改めた．さらに本文および図に若干の加筆を行い，また索引に関しては，配列に考慮し，引き易く充実させた．

　解剖学は医学・医療分野の中で，最も重要な基礎科目のひとつであり，本書が関係諸兄のご意見を賜り，少しでも学生諸君の勉学にお役に立てば幸いです．

　本書を上梓するにあたり，終始ご指導を頂いた中外医学社の小川孝志氏，弘津香奈子氏，沖田英治氏，また原稿の編集協力を頂いた佐藤（近藤）恵子氏（理学療法士）にお礼を申し上げます．

2018年（平成30年）　新春　　　著者たち

はじめに

　20 年後の 2025 年には，我が国の人口構成は 4 人に 1 人が 65 歳以上という世界にも類をみない超高齢化社会を迎えようとしている．医療については，保健・医療・福祉による三位一体の強力な医療システムが求められていて，ひとりの患者さんの治療には多数の医療専門職の協力が必要である．このようにチーム医療に参加するメディカルスタッフには高度な知識および確かな技術が要求されている．

　解剖学が医学・医療の中で最も重要な基礎科目であることは言うまでもないことであるが，医療系の大学・専門学校では講義時間数が極めて少ない．それに対して解剖学の内容は時間数に比して膨大であり，国家試験の問題も広範多岐に亘り学生にとっては難しい科目のひとつであると思われる．

　今回，このような状況を鑑みて，医療系の学生にとって「わかりやすい解剖学」を執筆した．この本を執筆するにあたり以下の 3 点に重点を置いた．まず第 1 は，担当の執筆者が解剖学教育・研究歴が 20 年以上の専門家であること．第 2 は，項目立てを多用し，文章は出得る限り短く簡潔にして読みやすくした．第 3 は「解剖学は図が生命」の観点から，多数の図の中から理解しやすい図を厳選した．その他に，解剖学用語には難読なものも多く，特に難読な用語は一覧表をつくり，さらに索引の解剖学用語には振り仮名を付けて，慣れない初学者の便を図った．

　解剖学をマスターする方法は普段からの着実な努力が大事である．本書が解剖学の教科書・参考書として，また国家試験対策用のまとめとして学生諸君の学習の手助けとなれば著者たちの望外の喜びであります．本書が関係諸兄のご意見を得て，より充実することにより，少しでも学生諸君の勉学のお役に立てればと考えております．

　本書を上梓するにあたり，終始ご指導を頂いた中外医学社の荻野邦義氏，秀島悟氏，また原稿の整理・校正等の編集協力をして頂いた埼玉県立大学保健医療福祉学部看護学科の石川美帆先生および埼玉県立大学保健医療福祉学部の卒業生である小川綾乃さん（看護師），近藤恵子さん（理学療法士）にお礼を申し上げます．

2004 年（平成 16 年）　初秋　　　著者たち

目　次

Ⅰ 解剖学総論　　　　　　　　　　　　　　　　　　　　　　1

Ⅰ．解剖学序論 ……………………………………………1
　A．人体解剖学とは ………………………………1
　B．解剖学の歴史 …………………………………1
　C．解剖学の分類 …………………………………2
　D．解剖学的正常位 ………………………………2
　E．解剖学用語 ……………………………………3
　F．人体各部の名称（大区分） …………………3
　G．体表区分（細区分） …………………………4
　H．体表の方向線 …………………………………7

Ⅱ．細　胞 ……………………………………………………8
　A．核 ………………………………………………9
　B．細胞小器官 ……………………………………10
　C．細胞膜 …………………………………………12
　D．細胞の接着装置 ………………………………13
　E．タンパク質合成 ………………………………13
　F．細胞分裂 ………………………………………13

Ⅲ．組　織 ……………………………………………………14
　A．上皮組織 ………………………………………14
　B．支持組織 ………………………………………16
　C．筋組織 …………………………………………21
　D．神経組織 ………………………………………23

Ⅳ．器官と器官系 ……………………………………………24

Ⅴ．人体の発生 ………………………………………………25

Ⅱ　骨格系　　32

Ⅰ．総　論 ……32
- A．骨の役割 ……32
- B．骨の形状による分類 ……32
- C．骨の構造 ……33
- D．骨の発生と成長 ……35
- E．骨表面の形状（性状）についての用語 ……36
- F．骨の連結 ……36

Ⅱ．各　論 ……39
- A．脊　柱 ……39
- B．胸　郭 ……44
- C．上肢骨 ……47
- D．上肢の関節 ……52
- E．下肢骨 ……55
- F．下肢の関節 ……63
- G．頭　蓋 ……66

Ⅲ　筋　系　　78

Ⅰ．概　説 ……78
- A．筋の総数と重量 ……78
- B．筋の構造 ……78
- C．筋の形態 ……79
- D．筋の各部の名称 ……82
- E．筋の起始，停止 ……82
- F．筋の作用 ……82
- G．拮抗筋と協力筋 ……84
- H．筋の補助装置 ……84
- I．骨格筋の神経支配 ……85

Ⅱ．頭部の筋 ……86
- A．表情筋 ……86
- B．咀嚼筋 ……87

Ⅲ．頸部の筋 ………………………………………87

Ⅳ．胸部の筋 ………………………………………91
　　A．浅胸筋 ………………………………………91
　　B．深胸筋 ………………………………………92
　　C．横隔膜 ………………………………………93

Ⅴ．腹部の筋 ………………………………………94
　　A．前腹筋 ………………………………………94
　　B．側腹筋 ………………………………………95
　　C．後腹筋 ………………………………………96

Ⅵ．背部の筋 ………………………………………97
　　A．浅背筋第1層 ………………………………97
　　B．浅背筋第2層 ………………………………98
　　C．深背筋第1層 ………………………………98
　　D．深背筋第2層 ………………………………99

Ⅶ．上肢の筋 ……………………………………101
　　A．上肢帯の筋 ………………………………101
　　B．上腕の筋 …………………………………104
　　C．前腕の筋 …………………………………106
　　D．手の筋 ……………………………………109

Ⅷ．下肢の筋 ……………………………………109
　　A．下肢帯の筋 ………………………………110
　　B．大腿の筋 …………………………………112
　　C．下腿の筋 …………………………………115
　　D．足の筋 ……………………………………117

Ⅳ 循環器系　　　　　　　　　　　　　　119

Ⅰ．血　管 ………………………………………119
　　A．血管壁 ……………………………………119
　　B．動　脈 ……………………………………119
　　C．静　脈 ……………………………………120
　　D．毛細血管 …………………………………120
　　E．吻合血管 …………………………………120

目　次　　iii

F．動脈血と静脈血 ……………………………………………… 121

Ⅱ．心　臓 ……………………………………………………………… 121

A．心臓の位置と外景 ……………………………………… 121

B．心臓壁 ………………………………………………………… 123

C．心臓の4つの部屋 ……………………………………… 124

D．心臓の4つの弁 …………………………………………… 125

E．心臓の栄養血管 ………………………………………… 127

F．刺激伝導系 ………………………………………………… 127

G．心臓の神経 ………………………………………………… 128

Ⅲ．血液の循環系 ……………………………………………………… 128

A．肺循環（小循環） ……………………………………… 128

B．体循環（大循環） ……………………………………… 128

C．体循環の動脈系 ………………………………………… 129

D．体循環の静脈系 ………………………………………… 140

E．胎生期の循環系 ………………………………………… 144

Ⅳ．リンパ系 …………………………………………………………… 147

A．主要なリンパ本幹 ……………………………………… 147

B．主要なリンパ節 ………………………………………… 147

C．リンパ節の構造 ………………………………………… 148

D．リンパ小節 ………………………………………………… 149

E．胸　腺 ………………………………………………………… 149

Ⅴ．脾　臓 ……………………………………………………………… 150

A．脾臓の位置と形状 ……………………………………… 150

B．脾臓の実質 ………………………………………………… 150

C．脾臓の血管系 …………………………………………… 152

Ⅴ 消化器系　　153

Ⅰ．総　論 ……………………………………………………………… 153

A．臓器の一般構造 ………………………………………… 153

B．消化器系の構成 ………………………………………… 154

Ⅱ．口　腔 ……………………………………………………………… 155

A．口　唇 ………………………………………………………… 156

B．口　蓋 ……………………………………………156

　　　C．歯 ……………………………………………………157

　　　D．舌 ……………………………………………………158

　　　E．口腔腺（唾液腺）………………………………160

Ⅲ．咽　頭 …………………………………………………161

　　　A．咽頭の区分 …………………………………………161

　　　B．ワルダイエルの咽頭輪 …………………………161

Ⅳ．食　道 …………………………………………………163

　　　A．食道の区分 …………………………………………163

　　　B．生理的狭窄部 ………………………………………163

　　　C．食道壁の筋層 ………………………………………164

Ⅴ．胃 ………………………………………………………164

　　　A．胃の各部の名称 ……………………………………164

　　　B．胃の筋層 ……………………………………………165

　　　C．固有胃腺（胃底腺）………………………………165

Ⅵ．小　腸 …………………………………………………166

　　　A．十二指腸 ……………………………………………166

　　　B．空腸および回腸 ……………………………………167

　　　C．小腸粘膜の特徴 ……………………………………167

Ⅶ．大　腸 …………………………………………………168

　　　A．盲腸 …………………………………………………168

　　　B．結腸 …………………………………………………169

　　　C．直腸 …………………………………………………170

Ⅷ．肝　臓 …………………………………………………171

　　　A．肝臓の位置と形状 …………………………………171

　　　B．肝臓の下面（臓側面）……………………………171

　　　C．肝臓の微細構造 ……………………………………173

　　　D．肝内の血液循環 ……………………………………173

　　　E．胆路 …………………………………………………173

Ⅸ．胆　嚢 …………………………………………………173

Ⅹ．膵　臓 …………………………………………………175

目　次　　v

XI. 腹　膜 ··176
　　A．組　織 ··176
　　B．壁側腹膜，臓側腹膜，腹膜腔 ················176
　　C．間　膜 ··177
　　D．大網と小網 ····································177
　　E．網　嚢 ··178
　　F．腹膜腔の陥凹部 ······························178
　　G．臍ヒダ ··178
　　H．腹膜後器官 ····································178

Ⅵ 呼吸器系　　　　　　　　　　　　　　　　179

　Ⅰ．鼻 ··179
　　A．外　鼻 ··179
　　B．鼻　腔 ··179
　　C．副鼻腔 ··181
　Ⅱ．咽　頭 ··183
　Ⅲ．喉　頭 ··183
　　A．喉頭軟骨 ··184
　　B．喉頭筋 ··185
　　C．喉頭腔 ··186
　Ⅳ．気管および気管支 ······························187
　　A．気　管 ··187
　　B．〔主〕気管支 ··································187
　　C．気管支樹 ··189
　Ⅴ．肺 ··190
　　A．肺の形態 ··190
　　B．肺区域 ··191
　　C．肺の血管 ··193
　Ⅵ．胸　膜 ··193
　Ⅶ．縦　隔 ··194

VII 泌尿器系 195

Ⅰ．腎　臓 195
- A．腎臓の位置と形状 195
- B．腎臓の固定装置 195
- C．腎臓に隣接する臓器 196
- D．腎臓の各部 197
- E．腎臓の前頭断面 198
- F．腎臓の微細構造 198
- G．腎臓の血管系 201

Ⅱ．尿　管 201
- A．狭窄部 201
- B．尿管壁 201

Ⅲ．膀　胱 202
- A．膀胱の形状 202
- B．膀胱の各部 202
- C．膀胱壁 203

Ⅳ．尿　道 204
- A．男性尿道 204
- B．女性尿道 205

VIII 生殖器系 206

Ⅰ．生殖器の分化 206
Ⅱ．男性生殖器 206
- A．精巣と精巣上体 206
- B．精管，精索，精嚢，射精管 210
- C．前立腺 211
- D．尿道球腺（カウパー腺） 212
- E．陰　茎 212
- F．陰　嚢 213
- G．精　液 214

Ⅲ．女性生殖器 ···214
- A．卵　巣 ···214
- B．卵　管 ···216
- C．子　宮 ···217
- D．腟 ···220
- E．外陰部 ···221

Ⅳ．会　陰 ···223
- A．会陰の区分 ···223
- B．尿生殖隔膜を構成する筋 ···224
- C．骨盤隔膜を構成する筋 ···224
- D．陰部神経管 ···224
- E．縫　線 ···224

Ⅸ 内分泌系　225

Ⅰ．総　論 ···225
- A．内分泌系に属する器官 ···225
- B．内分泌腺と外分泌腺 ···225
- C．内分泌腺の機能 ···225
- D．ホルモンの種類 ···226

Ⅱ．下垂体 ···226
- A．位置と形状 ···226
- B．腺下垂体 ···227
- C．神経下垂体（後葉） ···229
- D．前葉ホルモンの分泌調節 ···230

Ⅲ．松果体 ···230
- A．位置と形状 ···230
- B．分泌ホルモン ···231

Ⅳ．甲状腺 ···231
- A．位置と形状 ···231
- B．分泌ホルモン ···231

Ⅴ．上皮小体（副甲状腺） ···232
- A．位置と形状 ···232

　　　　Ｂ．分泌ホルモン ……………………………………………………233

Ⅵ．副腎（腎上体）…………………………………………………………233

　　　　Ａ．位置と形状 …………………………………………………233

　　　　Ｂ．皮　質 ………………………………………………………234

　　　　Ｃ．髄　質 ………………………………………………………235

Ⅶ．膵島（ランゲルハンス島）……………………………………………235

　　　　Ａ．位置と形状 …………………………………………………235

　　　　Ｂ．分泌ホルモン ………………………………………………235

Ⅷ．精　巣 …………………………………………………………………235

Ⅸ．卵　巣 …………………………………………………………………236

Ⅹ．その他 …………………………………………………………………236

Ⅹ　神経系　　　　　　　　　　　　　　　　　　　　　　　　237

Ⅰ．神経系総論 ……………………………………………………………237

Ⅱ．神経組織の構成 ………………………………………………………238

　　　　Ａ．神経細胞（ニューロン）…………………………………238

　　　　Ｂ．シナプス ……………………………………………………240

　　　　Ｃ．神経細胞の種類 ……………………………………………240

　　　　Ｄ．支持細胞 ……………………………………………………240

　　　　Ｅ．神経系に特有な名称 ………………………………………240

Ⅲ．神経系の発生 …………………………………………………………241

Ⅳ．脳室系と髄膜 …………………………………………………………243

　　　　Ａ．脳室系と脳脊髄液 …………………………………………243

　　　　Ｂ．髄　膜 ………………………………………………………244

Ⅴ．終脳（大脳半球）……………………………………………………246

　　　　Ａ．大脳皮質 ……………………………………………………246

　　　　Ｂ．大脳白質 ……………………………………………………251

　　　　Ｃ．大脳核（大脳基底核）……………………………………252

Ⅵ．間　脳 …………………………………………………………………253

　　　　Ａ．視　床 ………………………………………………………253

　　　　Ｂ．視床下部 ……………………………………………………254

Ⅶ．中脳，橋，延髄 ………………………………………………………255

目　次　ix

Ⅷ. 小　脳 ………………………………………………… 259

Ⅸ. 脊　髄 ………………………………………………… 260
　　　A．脊髄と脊髄神経の関係 …………………………… 261
　　　B．脊髄の内部構造 ………………………………… 262

Ⅹ. 伝導路 ………………………………………………… 263
　　　A．反射路（反射弓）………………………………… 263
　　　B．上行性伝導路 …………………………………… 263
　　　C．下行性伝導路 …………………………………… 268

Ⅺ. 末梢神経系総論 ……………………………………… 271

Ⅻ. 脳神経 ………………………………………………… 272

ⅩⅢ. 脊髄神経 ……………………………………………… 276

ⅩⅣ. 頸神経叢 ……………………………………………… 278

ⅩⅤ. 腕神経叢 ……………………………………………… 279

ⅩⅥ. 胸神経 ………………………………………………… 283

ⅩⅦ. 腰神経叢 ……………………………………………… 283

ⅩⅧ. 仙骨神経叢 …………………………………………… 285

ⅩⅨ. 陰部神経叢 …………………………………………… 287

ⅩⅩ. 自律神経系 …………………………………………… 287

ⅩⅩⅠ. 交感神経系 …………………………………………… 288

ⅩⅩⅡ. 副交感神経系 ………………………………………… 291

Ⅺ 感覚器　　　　　　　　　　　　　　　　　　　　292

Ⅰ. 感覚器総論 …………………………………………… 292

Ⅱ. 外　皮 ………………………………………………… 292
　　　A．皮　膚 …………………………………………… 292
　　　B．皮膚の感覚受容器 ……………………………… 293
　　　C．皮膚に付属する角質器 ………………………… 294
　　　D．皮膚の腺 ………………………………………… 294

Ⅲ. 深部感覚受容器 ……………………………………… 296

Ⅳ. 関連痛（連関痛）…………………………………… 298

Ⅴ. 視覚器 ………………………………………………… 298
　　　A．眼　球 …………………………………………… 298

x　目　次

B．眼球の付属器 ………………………………………………302

Ⅵ．聴覚・平衡覚器 ………………………………………………304

Ⅶ．味覚器 ………………………………………………………308

Ⅷ．嗅覚受容器 …………………………………………………309

XII 映像解剖　　　　　　　　　　　　　　　　　　310

A．単純X線 …………………………………………………310

B．造影X線 …………………………………………………314

C．コンピュータ断層（CT，MRI）…………………………317

D．超音波断層 ………………………………………………327

E．核医学検査 ………………………………………………328

XIII 体表解剖と触察　　　　　　　　　　　　　　　329

Ⅰ．体表解剖と触察 ……………………………………………329

Ⅱ．観察と触察の手順 …………………………………………329

Ⅲ．骨指標の観察と触察 ………………………………………330

A．前方（腹側）……………………………………………330

B．後方（背側）……………………………………………334

C．側方 ………………………………………………………340

Ⅳ．関節の位置と運動の確認 …………………………………342

A．頭部と体幹 ………………………………………………342

B．上肢帯・上肢 ……………………………………………343

C．下肢 ………………………………………………………344

Ⅴ．筋の観察 ……………………………………………………345

A．顔面部と側頭部 …………………………………………345

B．頸部 ………………………………………………………348

C．胸部・腹部 ………………………………………………349

D．背部 ………………………………………………………351

E．上肢 ………………………………………………………352

F．下肢 ………………………………………………………361

Ⅵ．神経の触察 …………………………………………………366

A．頭部の神経 ………………………………………………367

B．頸部の神経 ……………………………………………………367

C．上肢の神経 ……………………………………………………367

D．下肢の神経 ……………………………………………………368

索　引 ………………………………………………………………369

難読解剖学用語（50 語）あなたはいくつ読めますか？

矢状面

膠原線維

烏口突起

頸椎

橈骨

脛骨

腓骨

棘突起

膝蓋骨

楔状骨

舟状骨

有鈎骨

頭蓋

篩骨

頬骨

大泉門

鞍関節

踵骨腱

鼠径靱帯

浅指屈筋

梨状筋

膝窩動脈

口腔

茸状乳頭

幽門

結腸膨起

肝鎌状間膜

漿膜

大網

網嚢

梨状陥凹

卵管采

精娘細胞

会陰

灰白質

髄鞘

神経叢

鳥距溝

脳梁

被殻

手綱

菱形窩

孤束核

腋窩神経

嗅神経

三叉神経

眼瞼

毛様体

蝸牛

味蕾

（解答は次頁）

矢状面	しじょうめん	結腸膨起	けっちょうぼうき
膠原線維	こうげんせんい	肝鎌状間膜	かんかまじょうかんまく
烏口突起	うこうとっき	漿膜	しょうまく
頸椎	けいつい	大網	だいもう
橈骨	とうこつ	網嚢	もうのう
脛骨	けいこつ	梨状陥凹	りじょうかんおう
腓骨	ひこつ	卵管采	らんかんさい
棘突起	きょくとっき	精娘細胞	せいじょうさいぼう
膝蓋骨	しつがいこつ	会陰	えいん
楔状骨	けつじょうこつ	灰白質	かいはくしつ
舟状骨	しゅうじょうこつ	髄鞘	ずいしょう
有鈎骨	ゆうこうこつ	神経叢	しんけいそう
頭蓋	とうがい（ずがい）	鳥距溝	ちょうきょこう
篩骨	しこつ	脳梁	のうりょう
頬骨	きょうこつ	被殻	ひかく
大泉門	だいせんもん	手綱	たづな
鞍関節	あん（くら）かんせつ	菱形窩	りょうけいか
踵骨腱	しょうこつけん	孤束核	こそくかく
鼡径靱帯	そけいじんたい	腋窩神経	えきかしんけい
浅指屈筋	せんしくっきん	嗅神経	きゅうしんけい
梨状筋	りじょうきん	三叉神経	さんさしんけい
膝窩動脈	しつかどうみゃく	眼瞼	がんけん
口腔	こうくう	毛様体	もうようたい
茸状乳頭	じじょうにゅうとう	蝸牛	かぎゅう
幽門	ゆうもん	味蕾	みらい

I．解剖学総論

I 解剖学序論

A．人体解剖学とは: 人体の正常な形態と構造を研究する学問である．

B．解剖学の歴史

1．古代～中世の解剖学: 西洋では古代ギリシャ時代に始まり，古代ローマの医師であるガレノス（C. Galenus）が2世紀頃に，ギリシャやローマの医学・生物学を集大成した．その後，ガレノス説が長期間にわたり中世の医学を支配し，絶対的な権威として尊ばれてきた．

2．近代の解剖学: 近代解剖学の父とよばれるヴェサリウス（A. Vesalius）（1514‐64）は，ベルギーの首都ブリュッセル近郊の出身で，イタリアのパドヴァ大学の教授として活躍した．自ら人体解剖をおこない，人体の中に真実を探求する実証主義に基づいて1543年に「人体構造論」という大著を出版し，近代医学の出発点となった．

3．日本における解剖学: 官許による最初の人体解剖は1754年に京都でおこなわれ，山脇東洋はその成果を1759年に「蔵志」と題して出版した．さらに1770年，古河藩医（茨城県）の河口信任は京都で人体解剖をおこない，1772年に解剖所見を「解屍編」と名づけて刊行した．1771年3月4日（太陽暦の4月18日）に江戸の近郊小塚原（骨ケ原）（現在の南千住）でおこなわれた腑分け（解剖）を見学した杉田玄白，前野良沢たちは，ドイツの解剖学者クルムス（J. Kulmus）が著した解剖書のオランダ語訳本（ターヘル・アナトミア）を翻訳し，1774年に「解体新

書」を出版した．現在使用されている神経，軟骨などの解剖学用語は解体新書の翻訳時に命名された訳語である．明治維新（1868 年）の後に，解剖学は医学における最も重要な基礎科目として急速に発展した．

C．解剖学の分類

1．**肉眼解剖学**　メスとピンセットを用いて肉眼で研究する．
  a）系統解剖学: 人体を骨格系，筋系，循環器系，呼吸器系，消化器系，泌尿器系，生殖器系，内分泌系，神経系，感覚器などの作用・系統別に分けて研究する．
  b）局所解剖学: 人体を部位ごとに調べる．臨床医学の基礎をなし外科解剖学ともよばれる．
  c）体表解剖学: 体表から人体を解剖学的に観察し，生体観察ともよばれる．
  d）映像解剖学: X 線，超音波，核磁気共鳴などを用いて，人体の内部構造などを研究する．X 線，核磁気共鳴装置で得られたデータをもとにコンピュータにて断層像（CT）を構築したり，さらに断層像から 3 次元的に再構築を行うことも可能である．超音波診断装置も断層像のみならず，胎児などでは 3 次元再構築像の観察も行われる．

2．**顕微解剖学（細胞学・組織学）**: 細胞や組織の構造を光学顕微鏡や電子顕微鏡を用いて研究する．

3．**発生学**: 受精卵から成人に至るまでの過程を研究する．
　なお，このほかに解剖学には病気の原因の解明を目的とする病理解剖学，死因を法的に判定する目的とする司法（法医）解剖学などがある．

D．解剖学的正常位（anatomical position）

　解剖学を理解する上の基本的体位である．
・顔は正面を向く〔眼窩下縁と外耳道上縁を結んだ平面: 耳眼水平面（ドイツ水平面）が，水平位を保っている〕．
・体軸（頸椎から骨盤）は前傾も後傾もしない．
・上腕は体幹に沿い，肘部・手根・手指の関節は伸展位を保ち，手掌は前に向き（橈骨と尺骨が平行な状態），指は中指にそろう（図 1-2，2-1）．
・下肢軸は垂直を保ち，膝蓋骨は正面を向く．趾は第 2 趾にそろう．足関節は下腿の軸と足の軸は直線的につながる．
　基本肢位は解剖学的肢位を基準（0 ポジション）としているが，前腕の回内・回外，肩関節の水平屈曲・水平伸展など一致しない部位もある．

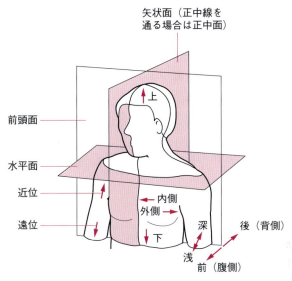

図1−1　人体の方向用語

E．解剖学用語（図1−1）
1．方向を示す用語
 a）水平: 地平線に平行な方向．
 b）垂直: 地平線に直角な方向．
 c）矢状: 正面から身体を矢が射抜く方向．
 d）正中: 身体をまん中で左右に分ける．無数にある矢状面のうち，まん中の1つを正中面という．
 e）前頭（前額）: 前頭（額）に平行な方向．矢状面に直角な方向．

2．位置を示す用語
 a）前（腹側）と後（背側）: 身体の前面（腹側）と身体の後面（背側）．
 b）内側と外側: 正中により近い位置を内側，遠い位置を外側という．
 c）浅と深: 体表により近い位置を浅，遠い位置を深という．
 d）上（頭方）と下（尾方）: 直立位における頭と足の方向．
 e）近位と遠位: 体肢（上肢・下肢）で身体の中心（体幹）に近い位置を近位，遠い位置を遠位という．

F．人体各部の名称（大区分）（図1−2）
 人体は頭（頭，顔），頸，体幹（胸，腹），体肢（上肢・下肢）に区分される．な

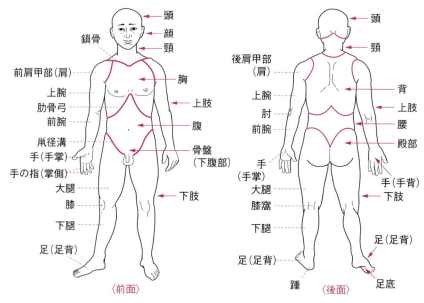

図1-2 人体の体表区分

お，胸と腹の後面を背とよぶ．

① 頭と顔：鼻根－眉－外耳孔を結ぶ線
② 頭（頭，顔）と頸：下顎骨下縁－乳様突起－外後頭隆起を結ぶ線
③ 頸と胸：胸骨上縁（頸切痕）－鎖骨上縁－肩峰－第7頸椎棘突起を結ぶ線
④ 胸と腹：胸骨下端－肋骨弓－第12胸椎棘突起を結ぶ線
⑤ 上肢と体幹：三角筋胸筋溝－三角筋の起始縁－腋窩を結ぶ線
⑥ 下肢と体幹：鼡径溝－上前腸骨棘－腸骨稜－尾骨－殿裂－陰部大腿溝を結ぶ線

G．体表区分（細区分）（図1-3）

人体の体表区分は主に表在する骨，筋などを指標として命名されている．臨床解剖学的にきわめて重要である．

1．頭の部位
 1．前頭部 2．頭頂部 3．側頭部 4．後頭部
2．顔の部位
 5．鼻部 6．口部 7．オトガイ部：口部の下方 8．眼窩部 9．眼窩下部

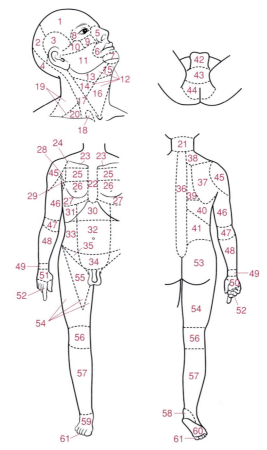

図 1-3 人体の細区分（番号の名称は本文を参照）

10. 頬骨部　11. 頬部：口腔の外側壁をつくる部

3．頸の部位

12. 前頸部（前頸三角）：胸鎖乳突筋と正中線の間（13〜16 に細分される）
13. 顎下三角：下顎体および顎二腹筋の前・後腹で区切られる部位で顎下腺を触れる　14. 頸動脈三角：顎二腹筋の後腹，肩甲舌骨筋，胸鎖乳突筋の間で，総頸動脈が内・外頸動脈に分岐する位置で頸動脈拍動を触れる　15. オトガイ下三角：両側の顎二腹筋前腹と舌骨の間にできる三角　16. 筋三角：胸鎖乳突筋前縁，肩甲舌骨筋と正中線の間の三角　17. 胸鎖乳突筋部　18. 小鎖骨上窩：胸鎖乳突筋の鎖骨・胸骨頭の間のくぼみ　19. 外側頸三角（後頸三角）：胸鎖乳突筋後縁，僧帽筋

前縁，鎖骨の間の三角　20．大鎖骨上窩（肩甲鎖骨三角）：外側頸三角の底辺部で鎖骨，肩甲舌骨筋，胸鎖乳突筋の間　21．後頸部（項部）

4．胸の部位

22．胸骨前部　23．鎖骨下部　24．三角筋胸筋溝（胸鎖三角）：三角筋，大胸筋，鎖骨の間　25．胸筋部：大胸筋に相当する部位　26．乳房部　27．乳房下部　28．腋窩部：腋窩の壁の前面　29．腋窩：大胸筋（前），広背筋（後），側胸筋（内側），上腕（外側）で囲まれたくぼみ

5．腹の部位

腹は剣状突起の上端を通る横線，左右の肋骨弓の最低線を結ぶ横線，および左右の上前腸骨棘を結ぶ横線により，上・中・下腹部の3つの領域に分かれる．さらに，上・中・下腹部は，鼡径靱帯の中点を通る垂線により3部に分かれる．

a）上腹部

次の部位に分かれる．30．上胃部（旧名：心窩部）　31．下肋部（旧名：季肋部）：右下肋部の下には肝臓，胆嚢などがあり，左下肋部の下には胃，脾などがある．

b）中腹部

32．臍部　33．側腹部

c）下腹部

34．恥骨部　35．鼡径部

6．背の部位

36．脊柱部　37．肩甲部　38．肩甲上部　39．肩甲間部　40．肩甲下部：肩甲骨と腰部の間　41．腰部：最下位肋骨と腸骨稜の間の部位．

7．会陰の部位

会陰とは，広義には骨盤出口（底）全体を指し，恥骨結合（前方），坐骨結節（外側方），尾骨下端（後方）により次の部位に分かれる．42．外陰部　43．会陰部（尿生殖部）：左右の坐骨結節を結ぶ線より前方の部位．44．肛門部：左右の坐骨結節を結ぶ線より後方の部位．

8．上肢の部位

45．三角筋部　46．上腕部：上腕の前面を前上腕部，後面を後上腕部とよぶ．47．肘部：前肘部と後肘部，前肘部のくぼみを肘窩とよぶ．48．前腕部：前・後前腕部，49．手根部：前・後手根部　50．手掌　51．手背　52．手の指：第1指（母指）から第5指（小指）まである．

9．下肢の部位

53．殿部：殿筋の部位　54．大腿部：前大腿部と後大腿部　55．大腿三角：鼡径

靱帯，縫工筋，長内転筋に囲まれる三角　56. 膝部: 前・後膝部に分かれる．後膝部のくぼみを膝窩という．膝窩は半膜様筋，半腱様筋，大腿二頭筋，腓腹筋内・外側頭に囲まれるくぼみである．57. 下腿部: 前・後下腿部に分かれる．後下腿部のフクラハギを腓腹，下腿部下端の両側にあるくるぶしを内果と外果とよぶ．58. 踵部: 踵（かかと）の部位　59. 足背　60. 足底　61. 足の趾: 第1趾（母趾）から第5趾（小趾）まである．

H. 体表の方向線

1．体の縦線（図1-4a）

人体を縦に区切る線には，次のものがある．

① 正中線: 体幹の前面（前正中線）と後面（後正中線）を通る正中線．

② 胸骨線: 胸骨の側縁を通る線．

③ 乳頭線（鎖骨中線）: 乳頭を通る垂直線．鎖骨中央部を通る鎖骨中線も用いる．

④ 腋窩線: 腋窩中央部を通る線で，中腋窩線ともよぶ．なお，前・後の腋窩ヒダを通る線を前・後腋窩線とよぶ．

⑤ 肩甲線: 背部で肩甲骨下角を通る線である．

2．体の横断線（横断面）（図1-4b）

体幹の横断的レベルを示すには主に脊柱（椎骨）や肋骨などが用いられる．

前面では①～⑥，背面では⑦～⑨がよく用いられる．

① 甲状軟骨位: 甲状軟骨中央辺は第4・5頸椎の高さである．

② 頸切痕〔平面〕: 頸切痕の高さは第2胸椎の高さである．

③ 胸骨角〔平面〕: 胸骨柄と胸骨体との結合部．胸骨角の両側には第2肋軟骨がつく．肋骨を数える目標となる．第4・5胸椎の高さである．

④ 胸骨剣状突起〔平面〕: 胸骨体と剣状突起との結合部を通る高さで，第9胸椎の高さである．

⑤ 肋骨下線（肋骨下平面）: 第10肋軟骨下縁，すなわち肋骨弓の最低線を通る線である．第2・3腰椎の高さである．

⑥ 臍線（臍平面）: 臍の高さを通る線で，第4腰椎の高さである．

⑦ 腸骨稜上線〔ヤコビー（A. Jacoby）線〕: 左右の腸骨稜の最高点を結ぶ高さで第4腰椎の棘突起の高さである．腰椎穿刺の際に重要視される．

⑧ 隆椎: 第7頸椎のことであり，棘突起が著しく後方に突出するために，椎骨を数える目標となる．

⑨ 肩甲骨下角位: 左右の肩甲骨の下角を結ぶ線で第7胸椎の高さである．

I　解剖学序論　7

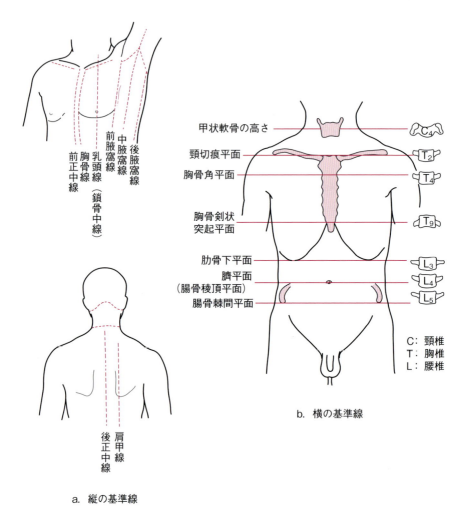

図 1-4 体幹の基準線（縦・横の基準線）

Ⅱ 細 胞（図 1-5）

　生物はすべて細胞より構成されている．細胞は半透膜に境された，自己増殖することのできる生物の基本単位である．人体は約 60 兆個の細胞が集合しているといわれている．細胞にはさまざまな大きさがあるが，多くは 10 ～ 30 μm（マイクロメータ，1 μm = 1/1000mm）である．

　通常，細胞は細胞膜によっておおわれ，その中に核と細胞質が存在する．細胞質

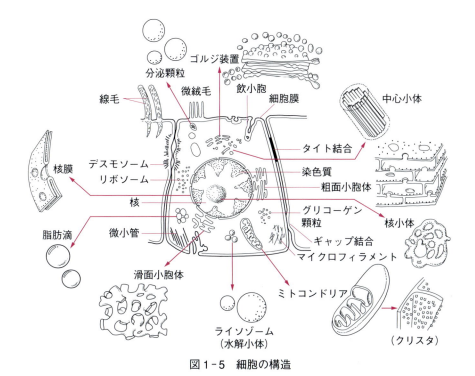

図 1-5　細胞の構造

には特定の形態と機能をもった細胞小器官が認められる．

A．核
1．核の構造
核は細胞内に通常 1 個存在し，核膜，染色質，核小体，核液などより構成される．

- ①核膜 ─┬─ 核外膜・核内膜の 2 層より構成される．
　　　　　└─ 核膜孔：核内と細胞質との物質の移動に関与する．
- ②染色質 ── DNA（デオキシリボ核酸）とヒストン（タンパク質）の結合したもの．DNA の情報は核内で RNA（リボ核酸）（伝令 RNA；m-RNA）に転写され，その m-RNA が細胞質へと移動し，そこで遺伝情報に基づいたタンパク質が合成される．
- ③核小体 ── RNA の集合したもの
- ④核液 ─── 不溶性タンパク質を含むゾル状物質

2．核酸
核内には DNA と RNA が存在し，あわせて核酸とよぶ．

核酸は糖＋塩基＋リン酸よりなり，この基本単位をヌクレオチドという．

DNAの糖はデオキシリボースで，RNAはリボースが使われている．

　a）DNA

DNAは遺伝子の本体である．

DNAは二重ラセンを構成している．

DNAの塩基はアデニン（A），グアニン（G），チミン（T），シトシン（C）である．

塩基のならぶ順番（塩基配列）が遺伝情報である．

DNAの塩基はA‐T，G‐Cが結合する．

　b）RNA

RNAは一本鎖である．

RNAは構成する塩基は基本的にはDNAと同じであるが，Tの代わりにウラシル（U）が用いられる．

RNAにはメッセンジャーRNA（mRNA）とリボソームRNA（rRNA），トランスファーRNA（tRNA）の3種類がある．

B．細胞小器官

細胞質には以下のような細胞小器官が認められる．これらの多くは，その機能や形態がいろいろな細胞で共通している．

1．ミトコンドリア

　a）構造

楕円形から糸状の構造体で外膜・内膜の2層からなる．

　　①外膜: ミトコンドリアの周囲を取り巻く膜

　　②内膜: 内向きに折れ込んだひだ状構造（クリスタ）をつくる．

　b）機能

生体に必要なエネルギーの供給源であるATP（アデノシン三リン酸）を産生する．

2．リボソーム

　a）構造

大・小2種類の亜粒子よりなる．細胞基質中に散在する遊離（自由）リボソームと膜に付着した付着リボソームがある．

　b）機能

核からやってきたm-RNAの情報をもとに，タンパク質を合成する．

10　I．解剖学総論

3．小胞体

膜に取り囲まれた扁平な管状，嚢状構造を小胞体とよび，粗面小胞体と滑面小胞体がある．

3‐1）粗面小胞体

a）構造

扁平な小胞体の表面にリボソームが付着したもの．

b）機能

タンパク質の合成をおこなう．粗面小胞体でつくられたタンパク質は，小胞体腔の中に蓄えられ，必要に応じゴルジ装置へと送られる．

3‐2）滑面小胞体

a）構造

小胞体の表面にリボソームは存在せず，分岐・吻合した管状構造を呈することが多い．

b）機能

滑面小胞体は細胞の種類によってその機能はさまざまである．

① ステロイドホルモンの合成に関与（精巣間細胞，黄体細胞，副腎皮質細胞）

② イオンの輸送や分泌に関与（胃腺の傍細胞）

③ グリコーゲン代謝（肝細胞）

4．ゴルジ（C. Golgi）装置

a）構造

扁平嚢が積み重なったゴルジ層板，その周りに大小さまざまなゴルジ空胞とゴルジ小胞が集まった構造をしている．

b）機能

ゴルジ装置には以下のような機能が知られている．

① 分泌物の濃縮をおこない，分泌物の形成に関与する．

② タンパク質に糖を添加することによる糖タンパクの形成に関与する．

③ 細胞膜表面の糖衣の形成に関与する．

④ ライソゾームの形成に関与する．

5．ライソゾーム（lysosome）（水解小体）

a）構造

直径 $0.2 \sim 1.0 \mu m$ の顆粒状構造物で，顆粒中には種々の加水分解酵素を含んでいる．

b）機能

　ライソゾームは細胞が外から取り入れた異物や，細胞自身の不要になった構造物を消化・分解する．

6．中心小体

a）構造

　中心子とよばれる1組の小体が，その長軸方向を互いに直行させるようにして存在する．

b）機能

　細胞分裂の際，中心小体が左右両極に分かれ，染色体を引き寄せる働きをもつ．

7．鞭毛と線毛

　細胞によりその表面に可動性の毛状の突起を有することがある．その数が1本のとき，鞭毛といい，複数存在するときは線毛とよぶ．

a）鞭毛：波状運動をおこない，細胞の移動に働く（精子）．

b）線毛：多くの線毛が協調運動をおこない，細胞や組織表面に「流れ」をつくり，他の細胞や構造物を移動させる（気管，卵管）．

8．細胞骨格

　細胞中に存在する線維状の構造物で，微細フィラメント，中間径フィラメント，微細管などが知られている．これらは細胞内の物質輸送，細胞の形態の保持，細胞の分裂やアメーバ様運動に関与する．

a）微細フィラメント：直径5nm（ナノメータ，1nm = 1/1000000mm）の細糸で，アクチンを含み細胞の運動に関与する．

b）中間径フィラメント：直径10nmの細糸で，細胞形態の保持や細胞接着面での補強に関与する．

c）微細管：直径25nmの管状構造で，チュブリンとよばれる球状タンパク質が重合したものである．微細管は細胞形態の保持や細胞内の物質輸送に関与する．

9．その他

　グリコーゲン顆粒，分泌顆粒，脂肪滴などがある．

C．細胞膜

　細胞は厚さ10nmの細胞膜によっておおわれている．その機能としては，

　　① 閉鎖系の界面を作って，細胞内諸成分を区画・局在させる．

　　② 物質の選択的透過によって，内部環境の恒常性を維持する．

　細胞膜は脂質分子の2重層と，その間にモザイク状に入り込んだタンパク質より構成されている．このタンパク質はイオンを通過させるイオンチャネルや，ホルモ

ンや神経伝達物質と結合する受容体などの働きをもつ.

D. 細胞の接着装置

上皮細胞などにおいて,隣接する細胞は細胞接着装置により接着する.

細胞接着装置には以下のようなものがある.

1. 密着帯(タイト結合): 隣接する細胞膜同士が癒合したもので,低分子の物質も細胞間隙を通過できない.

2. 接着帯: 密着帯の直下にあり,20nm の細胞間隙をもち,そこにカドヘリン(細胞間結合物質)が存在して細胞同士を接着する.

3. デスモゾーム(接着斑): 接着帯と同じく細胞間隙とカドヘリンが存在するが,細胞膜に裏打ち構造が存在し,そこから細胞質中に中間径フィラメントが伸び出している.

4. ギャップ結合: 特殊な結合で,隣接する細胞膜同士を膜内粒子(コネクソン)が貫いている.このコネクソンには小孔が存在し,低分子物質を通過させることにより,隣接する細胞の情報交換が行われる(心筋の介在板).

E. タンパク質合成

遺伝情報とはタンパク質の合成情報である.

タンパク質は以下のように合成される.

1. 二重鎖の DNA の一部が解離する.

2. DNA の塩基配列が mRNA にコピーされる(転写).

3. mRNA が核膜孔より細胞質に移動し,細胞質中のリボソームに組み込まれる.

4. mRNA の塩基配列(遺伝暗号)が読み取られる(翻訳).

5. 遺伝暗号に従い,トランスファー RNA によってアミノ酸が運ばれる.

6. アミノ酸の長い鎖がタンパク質となる.

F. 細胞分裂 (図1-6)

人体は細胞の増殖によって細胞数を増加させ,また何らかの要因によって細胞が損傷を受け,破壊されたときは再生によって壊れた細胞を補っている.これらはすべて細胞分裂によっておこなわれる.細胞分裂は以下のように分けられる.

Ⅱ 細胞 13

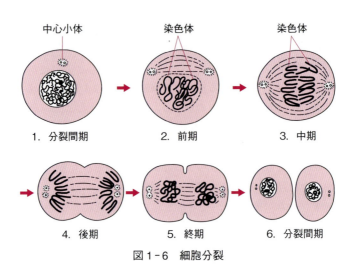

図1-6 細胞分裂

```
                ┌── 第1休止期（G1期）
       ─ 間期 ──┼── DNA複製期（S期）：DNA量は2倍量（4n）となる
                └── 第2休止期（G2期）

                ┌── 前期：分裂を開始した細胞は核内のDNAが凝集して染色
                │       体となる．中心小体が両極に移動する．
                ├── 中期：核膜が消失して染色体が細胞中央に並ぶ．
  ─ 分裂期（M期）┤
                ├── 後期：両極に分かれた中心小体から紡錘糸がのび，染色体
                │       は2分し両極に引き寄せられる．
                └── 終期：核膜が形成されるとともに，細胞が2つに分けられる．
```

Ⅲ 組　織

　人体を構成する多数の細胞は，それぞれの働きによって役割分担し，同じような働きをもった細胞集団を構成する．このような機能と形態が類似した細胞集団を組織とよぶ．組織は上皮組織，支持組織，筋組織，神経組織の4つに分けられる．

A．上皮組織（図1-7）

　上皮組織は2つの形態で存在する．すなわち，体表面，管腔の内面，体腔や器官の表面をおおう上皮と，上皮の落ち込みに由来し分泌をつかさどる腺である．血管の内面をおおう上皮を特に内皮とよぶ．

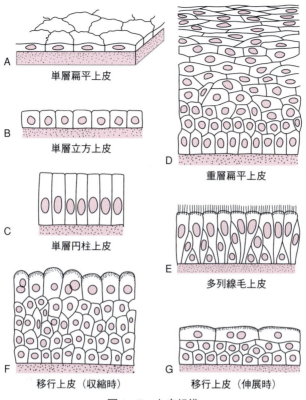

図1-7 上皮組織

1．上皮

上皮はすき間なく並んだ細胞が，シート状をなし体表や管腔の表面をおおう．その細胞の形態と配列により以下のように分類される．

a）単層扁平上皮

扁平な細胞が一列に並んだもので，血管やリンパ管の内皮などがある．

b）単層立方上皮

丈の低い立方形の細胞が一列に並んだもので，甲状腺の濾胞上皮などがある．

c）単層円柱上皮

丈の高い細胞が一層に並んだ上皮で，小腸の上皮などがある．

d）重層扁平上皮

細胞が何層にも積み重なっている．表層の細胞は扁平であるが，深層部の細胞は立方形を呈することが多い．非角化と角化のものがある．

① 角化重層扁平上皮

表面の細胞がケラチンというタンパクをもち，角化しているものである．機械的な刺激に強く，皮膚（表皮）がその典型である．

② 非角化重層扁平上皮

基底部から表層の細胞まで，すべて核を認めることができ，ケラチンをもたない．口腔や食道，腟などの粘膜上皮に認められる．

e）多列上皮

背の高い細胞と低い細胞が混在するため，あたかも細胞が重層に並んでいるようにみえるが，実際は単層に並んでいる．気管上皮などがある．

f）移行上皮

多列上皮の特殊なものである．尿管や膀胱などの粘膜上皮に認められ，尿の充満程度によって細胞の形と配列を変える．

2．腺（図1-8）

腺は分泌をつかさどる細胞が単独，または集団をなしているものである．腺細胞は細胞内で分泌物を合成し，通常分泌顆粒として細胞内に蓄える．次のように分類される．

a）外分泌腺

汗腺や唾液腺のように，導管によって分泌物を自由表面側に分泌する．

b）内分泌腺

導管をもたず，分泌物であるホルモンを結合組織中に放出する．ホルモンは血管に入り，身体の各部へ運ばれる．

3．腺の分泌様式（図1-9）

腺細胞でつくられた分泌物は以下のような様式により細胞外へ分泌される．

1．開口分泌（エクソサイトーシス）：分泌顆粒を包む膜が自由面側の細胞膜に癒合し分泌される．唾液腺，膵臓など多くの外分泌腺にみられる．

2．離出分泌（アポクリン分泌）：分泌物がかたまり，細胞膜を押し上げるようにして分泌される．乳腺，大汗腺などタンパク成分の多い分泌物を放出する腺にみられる．

3．全分泌（ホロクリン分泌）：細胞内に分泌物が充満すると，細胞自体が壊れ分泌物を放出する．脂腺など脂質の多い分泌物を放出する腺にみられる．

B．支持組織

支持組織はその名の通り，細胞やいろいろな組織を支持し身体を構築する組織である．これは細胞成分と細胞の間を埋める細胞間質よりなる．上皮組織では細胞間

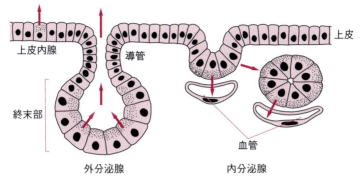

図 1-8　外分泌腺と内分泌腺

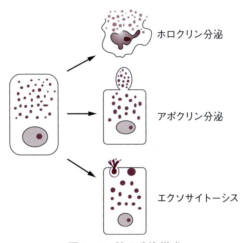

図 1-9　腺の分泌様式

質は非常に乏しいが，支持組織は細胞間質が非常に豊富である．

1．結合組織（図 1-10）
　a）疎性結合組織
　　細胞成分としては線維芽細胞，脂肪細胞，大食細胞，肥満細胞などがあり，細胞間質として膠原線維（コラーゲン線維）がある．これらが多量の組織液の中に散在して認められるのが疎性結合組織である．皮下組織などに認められる．
　b）密性結合組織（強靱結合組織）
　　密性結合組織はその成分は疎性結合組織とだいたい同じであるが，線維成分が

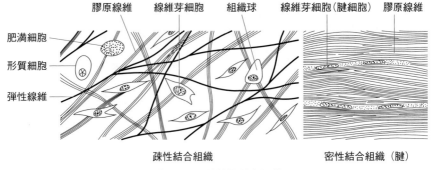

図1-10　線維性結合組織

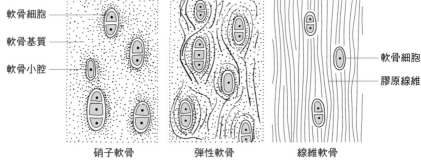

図1-11　軟骨の種類

豊富で，細胞成分は少ない．また，一般に線維は規則正しく配列しているため，外力に対する抵抗性が強い．腱や靱帯などがある．

2．脂肪組織

多量の脂肪細胞からなり，皮下脂肪などがある．

3．軟骨組織（図1-11，表1-1）

軟骨細胞と軟骨基質よりなる．軟骨基質には膠原線維，弾性線維，ムコ多糖類などが含まれ，その組成により表1-1のように分けられる．

4．骨組織

骨細胞と骨基質よりなる．Ⅱ．骨格系を参照．

5．血液（図1-12）

血液は体重の約8％を占め（体重70kgで約5.6 l ），細胞成分である血球（約45％）と，細胞間質である血漿（約55％）からなる．

表1-1 軟骨の種類

軟骨の種類	基質の組成・性状	存在部位
硝子軟骨	細い膠原線維が粗に存在し，ムコ多糖類が多いため基質に透明感がある	関節軟骨，肋軟骨，気管軟骨，甲状軟骨，鼻軟骨
弾性軟骨	基質に弾性線維をふくみ，柔軟性に富む	耳介軟骨，喉頭蓋軟骨
線維軟骨	太い膠原線維を多く含み，引っ張りに対し抵抗性をもつ	椎間円板，恥骨結合

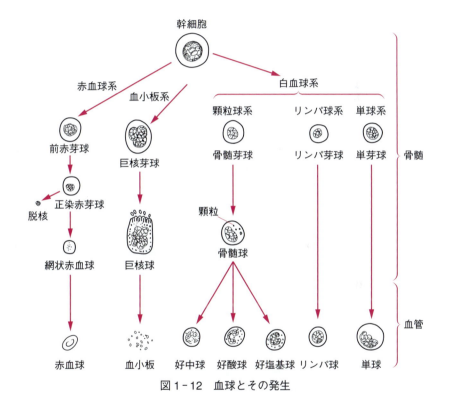

図1-12 血球とその発生

① 血漿：約90％は水分で，血漿タンパク（アルブミン，グロブリン，フィブリノーゲンなど），無機塩類，栄養物質，有機老廃物，ホルモン，酵素などを溶解している．血漿中の血液凝固因子（フィブリノーゲンなど）を除いたものを血清という．
② 血球：赤血球，白血球，血小板からなる．すべての血球は幹細胞（血球

芽細胞）から発生するが，各血球はおのおの異なった発育段階を経て成熟血球になる．

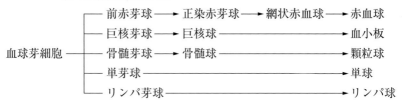

a）赤血球

赤血球は血液の約45%（40～50%）を占め，1mm^{3}中に男で約500万個，女で約450万個存在する．核はもたず（無核），直径7～8μmの円板状をした細胞である．核の遺残物をもつものを網状赤血球という．細胞中にヘモグロビン（16g/dl）を含み，肺で酸素と結合し，細胞，組織に酸素を供給する．核をもたないため，寿命は約120日と短く，寿命を迎えた赤血球は脾臓などで分解される．溶血物質であるサポニン，蛇毒などで細胞膜が破壊されると溶血をおこす．また血液型の異なる凝集素にであうと凝集をおこす（輸血時には厳密な検査が必要）．

b）白血球

1mm^{3}中，6,000～8,000個存在する．白血球は核をもつ細胞で，細胞質中に顆粒をもつ顆粒性白血球（細胞の大きさはいずれも約10μm）と，顆粒をもたない無顆粒性白血球に分けられる．これらはさらに以下のように分けられる．

①顆粒性白血球

　　ⅰ）好中球（60～70%）：食作用をもち，炎症時などにその数を増加させる．未熟型は杆状核を，成熟型は2～5分葉した分葉核をもつ．

　　ⅱ）好酸球（2～4%）：好酸性の顆粒を含み，核は2分葉を示すことが多い．気道粘膜や消化管粘膜中にも多数観察される．寄生虫症，喘息，アレルギー症状などで増加する．

　　ⅲ）好塩基球（0.5～1%）：塩基好性の顆粒を含み，核は分葉していない．細胞質中にヘパリンとヒスタミンを含み，血管透過性に関与する．

②無顆粒性白血球

　　ⅰ）リンパ球（25～30%）：細胞の大きさは6～16μmとさまざまである．抗体を産生するBリンパ球と，細胞性免疫にかかわるTリンパ球に分けられる．

　　ⅱ）単球（4～6%）：細胞の大きさは約20μmに達し，核は馬蹄型を呈

する．食作用は旺盛で，結合組織中に遊走し大食細胞（マクロファージ）として異物や細菌を貪食する．

【リンパ球と免疫】

免疫には，細胞性免疫〔自己・非自己を識別し，特化したTリンパ球（T細胞）が抗原を処理する〕と体液性免疫〔Bリンパ球（B細胞）が抗体を生成し，抗原を処理する〕とがある．

①細胞性免疫: 胸腺で完成したT細胞は感作をうけ，その後，キラーT細胞（抗原をもつものを不活性化），サプレッサーT細胞（免疫応答の強さを抑える），ヘルパーT細胞（キラーT細胞やB細胞の活性化に関与）に分化する．分化前および分化後のT細胞の一部は分解せずに情報を貯蓄し，これをメモリーT細胞といい，細胞性免疫の主体を担う．

②体液性免疫: B細胞は骨髄で完成し，特異抗原で感作し，リンパ組織に移動する．その後，形質細胞（抗体産生細胞）とメモリーB細胞に分化する．形質細胞は抗体（免疫グロブリン）を分泌する一過性の細胞である．抗体は，ⅰ細菌を殺す，ⅱ細菌毒素を中和するなどの働きがある．メモリーB細胞は分解せず情報を貯蓄し，液性免疫の主体を担う．

c）血小板

血小板は，骨髄中の巨核球の断片で，杆状で無核，大きさは $2 \sim 4\mu$m である．$1mm^3$ 中 $13 \sim 35$ 万個存在する．トロンボプラスチンを含み，血液凝固作用（止血）の主役を演じる．寿命は $8 \sim 11$ 日ときわめて短い．

6．リンパ

リンパはリンパ漿と細胞成分からなる．細胞成分としてはリンパ球が含まれる．リンパ漿はリンパ管を流れる液性成分のことで，血漿に近い成分である．腸間膜のリンパ管，乳び槽，胸管では，消化管で吸収した脂肪滴を多量に含み白濁し，乳びとよぶ．

C．筋組織 （図 1-13）

筋細胞（筋線維ともいう）よりなり，骨格筋，平滑筋，心筋に分けられる．

筋線維はさらに細かな筋原線維が集まったもので，これらはアクチンとミオシンという収縮タンパクよりなっている．

骨格筋と心筋は筋原線維が規則正しく配列するため横紋筋ともよばれる．この横紋は明るい単屈折性の部分（I帯）と暗い複屈折性の部分（A帯）に分けられる．

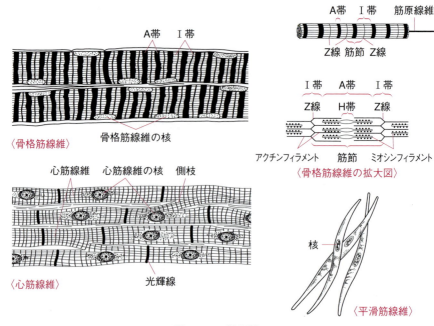

図1-13 筋組織

平滑筋はアクチン線維とミオシン線維が規則正しく配列しないため横紋を示さない.

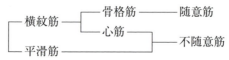

1. 骨格筋
　細長い多核細胞で, 1本の筋線維が数cmから10cm以上になることもある.
　随意的に収縮することにより身体を動かす働きをもつ（随意筋）. 骨格筋に含まれる酵素や収縮速度の違いにより, 赤筋と白筋に分けられる. 赤筋は持続的な運動に, 白筋は瞬発力を伴う運動に用いられる.

2. 心筋
　骨格筋とは異なる形態をした横紋筋で, 心臓壁をつくる筋細胞である. 心臓壁は分枝した心筋細胞が何層にも重なって, 全体として一つの網状構造をした組織である.
　心筋細胞と心筋細胞の結合部を介在板（光輝線）とよび, 細胞間の情報伝達に役立っている. 心筋は骨格筋や平滑筋とは異なり, 一定の周期で自発的に収縮する能

力をもつ．心臓全体が効率よく収縮するために，心臓には刺激伝導系が存在する．この刺激伝導系も心筋の一種で，特殊心筋とよばれる．

3．平滑筋

内臓筋ともよばれ，消化管や子宮，血管の壁を構成する筋である．平滑筋細胞は紡錘形をしており，核を細胞の中央に通常1個もつ．

平滑筋は単独で存在することもあるが，多くは集まってさまざまな厚さの層構造をとることが多い．この層構造は互いに直交して配列した場合，消化管などの蠕動運動の役割を有する．心筋同様，自律神経の支配をうける不随意筋である．

D．神経組織〔図はX．神経系（p.239）を参照〕

身体の調節をつかさどる組織が神経組織である．神経組織はニューロン（神経単位）とグリア細胞（神経膠細胞）よりなる．

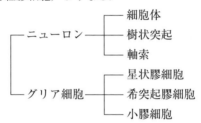

1．ニューロン

ニューロンは神経の基本単位で神経単位ともよばれる．ニューロンは1個の神経細胞で，細胞体とそこからのびる2種類の突起，すなわち樹状突起と軸索よりなる．

a）細胞体

神経細胞体は通常他の細胞より大きく，大きな核と明瞭な核小体をもつ．

細胞質中には多くの粗面小胞体が存在し，これを光学顕微鏡で観察するとニッスル（F. Nissl）小体という塩基性の構造物として観察される．ニッスル小体は軸索基部（軸索小丘）には認められない．

b）樹状突起

通常1個の神経細胞体からは複数の樹状突起がのびている．樹状突起は他のニューロンからの神経刺激を受ける入力装置としての働きをもつ．

c）軸索

1個のニューロンに1本存在し，通常その長さは長く，時に1mを超えるものもある．

刺激を他のニューロンや筋，腺細胞などに伝える出力装置としての役割を有する．太さは興奮の伝達速度と関連し，太いものほど伝達速度は速い．

軸索の周りを髄鞘（ミエリン鞘）によって取り囲まれているものを有髄神経線維，髄鞘をもたないものを無髄神経線維という．髄鞘は末梢神経系ではシュワン（T. Schwann）細胞，中枢神経系では希突起膠細胞が形成にかかわる．髄鞘は所々で途絶え，軸索が露出している部分をランヴィエ（LA. Ranvier）絞輪という．跳躍伝導に役立つ．

2．グリア細胞（神経膠細胞）

グリア細胞はニューロンを支持・保護する細胞で，その数はニューロンよりも多数存在する．狭義のグリア細胞は星状膠細胞，希突起膠細胞，小膠細胞の3つを指すが，広義には脳室や脊髄中心管に沿って並ぶ上衣細胞，末梢神経系で髄鞘の形成にかかわるシュワン細胞も含まれる．

a）星状膠細胞

星状膠細胞はグリア細胞の中では最も大型で，ニューロン周囲に密に存在する．そのため物理的にニューロンを支持する働きをもつ．

ニューロンから放出された神経伝達物質の除去や，血管から栄養分を取り込みニューロンを養う働きをもつ．このため，ニューロンと血管の間で自由に物質のやりとりがおこなわれず，一種のバリアーが形成される．これを血液脳関門という．

b）希突起膠細胞

希突起膠細胞は中枢神経系において髄鞘形成にかかわる細胞である．

c）小膠細胞

小膠細胞は食作用を有する細胞で，中枢神経系における残渣物や，障害産物を除去する作用を有する．

3．シナプス

シナプスはニューロンから他のニューロンや筋，腺細胞に刺激を伝達する場である．

軸索の末端は終末ボタンというふくらみをつくり，その中に神経伝達物質の入ったシナプス小胞が存在する．終末ボタンと刺激を受け取る細胞の間にはわずかなすき間があり，シナプス間隙とよばれる．このシナプス間隙に神経伝達物質が放出され，この神経伝達物質の性質により，刺激を受け取る側に興奮性の刺激や抑制性の刺激を惹起させる．

Ⅳ 器官と器官系

器官とはいくつかの組織が集まり，一つの構造を作り，かつ特定の機能をもったものである．器官は臓器という言葉と置き換えることもできよう（臓器移植）．脳，心臓，肝臓，胃などは典型的な器官である．

多数の器官が集まり，一つの生活機能を営むものが器官系である．これは系統と

24 　Ⅰ．解剖学総論

もよばれ，系統解剖学とはこの器官系の集まりごとに学ぶ学問である．

1．骨格系: 骨と軟骨からなり，これらが関節によって連結されることにより，身体の支柱をなす．

2．筋系: 骨格に結びつき，身体の運動をおこなう．

3．循環器系: 血管系とリンパ管系よりなり，物質輸送をおこなう．

4．消化器系: 消化管と消化腺よりなり，栄養の吸収をおこなう．

5．呼吸器系: 気道と肺よりなり，ガス交換をおこなう．

6．泌尿器系: 腎臓と尿路からなり，体内の老廃物の処理をおこなう．

7．生殖器系: 男性生殖器と女性生殖器よりなり，子孫の増殖をおこなう．

8．内分泌系: ホルモンを産生・分泌し，体内環境を調節する．

9．神経系: 中枢神経系と末梢神経系よりなり，人体のさまざまな情報の処理をおこなう．

10．感覚器系: 外界からの情報の入力装置で，嗅覚，視覚，平衡覚，聴覚，味覚の他，皮膚や筋・腱などの感覚を中枢神経系に伝える．

Ⅴ 人体の発生

　ヒトの妊娠期間は受精後 38 週（266 日）である．産科学的には最終月経から数えるので，月経から次の排卵予定日までの 2 週間を加え 40 週間（満週 0 〜 39 週）となる．したがって，産科学における "第 3 カ月（満週 8 〜 11 週）" とは受精後 6 週目〜 9 週目をさす．

　受精後 3 週までを前胚子期，8 週までを胚子期とよび，9 週以降を胎児期という．胚子期は身体の最も基本的な構造を形作る時期で，催奇形成因子（X 線，薬物，アルコールなど）に高い感受性を示し，そのためこの時期は最も奇形が生じやすい時期でもある（図 1 - 14）．

1．生殖細胞（図 1 - 15）

　生殖細胞は胎生 5 週頃，原始生殖細胞が生殖巣（精巣，卵巣）の原基から分化を開始する．

　思春期以降以下のように精子と卵子がつくられる．

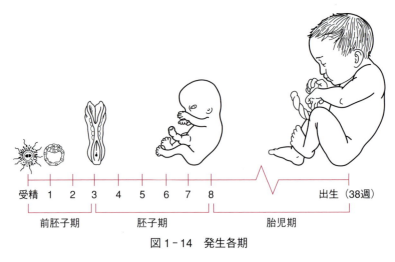

図1-14　発生各期

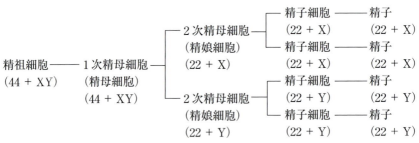

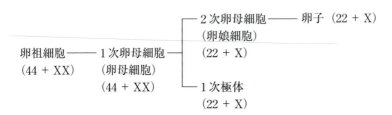

　通常の体細胞は細胞分裂に際し，その染色体数は2nのままで，分裂前も分裂後も染色体の数に変化はない．しかし生殖細胞の場合，減数分裂とよばれる特殊な分裂をおこない，染色体数を半分のnにする．

2．性染色体と性の決定（図1-16）

　細胞の核の中に含まれる染色体数はヒトでは46個である．

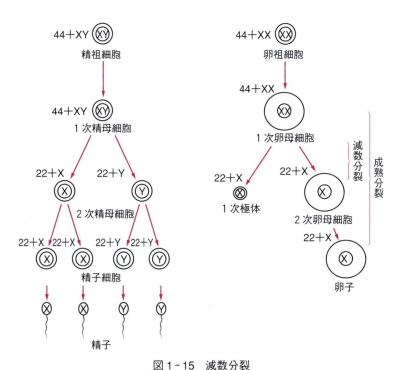

図1-15　減数分裂

図1-16　性染色体と性の決定

V　人体の発生

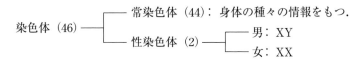

減数分裂をおこなった生殖細胞は，男女とも23個の染色体をもつ．このうち性染色体は，精子ではX染色体とY染色体をもつ2種類がある．卵子はX染色体のみをもつ．したがって，X染色体をもつ精子が受精すると，その胎児は女子になり，Y染色体をもつ精子が受精すると，その胎児は男子になる．

3．受精と着床（図1-17）

成人女性は通常28日周期で，1個の卵子を排卵する．排卵された卵子は卵管の中に導かれ，子宮腔へと向かう．このとき，精子が卵管膨大部に達していると，受精がおこなわれる．

① 受精後0日：精子の核（男性前核）と卵子の核（女性前核）が癒合．
② 受精後3日：受精卵は卵割を繰り返し，16細胞期（桑実胚）となる．
③ 受精後4日：受精卵は子宮腔へ達する．
④ 受精後5日：子宮中の粘液が細胞内へ流入し，受精卵の細胞は栄養膜と内細胞塊（胚子となる）に分かれる．
⑤ 受精後7日：受精卵は子宮粘膜に潜り込み，着床が完了

着床が完了すると同時に，栄養膜の細胞は増殖し，多数の突起を出す．この突起が絨毛膜となり，将来の胎盤の一部となる．

4．前胚子期（図1-17）

受精後2週間目になると，内細胞塊の細胞が2層の盤状の細胞層を形成する．栄養膜に接する側の細胞層を外胚葉とよび，もう一方を内胚葉という．外胚葉と栄養膜の間には羊膜腔を生じ，羊水を満たすようになる．内胚葉は卵黄嚢に面している．

受精後3週目になると，内胚葉と外胚葉の間に中胚葉が分化し，3層性胚盤の形成が完了する．この3層性胚盤の形成に伴い，将来の身体の器官のすべての原基がつくられることになる（表1-2）．

5．胚子期（器官形成期）（図1-18）

前胚子期にすべての器官の原基が完了した後，受精8週までにほとんどの器官が形成される．この時期を胚子期（器官形成期）とよぶ（表1-3）．

6．胎児期

受精後8週目までには，重要な器官はおおよそ完成され，頭殿長約30mmとなりヒト固有の外形を示すようになる．その後急速に胎児の器官の成熟と，身体の成長がおこり，38週の終わりに出産がおこる（表1-4）．

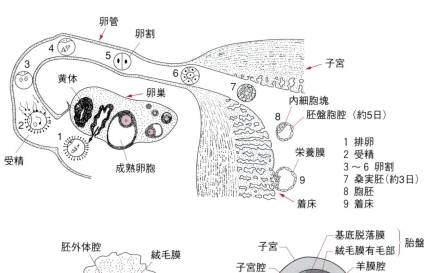

1	排卵
2	受精
3〜6	卵割
7	桑実胚（約3日）
8	胞胚
9	着床

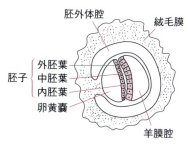

初期着床胚（14日）

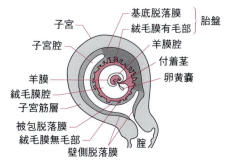

胎生2カ月頃の胚被膜と子宮粘膜（図8-12を参照）

図1-17　胚の発育過程

表1-2　各胚葉から分化する主要な器官

胚葉	分化する主要な器官
外胚葉	皮膚（表皮，毛，爪，皮膚腺） 神経系（脳，脊髄，末梢神経系） 内分泌器（下垂体，副腎髄質） 感覚器（視・聴・平衡・味・嗅覚器）
内胚葉	消化器（胃，小腸，肝臓，膵臓） 呼吸器（気管，肺） 尿路（膀胱，尿道）
中胚葉	骨，軟骨，結合組織 骨格筋 循環器（心臓，血管，リンパ管） 泌尿生殖器（腎臓，精巣，卵巣，子宮）

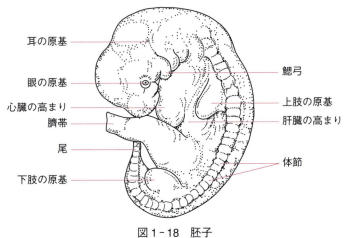

図1-18 胚子

表1-3 主な器官の発生（胚子期）

	3週	4週	5週	6週	7〜8週
神経系	神経板	神経管 前・中・後脳胞	終脳, 間脳, 中脳, 後脳, 髄脳, 大脳 半球 四肢に神経進入	外耳形成	中枢神経系の 急速な発達
感覚器系			水晶体胞, 耳胞	鼻涙管	眼瞼の発生 外耳の形成
骨格系	肢芽形成	四肢に軟骨形成			鎖骨の骨化開始
筋肉系	体節形成開始	体節形成完了	筋肉形成開始		
循環器系	血島形成	拍動開始	心房(卵円孔存在)・心室中隔形成		
消化器系	前腸, 中腸, 後腸	食道, 胃, 肝, 膵が形成	胃の回旋開始	盲腸と虫垂形成	
呼吸器系		横隔膜形成 気管・肺芽形成	肺葉内へ気管 支形成	気管軟骨形成 開始	
内分泌系	甲状腺発生	膵臓形成	下垂体発生	松果体発生	
泌尿器系			腎臓発生開始		
生殖器系	原始生殖細胞 出現	男性生殖管 出現	生殖腺形成 開始	女性生殖管 出現	外生殖器の 分化開始

表 1-4　主な器官の発生（胎児期）

	12 週	16 週	20 週	24 週	36 週	38 週
神経系	脳脊髄の発達				大脳の溝,回転の発達	
感覚器系	眼瞼は閉鎖			眼瞼が離開		
骨格系		関節腔が出現				頭蓋の骨化進行
筋肉系			体肢の運動が著明（胎動を感受）	胎動が強まる	胎動がさらに強まる	
循環器系	肝と脾で造血	骨髄造血開始	心音聴取可能			
消化器系	鼻中隔,口蓋が完成	胎便形成開始		消化管全体の蠕動運動が増加	大腸に胎便が蓄積し大腸拡大	
呼吸器系	肺の外形がそなわる			サーファクタントの分泌(23 週)		
泌尿器系	尿生産開始					
生殖器系	性別判別	外生殖器の発達			左精巣が陰嚢に存在	右精巣も陰嚢に存在

【流産と早産】

　子宮外で生存不能な胚子や胎児が成熟前（22 週目以前）に娩出されることを流産という．また，23 〜 35 週目（満週 24 〜 36 週）に娩出された出生児を早産児という．これは肺のⅡ型細胞から分泌されるサーファクタント（肺表面活性物質）の分泌開始に関係している．サーファクタントが分泌されていることにより早産児は子宮外で生存可能となる．しかし人工サーファクタントを使用することにより 20 週においても生存させることも可能である．

II．骨格系

I 総 論

人体の骨格は約200個の骨が連結し，さまざまな機能を有している．骨格系には，骨，軟骨，靱帯，関節などが含まれる（図2-1）．

A．骨の役割

① 支持: 骨は骨格として身体の支柱となり，形状を保持する．
② 運動: 骨格筋の作用により関節運動をおこなう．
③ 保護: 内臓諸器官を保護する．頭蓋骨（脳），脊柱（脊髄），胸郭（心臓，肺などの胸部内臓），骨盤（直腸，子宮，前立腺などの骨盤内臓）．
④ 造血機能: 骨髄では，血球をつくる造血作用がある．
⑤ 電解質の貯蔵: カルシウム，リンなどを貯蔵し，血中濃度の恒常性維持に役立つ．

B．骨の形状による分類

① 長骨: 細長い棒状の骨．中央部の骨幹と両端部の骨端がある．一般に内部には骨髄を入れる髄腔がある（上腕骨，大腿骨）．
② 短骨: 短く塊状を呈する．一般には数個が集まる（手根骨，足根骨）．
③ 扁平骨: 板状の扁平形を呈し，一般にやや弯曲する（頭頂骨，肩甲骨）．
④ 含気骨: 骨の内部に外界と交通する空洞（含気洞）を有する（上顎骨，蝶形骨）．
⑤ 不規則骨: 不規則な形状を呈する（寛骨，椎骨）．

32　II．骨格系

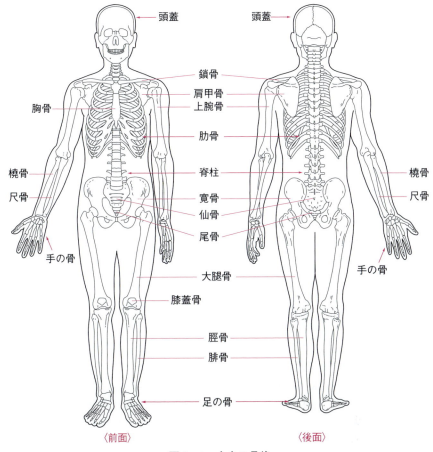

図 2-1 全身の骨格

C. 骨の構造（図 2-2）

一般に骨は主部をなす骨質，骨表面をおおう骨膜，内部にあり造血機能を営む骨髄，関節面（関節軟骨）や成長期の骨幹と骨端との境にみられる軟骨質（骨端軟骨）からなる．

1. 骨質

組織学的には骨組織からなる骨の実質で，表層の緻密質と内部の海綿質からなる．
　a）骨組織：骨細胞と骨基質からなる．
　　①骨細胞：骨小腔の中に閉じこめられた細胞で，多数の細長い突起を骨細管に延ばす．

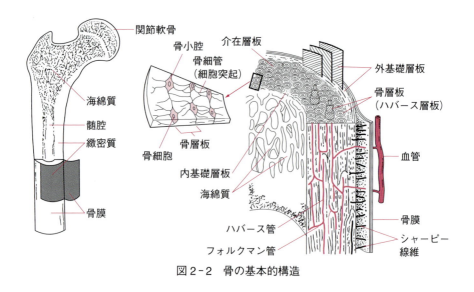

図2-2　骨の基本的構造

　　②骨基質：層板を形成し，その間に骨細胞をとじ込める．
　b）緻密質：骨の表層部を占め，ハバース（C. Havers）管を中心に同心円状に層板が重なり合った骨層板（ハバース層板）からなる．膠原線維とリン酸カルシウムを含み非常に硬い．骨層板の中心を縦に走るハバース管は骨層板を横切るフォルクマン（R. Volkmann）管とともに骨内の血管の通路となる．
　c）海綿質：内部で薄い骨梁構造を呈し，その小腔は骨髄で満たされる．長骨において，骨端では表層に薄い緻密質があるだけで，主に海綿質からなる．

2．骨膜

　骨の表面を包む結合組織の膜で，関節面ではこれを欠く．血管・神経・骨芽細胞に富み，骨の発生・成長・再生・知覚に関与する．骨膜のシャーピー（W. Sharpey）線維（結合組織線維）は密に骨質に進入し，強固に結合される．

3．骨髄

　長骨の髄腔と海綿質の小腔は骨髄で満たされる．赤色骨髄と黄色骨髄に分けられる．
　a）赤色骨髄：造血作用があり，血球に富む．
　b）黄色骨髄：加齢に伴い造血作用を失い脂肪組織となり，赤色骨髄は徐々に黄色骨髄に変わる．

4．軟骨質

　組織学的には軟骨組織（硝子軟骨）からなり，関節軟骨と骨端軟骨がある．

a）関節軟骨：関節面をおおい，関節部の緩衝帯になる．
b）骨端軟骨：成長期の骨幹と骨端との境に存在し，骨の長さの成長に関与する．成人に達し骨化すれば，骨端線として残る．

5．栄養孔と栄養管
a）栄養孔：細い血管が骨に出入りするための開孔部．関節面には認められない．
b）栄養管：栄養孔から骨内にあるトンネル状の部位．骨質を貫き髄腔に達し，骨髄で造血された血球を運搬する．

D．骨の発生と成長

1．骨の発生（図2-3）

骨の発生には，結合組織性骨化（膜内骨化）と軟骨性骨化（軟骨内骨化）の2つの様式がある．

a）結合組織性骨化：結合組織が直接骨化する様式．この様式で作られる骨を付加骨とよぶ（頭蓋底を除く頭蓋骨，鎖骨）．
b）軟骨性骨化：胎生期に軟骨がつくられ，ついで骨組織に置き換えられる様式．この様式で作られる骨を置換骨とよぶ（四肢，脊柱，胸郭，頭蓋底の骨）．

2．骨の成長
a）長さの成長：骨端軟骨が増殖し，骨化する．
b）太さの成長：骨膜の内面に新しい骨質が作られ，これが骨の周囲に付加される．

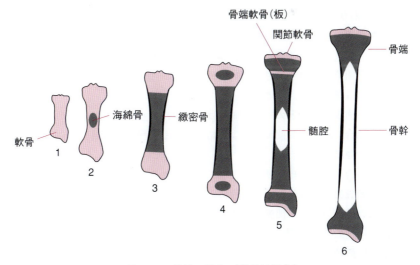

図2-3　長骨の発生（軟骨性骨化）

E．骨表面の形状（性状）についての用語

用語	特　徴	代表部位
結節	周囲から比較的はっきりと区別される肥厚部	大結節，小結節
隆起	やや円味をもった小さい突出部	外後頭隆起，顆間隆起
粗面	多少隆起したザラザラした面で，筋の付着部	三角筋粗面，殿筋粗面
突起	表面から長さをもって突き出す部	棘突起，乳様突起
棘	尖端の比較的とがった突起	上前腸骨棘，坐骨棘
顆	骨端部の肥厚する突起	大腿骨，脛骨の内側顆・外側顆
稜	山の稜線のように長く連なった隆起部	腸骨稜，大結節稜
窩	表面から陥凹する部	棘上窩，肘頭窩
切痕	骨の辺縁における切れ込み状の部	大坐骨切痕，肩甲切痕
裂	裂け目状の狭い間隙	上眼窩裂，下眼窩裂
孔	いわゆる「あな」の部	大後頭孔(大孔)，椎孔
溝	細長い溝状の陥凹部	結節間溝，橈骨神経溝
管	孔の長くなったもの	脊柱管，視神経管

F．骨の連結

　骨の連結（広義の関節）には，両骨が線維性結合組織によって結合される線維性の連結，両骨が軟骨組織によって結合される軟骨性の連結，さらに，両骨間に間隙（関節腔）があり，関節包を有する滑膜性の連結（狭義の関節）の3種がある．

1．線維性の連結
　　ａ）縫合: 顎関節を除く頭蓋骨間にみられ，両骨が縫い合わされたように，わずかな結合組織により結合されている．縫合は，①鋸状縫合，②鱗状縫合，③直線縫合の3種に大別される．
　　ｂ）釘植: 歯根と歯槽との結合．両者は歯根膜により結合される．
　　ｃ）靱帯結合: 両骨が骨間靱帯により結合される（脛腓靱帯結合）．

2．軟骨性の連結
　　ａ）軟骨結合: 両骨が硝子軟骨によって結合される（骨端軟骨結合）．
　　ｂ）線維軟骨結合: 両骨が線維軟骨によって結合される（恥骨結合，椎間円板）．

3．滑膜性の連結（狭義の関節，一般に「関節」とよばれる）
　　ａ）関節の一般構造（図2-4）
　　　①　関節頭: 凸面，関節軟骨（硝子軟骨）でおおわれる．
　　　②　関節窩: 凹面，関節軟骨（硝子軟骨）でおおわれる．

36　　II．骨格系

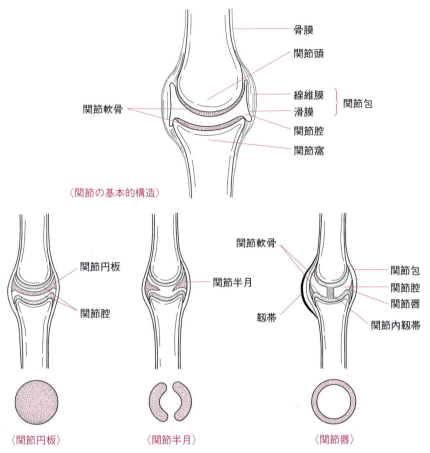

図2-4 関節の基本的構造と補助装置

③ 関節腔：関節頭・関節窩との間．
④ 関節包：滑膜（内層）—滑液を分泌．関節腔を潤し，関節運動を滑らかにし，さらに関節軟骨に栄養を与える．
　　　　　線維膜（外層）—関節包を強化する．
⑤ 関節靱帯：関節包を強化し，2骨間の連結を強める．靱帯には，関節腔外に存在する関節〔包〕外靱帯（内・外側側副靱帯）と，関節腔内に存在する関節〔包〕内靱帯（前・後十字靱帯）がある．靱帯が関節包（線維膜）と癒着し，関節包から分離できないものも多い．

b）関節の補助装置（図2-4）
　両関節面の適合が不完全で，関節運動を滑らかにするために，補助装置として

両骨間に線維軟骨性の軟骨小板を有する以下のような関節がある．
　　① 関節円板: 関節腔を 2 分する（胸鎖関節，顎関節）．
　　② 関節半月: 半月状あるいは環状を呈する（膝関節）．
　　③ 関節唇: 関節窩の深さを補う（股関節，肩関節）．
c) 関節の種類
　①骨数による分類
　　　ⅰ) 単関節: 2 個の骨により作られる関節（肩関節，股関節）．
　　　ⅱ) 複関節: 3 個以上の骨により作られる関節（肘関節，膝関節）．
　②運動軸の数（関節の運動形式）による分類
　　　ⅰ) 1 軸性関節: 1 つの軸を中心とする運動のみをおこなう関節（腕尺関節，距腿関節）．

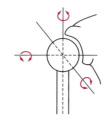

球関節（肩関節，股関節）

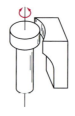

車軸関節（上橈尺関節，正中環軸関節）

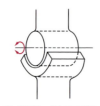

蝶番関節（腕尺関節）

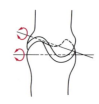

鞍関節（母指の手根中手関節）

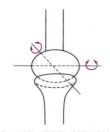

楕円関節（橈骨手根関節）

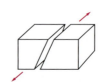

平面関節（椎間関節）

図 2-5　関節の種類

ⅱ 2軸性関節: 互いに直交する2つの軸を中心とする運動をおこなう
関節（橈骨手根関節，母指の手根中手関節）.

ⅲ 多軸性関節: 3つ以上の軸を中心とする運動をおこなう関節（肩関
節，股関節）.

③ 関節面の形状による分類（図2-5）

球関節	関節頭・関節窩がともに半球状．多軸性関節．	肩関節
	球関節のうち，関節窩がやや深い関節を臼状関節という．	股関節
車軸関節	関節窩内を車輪のように回転運動をおこなう1軸性関節．	上・下橈尺関節，正中環軸関節
蝶番関節	蝶番運動をおこなう1軸性関節．	腕尺関節，距腿関節
鞍関節	互いに直交する2軸を中心とする関節．	母指の手根中手関節
楕円関節	関節頭・関節窩がともに楕円形を呈し，長軸・短軸の2軸性の関節．	橈骨手根関節
	楕円関節に類似し，1～2方向に運動が制限される関節を顆状関節という．	膝関節，中手指節関節
平面関節	両関節面が平面で，わずかな運動をする．	椎間関節
	平面関節のうち両関節面にわずかな凸凹があり，ほとんど可動性のない関節を半関節という．	仙腸関節，手根間関節

Ⅱ 各 論

A. 脊柱

1. 脊柱の構成と役割（図2-6）

　脊柱は体幹の背側を縦走する骨格で，7個の頸椎，12個の胸椎，5個の腰椎，1個の仙骨（5個の仙椎が癒合），1個の尾骨（3～5個の尾椎が癒合）から構成される．①頭部・体幹の支持と運動，②脊髄の保護などの役割がある．脊柱はあらゆる身体運動の軸であり，多数の靱帯および筋が付着し，前屈，後屈，側屈，回旋などの脊柱自身の運動をおこなう．

2. 椎骨の基本的構造（図2-7，2-10）

　椎骨は腹側（前）の椎体と背側（後）の椎弓からなり，椎孔を囲む．椎孔は上下に重なり，脊柱管を構成し，脊髄を容れる．椎弓からは棘突起（1），横突起（2），上関節突起（2），下関節突起（2），の4種の突起が出る．連結した上下の椎骨を側面からみると，上位（下椎切痕）および下位（上椎切痕）の椎骨との間に椎間孔が

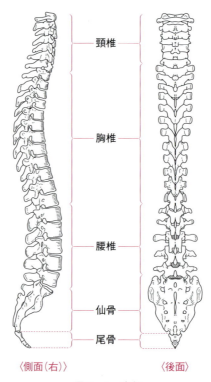

図2-6 脊柱

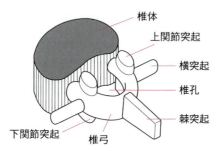

図2-7 椎骨の基本的構造

構成され脊髄神経が出る．
3．頸椎（図2-8）
　頸椎の一番の特徴は，横突起の基部に横突孔があり，椎骨動・静脈が通る．頸椎の棘突起は短いが，第7頸椎の棘突起は長く「隆椎」ともいい，体表から触れるこ

40　Ⅱ．骨格系

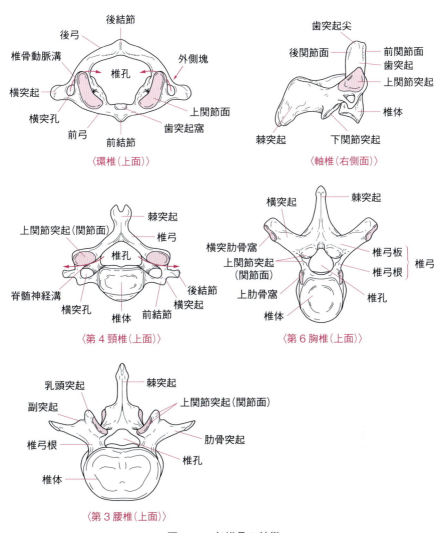

図 2-8 各椎骨の特徴

とができる．第 1 頸椎と第 2 頸椎は他の頸椎と比べて特徴的な形状を呈する．

① 第 1 頸椎：椎体を欠き，全体として環状を呈し，環椎とよばれる．後面中央には第 2 頸椎の歯突起と接する関節面（歯突起窩）がある（正中環軸関節）．また，外側塊の上面には，頭蓋骨の後頭骨と関節（環椎後頭関節）する上関節面がある．下面には第 2 頸椎と関節（外側環軸関節）する下関節面がある．

II. 各論　41

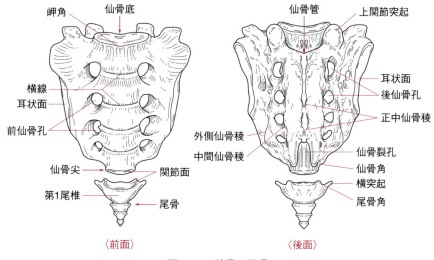

図2-9　仙骨と尾骨

　②　第2頸椎: 椎体の上面から上方に歯突起が突出する．歯突起は環椎の椎体が第2頸椎に癒合した突起で，環椎の回旋運動の軸となるので，第2頸椎は軸椎とよばれる．

4．胸椎（図2-8）
　胸椎は椎骨のなかで典型的な基本的形態をもつ．胸椎は肋骨と関節し，その特徴として椎体の側面には肋骨窩が，横突起には横突肋骨窩がある．肋骨窩は肋骨頭と肋骨頭関節，横突肋骨窩は肋骨結節と肋横突関節を作る．第1・12胸椎では横突肋骨窩を欠く．

5．腰椎（図2-8）
　横突起のような突起は肋骨突起とよばれ，肋骨が退化し，腰椎に癒合したものである．肋骨突起の基部にある小さな突起を副突起，上関節突起の関節面のすぐ外側に接する小隆起を乳頭突起とよぶ．副突起と乳頭突起が本来の横突起に相当する．

6．仙骨（図2-9）
　仙骨は5個の仙椎が癒合し，逆二等辺三角形を呈し，上方は仙骨底，下方は仙骨尖とよぶ．仙骨底の前縁を岬角とよび，仙骨底の後方には椎孔に相当する仙骨管（脊髄神経の馬尾を容れる）の入口がある．仙骨の前面と後面には4対の前・後仙骨孔があり，それぞれ仙骨神経の前枝・後枝が通る．後面は表面が凹凸しており，正中仙骨稜（各仙椎の棘突起が癒合），中間仙骨稜（各仙椎の関節突起が癒合），外側仙骨稜（各仙椎の横突起が癒合）がある．また仙骨の側面には耳状面という関節

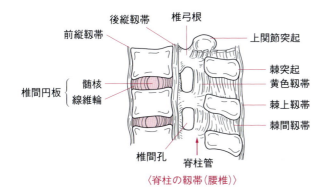

〈脊柱の靱帯（腰椎）〉

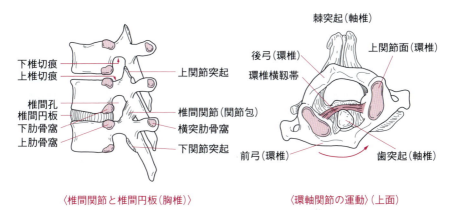

〈椎間関節と椎間円板（胸椎）〉　〈環軸関節の運動〉（上面）

図2-10　脊柱の連結

面があり，寛骨（腸骨）の耳状面と仙腸関節を作る．

7. 尾骨（図2-9）

3〜5個の尾椎が癒合したものである．

8. 脊柱の弯曲（図2-6）

成人の正常な脊柱を側方からみると，頸部と腰部では前弯し，胸部と仙尾部では後弯するため，全体として軽いS字状を呈する．胎児では後方に凸の1つの弯曲があるのみで，一次弯曲とよばれる．頸・腰部の前弯は生後に直立位が可能になってから形成されるので，二次弯曲とよばれる．

9. 脊椎の連結（図2-10）

a）椎骨相互間の連結

① 椎間円板：椎体を互いに連結し，衝撃に対してクッションの役割をはたす．中心部の髄核（70〜80％の水分を含むゼリー状の組織）と外周の線

維輪（線維軟骨）からなる.

② 靱帯: 脊柱（椎体と椎間円板）の全長にわたって椎体の前面と後面には前縦靱帯, 後縦靱帯がある. 椎骨の椎弓間を連結する椎弓間靱帯は多量の弾性線維を含み黄色を呈するので黄色靱帯とよばれる. 棘突起間を結ぶ靱帯は棘間靱帯, 棘突起後端を結び, 上下に走る靱帯は棘上靱帯とよぶ（ただし, 外後頭隆起から第7頸椎棘突起までは項靱帯とよぶ）.

③ 椎間関節: 上位の椎骨にある下関節突起と下位の椎骨にある上関節突起との間にできる平面関節である.

b）脊柱（頸椎上端）と頭蓋骨との連結

後頭骨と第1頸椎（環椎）・第2頸椎（軸椎）との間の関節を頭関節とよび, 環椎後頭関節と環軸関節がある. 歯突起を軸とする環椎の運動は, 頭蓋を乗せたままの環椎が, 軸椎の上で回旋する.

① 環椎後頭関節: 環椎の上関節面と後頭骨の後頭顆との間にできる関節.

② 環軸関節: 環椎と軸椎の間にできる関節であり, 正中環軸関節（環椎の歯突起窩と軸椎の歯突起の前関節面）と外側環軸関節（環椎の下関節面と軸椎の上関節面）がある. 環椎が回旋するときに歯突起がはずれないように, 環椎の外側塊の間に環椎横靱帯が張っている.

B．胸郭

1．胸郭を構成する骨（図2-11）

胸郭は胸壁の骨格であり, 胸骨（1個）, 肋骨（12対）, 胸椎（12個）で構成される. 胸郭が取り囲む腔を胸腔とよぶ. 胸郭上口は第1胸椎, 第1肋骨, 胸骨柄上縁, 胸郭下口は第12胸椎, 第12肋骨, 第7〜10肋軟骨, 剣状突起から構成される.

2．胸骨（図2-11）

胸骨は胸郭前面正中部にある扁平骨で, 胸骨柄, 胸骨体, 剣状突起の3部からなる. 胸骨は骨髄穿刺に用いられる.

a）胸骨柄: 胸骨の上方約1/4を占める. 上縁を頸切痕といい, その外側端には鎖骨と関節する鎖骨切痕がある. また, 鎖骨切痕のすぐ下には, 第1肋軟骨と連結する肋骨切痕がある.

b）胸骨体: 上下に長い長方形で, 側縁には第2〜7肋軟骨と連結する6対の肋骨切痕がある（胸肋関節）. 柄と体との結合部（胸骨柄結合）は前方にやや突出し, 胸骨角とよばれ皮膚の上から触れることができる. 胸骨角の両側には第2肋軟骨が連結するので肋骨を同定する際の基準となる.

c）剣状突起: 胸骨の下端にあり, 体表からは, いわゆる「ミズオチ」とよばれ

44 Ⅱ．骨格系

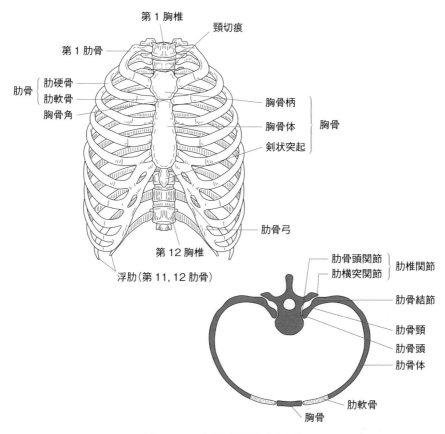

図 2-11　胸郭（前面と横断面）

るところに相当する．

3．肋骨（図 2-12）

　肋骨は胸郭の側壁を作る 12 対の細長く弯曲した扁平な骨で，後方の肋硬骨と前方の肋軟骨からなる．肋骨（肋硬骨）は，①肋骨頭，②肋骨頸，③肋骨体の 3 部からなる．

　①　肋骨頭：胸椎椎体の肋骨窩と関節する（肋骨頭関節）．
　②　肋骨頸：肋骨頭と肋骨結節との間を肋骨頸とよぶ〔肋骨結節は胸椎の横突起の横突肋骨窩と関節する（肋横突関節）〕．
　③　肋骨体：肋骨結節より前外側方のすべての骨部を肋骨体とよび，扁平で内面には肋骨溝があり，肋間神経や肋間動・静脈が通る．

　肋骨結節の外側方で弯曲が強く突出した部分を肋骨角とよび，各肋骨の肋骨角は

II．各論　45

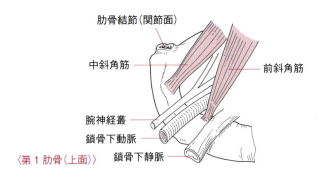
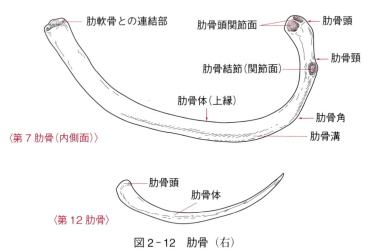

図 2-12　肋骨（右）

脊柱にほぼ平行に並ぶ．第 1 肋骨は最も幅広く短い肋骨で，上下に扁平であり，上面には鎖骨下動・静脈溝がある．第 11・12 肋骨は著しく細く短く，肋骨結節は不明瞭である．

4．胸郭の連結（図 2-13）

　a）肋骨と胸骨の連結（胸肋関節）

　　第 1〜7 肋骨（肋軟骨）と胸骨の肋骨切痕との連結を胸肋関節とよぶ．第 8〜10 肋軟骨は胸骨と直接には連結せず，上位の肋軟骨との間で軟骨間関節を作る．第 11・12 肋骨は自由端として終わり，胸骨とは連結しない（浮肋）．胸骨と直接に連結する第 1〜7 肋骨は真肋，胸骨に直接達しない第 8〜12 肋骨は仮肋とよばれる．

　b）肋骨と胸椎の連結（図 2-13）

　　① 肋骨頭関節：肋骨頭と胸椎椎体の肋骨窩（上位椎体の下肋骨窩と下位胸

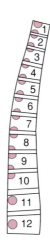

図2-13 肋骨窩（胸椎）

椎の上肋骨窩からなる）との関節をいう．第1・11・12肋骨の肋骨頭は胸椎の単一の肋骨窩と連絡する．

② 肋横突関節：肋骨結節と胸椎の横突起の横突肋骨窩との関節をいう．しかし，第11・12肋骨には関節腔がなく，線維性の連結をなす．

C．上肢骨

4足歩行から2足歩行に進化した人類において，上肢は歩行・体重の支持などから解放され，自由に可動するようになり，さらに手を巧みに動かすことができるようになった．そのため上肢骨および上肢の関節は，下肢と異なる構造を示す．

1．上肢骨の構成

上肢骨は，自由な可動性を有する自由上肢骨と，これを体幹に連結する上肢帯骨とに大別され，さらに，それぞれ次の骨より構成される．

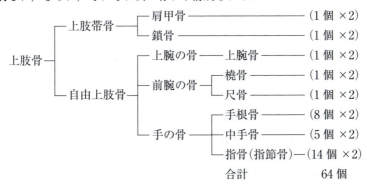

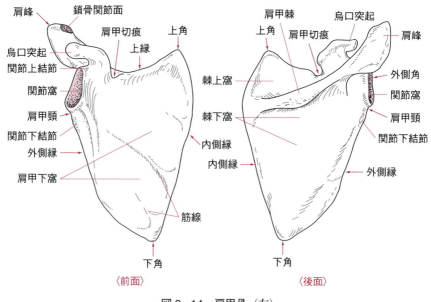

図 2-14　肩甲骨（右）

2．肩甲骨（図 2-14）

　肩甲骨は胸郭の背側で第 2 肋骨から第 8 肋骨に位置するほぼ逆三角形の扁平な骨である．肩甲骨の前面は肋骨に面し（肋骨面），肩甲下窩とよぶ．肩甲骨の後面（背側面）には，タナ状の肩甲棘があり，棘上窩と棘下窩に分けられる．肩甲棘の外側端は肩峰となり，皮下に触知できる．肩峰と鎖骨の外側端とで肩鎖関節を作る．肩甲骨の外側角には，卵円形の浅い関節窩があり，上腕骨頭と肩関節を作る．関節窩の直上には関節上結節，下方には関節下結節がある．関節窩の基部を肩甲頸とよび，鈎状の突起である烏口突起が突出する．肩甲骨の上縁には肩甲切痕があり，その上部を上肩甲横靱帯が橋渡しして孔となり，肩甲上神経が通る．

3．鎖骨（図 2-15）

　鎖骨は胸郭上端の前方で，胸骨と肩峰との間をほぼ水平に走る長骨であり，肩甲骨を支持するとともに自由上肢骨を体幹から離した位置に固定する働きがある．鎖骨の内側半は前方に，外側半は後方に凸の軽い S 状弯曲を示す．鎖骨の内側端は胸骨端といい，胸骨の鎖骨切痕と連結する．外側端は肩峰端といい，肩甲骨の鎖骨関節面と連結する．

4．上腕骨（図 2-16）

　① 上端部：上端は上腕骨頭で，肩甲骨（関節窩）と肩関節を作る．上腕骨

48　Ⅱ．骨格系

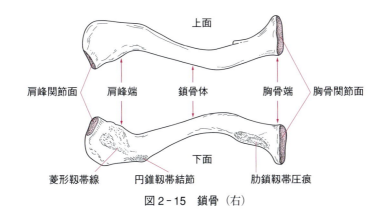

図2-15 鎖骨（右）

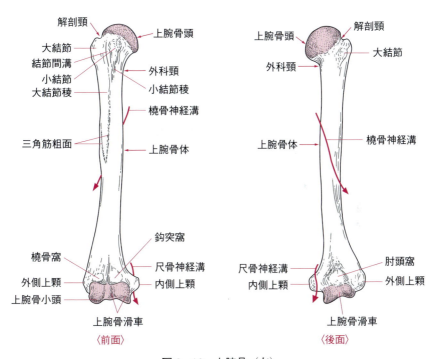

図2-16 上腕骨（右）

　頭の基部の浅い溝を解剖頸とよぶ．上腕骨頭の後外側には大結節，前内側には小結節がある．両結節は，それぞれ大・小結節稜に続く．大結節と小結節との間には結節間溝があり，上腕二頭筋の長頭腱が通る．両結節の下

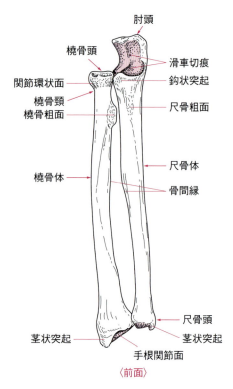

図 2-17 橈骨と尺骨（右）

方で上腕骨は細くなり，骨折の好発部位なので外科頸とよばれる．
② 体部：大結節稜の下端から上腕骨体の中央にかけて三角筋粗面があり，三角筋が停止する．上腕骨体の後面には橈骨神経溝があり，橈骨神経が通る．
③ 下端部：内・外側は著しく突出し，それぞれ内・外側上顆とよばれる．内・外側上顆を除く上腕骨下端部のふくらみは上腕骨顆とよび，上腕骨滑車（内側）と上腕骨小頭（外側）からなる．上腕骨滑車の上方には前面に鈎突窩，後面に肘頭窩とよぶ凹みがある．また，上腕骨小頭の上方で前面には橈骨窩があり，肘関節屈曲時に橈骨頭が入る．内側上顆の後面には尺骨神経溝があり尺骨神経が通る．

5．橈骨（図 2-17）
　橈骨は前腕の外側に位置する長骨で，形状はボートを漕ぐためのオール（櫂）に似ている．上端は小さく，下端が大きく肥厚する．

① 上端部: 上端は円盤状をなし橈骨頭とよび，その上面は浅く凹み（関節窩），上腕骨小頭と関節する（腕橈関節）．橈骨頭（関節環状面）は尺骨の橈骨切痕と上橈尺関節を作る．

② 体部: 橈骨体の前内側には橈骨粗面があり，上腕二頭筋が停止する．

③ 下端部: 下端の内側には尺骨切痕とよぶ凹みがあり，尺骨下端の尺骨頭（関節環状面）と下橈尺関節を作る．下端の外側には茎状突起が下方に向かい突出する．また，下端の下面は手根関節面とよび，近位列手根骨との関節面を作る．

6. 尺骨（図2-17）

尺骨は前腕の内側に位置する長骨で，長さは約1尺（30.3cm）である．橈骨とは反対に，上端が大きく，下端が小さい．

① 上端部: 肘頭と鈎状突起とよぶ2つの突起がみられる．肘頭は，肘関節伸展時に肘頭窩（上腕骨の後面）に入り，鈎状突起は，肘関節屈曲時に鈎突窩（上腕骨の前面）に入る．肘頭と鈎状突起との間には，滑車切痕とよぶ凹みがあり上腕骨滑車と関節する（腕尺関節）．鈎状突起の直下には，尺骨粗面があり上腕筋が停止する．

② 尺骨体の骨間縁には橈骨の骨間縁との間に前腕骨間膜が張り，両骨体は結合される．

③ 下端部: 下端は鈍円状に軽くふくらみ，尺骨頭とよばれる．下端の内側には茎状突起が下方に突出する．

7. 手根骨（図2-18）

手根骨は手根部に位置する8個の不整形の短骨をいい，近位列（4個）と遠位列（4個）に大別する．

a）近位列: （橈側から）［手の］舟状骨・月状骨・三角骨・豆状骨
b）遠位列: （橈側から）大菱形骨・小菱形骨・有頭骨・有鈎骨

手根骨はその掌側において内側部と外側部が高くなり，中央が凹み手根溝とよぶ．両側の隆起部には屈筋支帯が張り，手根溝をおおい手根管となる．手根管には正中神経，長母指屈筋腱，浅指屈筋腱，深指屈筋腱などが通る．

8. 中手骨（図2-18）

中手部に位置する長骨で，橈側より第1〜5中手骨とよばれる．いずれも近位端の底，中央の体，遠位端の頭の3部からなる．中手骨底は手根骨遠位列と連結し，中手骨頭は基節骨底と連絡する．

9. 指骨（指節骨）（図2-18）

指骨は第2〜5指では，それぞれ3個の指骨からなり，近位側から基節骨・中節

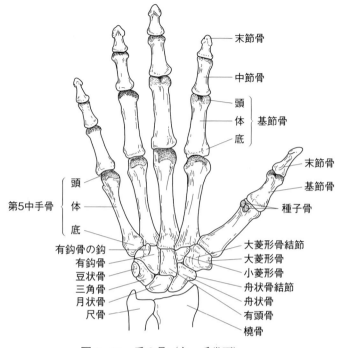

図 2-18 手の骨（右，手掌面）

骨・末節骨とよばれる．第 1 指（母指）では，中節骨がなく，基節骨と末節骨からなる．各指骨は，近位端の底，中央の体，遠位端の頭の 3 部からなる．

10．種子骨（図 2-18）

　腱，靱帯の中から発生した小骨で，手の掌側の腱または靱帯中に包まれ，骨との摩擦を防いでいる．

D．上肢の関節

1．肩鎖関節（図 2-19）

　肩鎖関節は肩甲骨（鎖骨関節面）と鎖骨（肩峰関節面）との間にできる平面関節で，関節腔には不完全な関節円板がみられる．肩鎖関節の上面の関節包は肩鎖靱帯により補強される．さらに，烏口突起と鎖骨の下面とを結ぶ烏口鎖骨靱帯により肩鎖関節は強化される．烏口鎖骨靱帯は菱形靱帯（外側部）と円錐靱帯（内側部）からなる．

2．胸鎖関節（図 2-19）

　胸鎖関節は胸骨（鎖骨切痕）と鎖骨（胸骨関節面）との間にできる関節で，関節面は浅い鞍状を呈し（一種の鞍関節），関節円板の介在により球関節様に機能する．

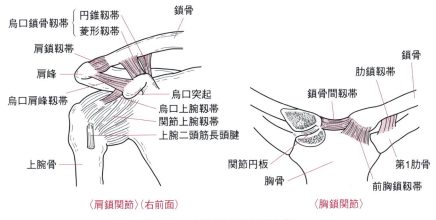

図 2-19　肩鎖関節と胸鎖関節

3．肩関節（図 2-20）

　肩関節は肩甲骨関節窩と上腕骨頭からなる球関節であり，骨頭の大きさに比し関節窩はきわめて小さく（約 3：1），関節包もゆるく，非常に可動性の大きい関節である．関節窩の周縁には線維軟骨性の関節唇がつき，関節窩の深さを補う．肩関節を補強するために，次の靱帯がある．

　a）烏口上腕靱帯：烏口突起と上腕骨の大・小結節を結ぶ靱帯で，関節包の上面を補強する．

　b）関節上腕靱帯：関節唇と解剖頚を結ぶ靱帯で，関節包の前面を補強する．

　c）烏口肩峰靱帯：烏口突起と肩峰を結ぶ靱帯で，上腕骨頭の上方への転位を防ぐ．

　肩関節は上記の靱帯により補強される他，肩甲下筋（前面），棘上筋（上面），棘下筋・小円筋（後面）の停止腱からなる回旋筋腱板（ローテーターカフ）により補強される．

4．肘関節（図 2-21）

　肘関節は上腕骨・橈骨・尺骨からなる複関節で，次の 3 つの関節が 1 つの共通の関節包に包まれる．

　a）腕尺関節：上腕骨滑車と尺骨の滑車切痕からなる蝶番関節で，肘関節の屈伸運動をおこなう．

　b）腕橈関節：上腕骨小頭と橈骨頭の上面（関節窩）からなる球関節で，肘関節の屈伸運動・前腕の回旋運動に随伴する．

　c）上橈尺関節：橈骨の関節環状面と尺骨の橈骨切痕からなる車軸関節で，下橈

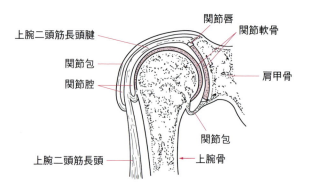

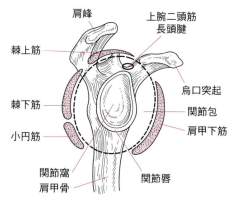

図 2-20　肩関節（前頭断面と回旋筋腱板）（右）

尺関節とともに前腕の回旋運動をおこなう．
　また肘関節は① 内側側副靱帯，② 外側側副靱帯，③ 橈骨輪状靱帯などにより補強される．
5．下橈尺関節（図2-18）
　橈骨の尺骨切痕と尺骨の関節環状面からなる車軸関節で，上橈尺関節とともに前腕の回旋運動をおこなう．
6．橈骨手根関節（図2-18）
　橈骨の手根関節面と関節円板が，近位列手根骨である舟状骨・月状骨・三角骨とで作る楕円関節で，手関節の背屈・掌屈と橈屈・尺屈をおこなう．
7．手根間関節（図2-18）
　近位列手根骨間（舟状骨・月状骨・三角骨の相互間）での連結および遠位列手根骨間（大菱形骨・小菱形骨・有頭骨・有鈎骨の相互間）での連結をいい，平面関節

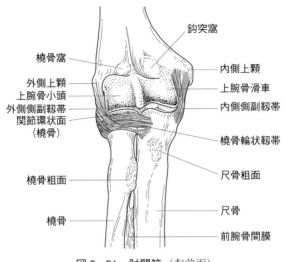

図2-21 肘関節（右前面）

である．

8．手根中央関節（図2-18）

　近位列手根骨（豆状骨は関与しない）と遠位列手根骨の間の複関節をいう．

9．手根中手関節（図2-18）

　遠位列手根骨と第2〜5中手骨底との間の複関節をいい，共通の関節包に包まれる．運動範囲はきわめて小さい．

10．母指の手根中手関節（図2-18）

　大菱形骨と第1中手骨底とで作られる関節をいい，他の手根中手関節と異なり，典型的な鞍関節である．運動範囲は大きく，屈曲・伸展と内転・外転運動をおこなう．

11．中手指節関節（図2-18）

　中手骨頭と基節骨底で作られる関節である．

12．指節間関節（図2-18）

　第2〜5指において，基節骨頭と中節骨底との関節を近位指節間関節，中節骨頭と末節骨底との関節を遠位指節間関節とよぶ．第1指（母指）における基節骨頭と末節骨底との関節は，指節間関節とよぶ．いずれも典型的な蝶番関節である．

E．下肢骨

　上肢では運動の自由性に重点が置かれるのに対し，下肢では体重の支持・歩行の

安定性などに重点が置かれるため，上肢と異なる構造がみられる．

1．下肢骨の構成

下肢骨は上肢骨と同様に下肢帯骨と自由下肢骨に大別され，さらに，それぞれ次の骨から構成される．

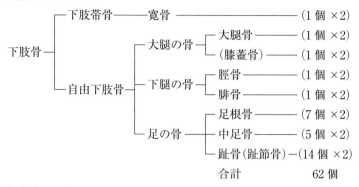

2．寛骨（図2-22）

寛骨は腸骨（上部）・坐骨（後下部）・恥骨（前下部）からなり，3骨は16～17歳位までは軟骨で結合するが（Y軟骨），成人になると骨結合し，1個の寛骨となる．3骨の会合部の外側面には深い半球状の寛骨臼があり，大腿骨頭と股関節を作る．寛骨臼のうち，大腿骨頭と直接に関節する面は月状面とよび，中央の月状面で囲まれた陥凹部は寛骨臼窩とよぶ．寛骨臼窩の下方で骨壁の一部が欠損する部は寛骨臼切痕とよび，血管・神経などの通路となる．また，寛骨臼の下方にある坐骨と恥骨に囲まれた大きな孔は閉鎖孔で，生体では結合組織性の閉鎖膜によって閉ざされるが，その前上隅には閉鎖管があり，閉鎖神経や閉鎖動・静脈が通る．

a）腸骨

腸骨は腸骨体と腸骨翼に分けられる．腸骨翼の内側面の前約2/3部にある浅い凹みは腸骨窩とよび，後約1/3部には，仙骨と仙腸関節を作る耳状面がある．腸骨窩の下縁には，後上方から前下方に向かって走る隆起があり，これを弓状線とよぶ．腸骨翼の外側面は，殿筋面とよび，大・中・小殿筋が起始する．腸骨翼の上縁は腸骨稜とよばれる．また腸骨翼の前縁には2つの突起があり，上方を上前腸骨棘，下方を下前腸骨棘とよび，後縁にも上後腸骨棘，下後腸骨棘がある．

b）坐骨

坐骨は坐骨体と坐骨枝に分けられる．坐骨の後縁の下端には坐骨結節がある．坐骨の後縁には，棘状を呈する坐骨棘があり，坐骨棘の上方には大坐骨切痕，下方には小坐骨切痕がある．坐骨結節からは仙結節靱帯がおこり，仙骨および尾骨の側縁につく．また，坐骨棘からは仙棘靱帯がおこり，仙骨の下部および尾骨の

56　II．骨格系

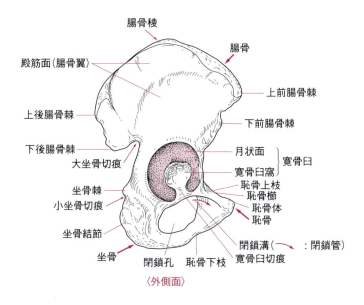

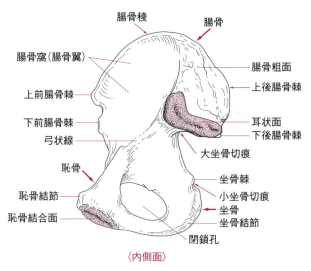

図 2-22　寛骨（右）

側縁につく．これらの靱帯により，大・小坐骨切痕部には，それぞれ大・小坐骨孔が作られる．

　c）恥骨

　恥骨は恥骨体，恥骨上枝，恥骨下枝の 3 部に分けられる．恥骨体の前内側端に

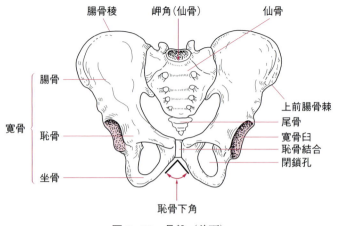

図 2-23　骨盤（前面）

は，恥骨結合面があり，他側の恥骨結合面と連結して恥骨結合を作る．恥骨上枝の上縁にみられる鋭い骨稜は恥骨櫛とよび，骨盤の分類で用いられる分界線の標点の 1 つとなる．恥骨櫛の前端の小さな隆起は恥骨結節とよび，鼠径靱帯の付着部となる．

3．骨盤（図 2-22, 23, 24）

骨盤は左右の寛骨と中央にある仙骨および尾骨からなる．左右の寛骨は，前方では恥骨結合により結合し，後方では仙骨と連結（仙腸関節）する．骨盤は，分界線（岬角→弓状線→恥骨櫛→恥骨結合の上縁を結ぶ稜線）により上方の大骨盤と下方の小骨盤（狭義の骨盤）とに分けられる．大骨盤には腹腔内臓を容れ，小骨盤には骨盤内臓を容れる．小骨盤の内腔は骨盤腔とよび，その入り口を骨盤上口（分界線が骨盤上口の縁をなす），出口を骨盤下口とよぶ．女性の骨盤は妊娠・出産に適合するために性差がみられる（表 2-1）．

骨盤腔は出産の際の産道となるため，産科学上，非常に重要である．骨盤腔の計測（骨盤計測）で最も重要なのは，岬角の中央と恥骨結合後面中央の間の最短距離である真結合線（産科結合線）である．日本人女性の真結合線の平均値は約 11～12cm であり，この値が 9.5cm 未満の場合を狭骨盤とよび，正常成熟児の分娩に困難を生じる．真結合線の直接測定は生体では不可能であり，間接的に真結合線を求める．

　a）対角結合線：仙骨岬角と恥骨結合下縁中央を結ぶ線
　b）棘間径：左右の上前腸骨棘間を結ぶ線
　c）外結合線：第 5 腰椎棘突起と恥骨結合上縁を結ぶ線

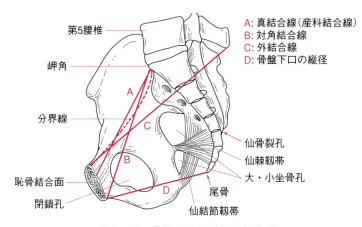

図 2-24 骨盤の計測（右正中断面）

表 2-1 骨盤の性差

	男　性	女　性
岬角	著しく突出	わずかに突出
骨盤上口の形	ハート形	楕円形
骨盤腔の形	漏斗形に近い	円筒形に近い
仙骨	幅狭く，長い	幅広く，短い
恥骨下角	小さい（60～70°）	大きい（80～90°）
閉鎖孔	卵円形	三角形に近い

真結合線＝棘間径－11cm＝外結合線－8cm＝対角結合線－1cm

4．**大腿骨**（図2-25）

人体で最大の長骨である．

① 上端部：大腿骨頭があり，寛骨臼と股関節を作る．大腿骨頭のほぼ中央には，大腿骨頭窩があり，大腿骨頭靱帯がつく．大腿骨頭に続く大腿骨頸の軸は，大腿骨体の軸に対して成人で120～130°の角度をなす（頸体角）．大腿骨頸と大腿骨体の移行部付近には大転子，小転子の2つの隆起がみられる．大腿骨頸部は高齢者の転倒時に発生する骨折の好発部位となる．

② 体部：大腿骨体は円柱状で，前方に軽く凸弯する．大腿骨体の後面には，中央部を縦に走る粗線（外側唇・内側唇）がある．外側唇は，上方では大転子の下方まで達し，殿筋粗面（大殿筋が停止）を作る．

③ 下端部：内・外側は肥厚し，内・外側顆を作る．下端の前面で，内側顆

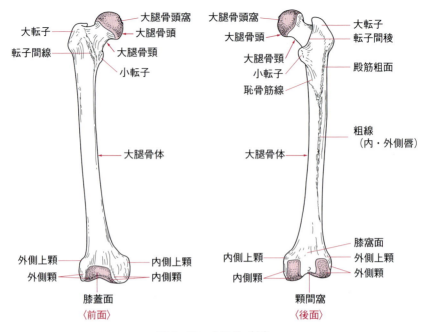

図 2-25　大腿骨（右）

と外側顆の間には膝蓋面とよぶ陥凹部があり，膝蓋骨と関節する．下端の後面で，内・外側顆の間には顆間窩とよぶ深い陥凹部がある．内・外側顆の側面から突出する部はそれぞれ内・外側上顆とよぶ．

5．膝蓋骨（図 2-26）

膝蓋骨は大腿四頭筋の腱の中に発生した種子骨で，栗の実形を呈し，上端を膝蓋骨底，下端を膝蓋骨尖とよぶ．膝蓋骨の後面の関節面は内側面と外側面に分けられ，外側面の方が幅が広い．関節面の下方には膝蓋靱帯のつく粗面がみられる．

6．脛骨（図 2-27）

下腿の内側に位置する長骨である．

① 上端部：内・外側に肥厚し張り出しており，内側顆，外側顆といい，これらの上面は，それぞれ軟骨でおおわれた関節面をなし，上関節面とよばれる．2つの関節面の間で，上端上面のほぼ中央には1つの隆起（尖端には2つの結節がみられる）があり，これを顆間隆起とよぶ．顆間隆起の前・後はやや陥凹しており，前顆間区・後顆間区とよび，それぞれ前十字靱帯・後十字靱帯の付着部をなす．

② 体部：脛骨体は三角柱状をなし，前縁の上端には，脛骨粗面があり，膝

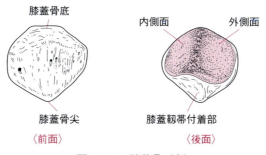

図 2-26 膝蓋骨（右）

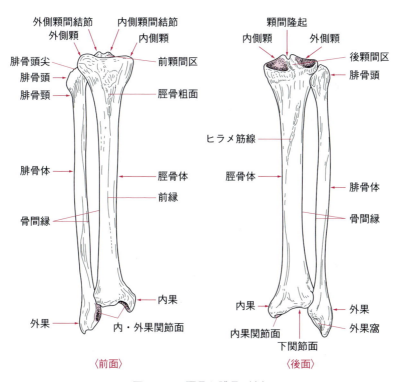

図 2-27 脛骨と腓骨（右）

蓋靱帯の付着部をなす．

　③　下端部：内側部は，内下方に突出し，内果（うちくるぶし）を作る．

7．腓骨（図 2-27）

下腿の外側に位置する長骨である．

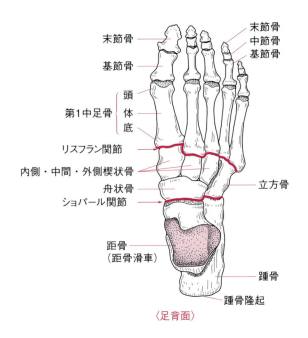

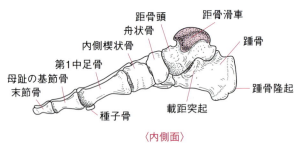

図 2-28 足の骨（右）

① 上端部：上端の膨大部は腓骨頭とよばれる．腓骨頭の内側面には腓骨頭関節面があり，脛骨の腓骨関節面と脛腓関節を構成する．
② 腓骨体は三角柱状をなし，骨間縁には脛骨の骨間縁との間に下腿骨間膜が張り，両骨体が結合される．
③ 下端部：外側部は下方に突出し，外果（そとくるぶし）を作る．外果の内側面には外果関節面がある．

8．足根骨（図 2-28）

　足根骨は足の後半部を占める 7 個の骨で近位列（2 個），遠位列（5 個）からなる．

a）近位列: 距骨・踵骨
　　① 距骨: 脛骨・腓骨と関節する唯一の足根骨で，距腿関節の関節頭となる距骨滑車がある．
　　② 踵骨: 距骨の下方に位置する最大の足根骨で，「かかと」を形作る骨である．踵骨の後方の隆起は踵骨隆起とよび，アキレス腱（下腿三頭筋の腱）の停止部となる．
b）遠位列: ［足の］舟状骨・内側楔状骨・中間楔状骨・外側楔状骨・立方骨

9．中足骨（図2-28）

　5個の長骨からなり，内側より第1〜5中足骨とよばれる．いずれも近位端の底，中央の体，遠位端の頭の3部からなる．中足骨底は遠位列足根骨と連結（足根中足関節）し，中足骨頭は基節骨底と連結（中足趾節関節）する．

10．趾骨（趾節骨）（図2-28）

　手の指骨と同様に第2〜5趾では，それぞれ3個の趾骨からなり，近位側から基節骨・中節骨・末節骨とよばれる．第1趾（母趾）では，中節骨がなく，基節骨と末節骨からなる．各趾骨は，近位端の底，中央の体，遠位端の頭の3部からなる．

11．縦足弓と横足弓（図2-28）

　足の骨は靱帯によって補強され，全体として弓状になる．縦方向の弓を縦足弓とよび，内側半と外側半からなる．
　　① 内側半: 踵骨－距骨－舟状骨－楔状骨－第1〜3中足骨を連ねる列でスプリングの役目をはたす．
　　② 外側半: 踵骨－立方骨－第4・5中足骨を連ねる列で体重を支える．
　また，遠位列の足根骨は横に凸の弓をなし横足弓とよぶ．これらの2つの足弓によって足底にはいわゆる「土踏まず」というアーチができる．

F．下肢の関節

1．股関節（図2-29）

　股関節は寛骨臼と大腿骨頭からなる球関節（臼状関節）である．寛骨臼の周縁には寛骨臼切痕部を除き線維軟骨性の関節唇がつき，寛骨臼の深さを補う．寛骨臼切痕部では寛骨臼横靱帯が架橋し，その間隙を閉鎖動脈（寛骨臼枝）が通る．股関節の関節包は肩関節の関節包に比し，厚く強固であるが，さらに次の靱帯により補強される．
　a）腸骨大腿靱帯: 人体最強の靱帯であり，関節包の前面を補強する．形状からY靱帯ともよばれる．
　b）恥骨大腿靱帯: 腸骨大腿靱帯とともに関節包の前面を補強する．

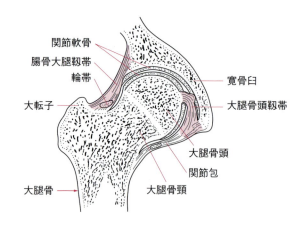

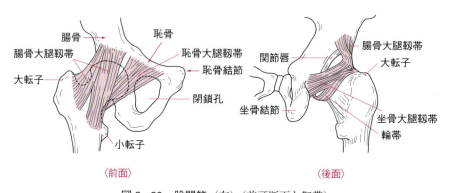

図 2-29　股関節（右）（前頭断面と靱帯）

　c）坐骨大腿靱帯: 股関節の後面を補強する．
　d）大腿骨頭靱帯: 大腿骨頭窩からおこり，月状面の先端および寛骨臼横靱帯につく靱帯で，主な役割は血管（閉鎖動脈の寛骨臼枝）を導入する．

2．膝関節（図 2-30）

　膝関節は大腿骨・脛骨・膝蓋骨からなる複関節である．大腿骨下端の下面が凸面をなすのに対し，脛骨上端の上面はほぼ平坦であり，両骨の適合性を高めるため，関節半月が介在する．関節半月には形態的不適合の補正の他に衝撃に対する緩衝作用の働きがある．関節半月は内側半月（C字形）と外側半月（O字形）からなる．膝関節を補強する主な靱帯としては次の靱帯がある．

　　① 前十字靱帯: 脛骨の前顆間区の内側部からおこり，後上外側方に上がり，大腿骨外側顆の内面後部につき，脛骨の前方への転位を防ぐ．

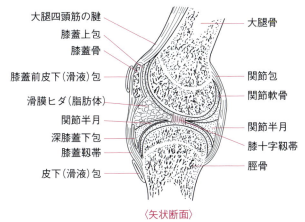

図 2-30　膝関節（右）

② 後十字靱帯: 脛骨の後顆間区の外側部からおこり，前上内側方に上がり，大腿骨内側顆の内面前部につき，脛骨の後方への転位を防ぐ．
③ 内側側副靱帯: 大腿骨の内側上顆からおこり，内側半月の内側面，脛骨の内側顆につき，膝関節の内側を補強する．
④ 外側側副靱帯: 大腿骨の外側上顆からおこり，腓骨頭につき，膝関節の外側を補強する．
⑤ 膝横靱帯: 内側半月と外側半月をその前面で結ぶ靱帯．
⑥ 膝蓋靱帯: 膝蓋骨より下方の大腿四頭筋腱をいい，脛骨粗面につく．

また，膝関節にみられる滑膜ヒダとして，膝蓋下滑膜ヒダ・膝蓋下脂肪体・翼状ヒダがあり，いずれも滑膜の中に脂肪組織を含んでいる．さらに，膝関節には多くの滑液包がみられ，関節腔と交通性のある膝蓋上包，非交通性の膝蓋前皮下包など

がある.

3. 距腿関節（図 2-28）

足首の関節で，関節頭である距骨滑車と，関節窩である脛骨の内果関節面・脛骨の下関節面・腓骨の外果関節面からなる蝶番関節である.

4. 横足根関節（図 2-28）

近位の距骨・踵骨と遠位の舟状骨・立方骨との間の関節をいい，ショパール（F. Chopart）関節ともよばれる. この関節は，ほぼ横一直線上にあり，外科において足の切断時に重要視される.

5. 足根中足関節（図 2-28）

遠位の足根骨（内側・中間・外側楔状骨，立方骨）と中足骨底（第 1〜5 中足骨底）で作られる関節をいい，リスフラン（J. Lisfranc）関節ともよばれる.

6. 中足趾節関節（図 2-28）

中足趾節関節は，中足骨頭と基節骨底とで作られる関節をいう.

7. 趾節間関節（図 2-28）

手の指節間関節と同様に，近位の趾骨の頭と遠位の趾骨の底で作られる蝶番関節をいう.

G. 頭　蓋

頭蓋（図 2-31，32）は 15 種 23 個の骨から構成され，頭蓋腔をなす脳頭蓋（6 種 8 個）と，顔面を作り眼窩・鼻腔・口腔などの基礎をなす顔面頭蓋（9 種 15 個）に分けられる.

頭蓋骨間の連結の大部分は不動性結合の縫合である. 主要な縫合には，冠状縫合（前頭骨と左右の頭頂骨との間），矢状縫合（左右の頭頂骨の間），ラムダ縫合（後頭骨と左右の頭頂骨との間），鱗状縫合（頭頂骨と側頭骨との間）がある. 可動性結合は顎関節（側頭骨と下顎骨）だけである. 舌骨は頭蓋から離れ，靱帯や筋で結合される.

1. 脳頭蓋の構成（図 2-31，32，36，37）

脳頭蓋は前頭骨(1)，頭頂骨(2)，側頭骨(2)，後頭骨(1)，篩骨(1)，蝶形骨(1)から構成され，中に脳を容れる.

 ① 前頭骨: 脳頭蓋の前部にある貝殻状の形をした含気骨（前頭洞）である.
  1 個の骨であるが，発生的には左右別々に形成される. 前頭鱗は額を作る
  前壁であり，頭頂縁で頭頂骨と連結する（冠状縫合）. 眼窩上縁には眼窩
  上切痕（眼窩上孔），前頭切痕（前頭孔）がある. 眼窩部は眼窩の上壁を
  なす. 鼻部は眉間の下方で鼻根の基部となる.

66　Ⅱ. 骨格系

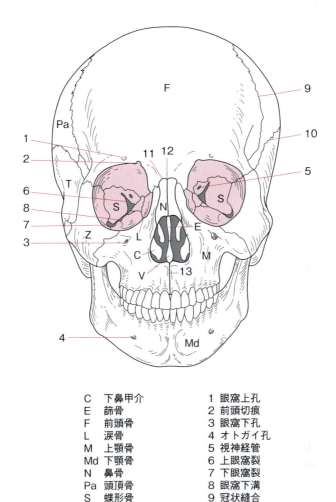

C	下鼻甲介	1	眼窩上孔
E	篩骨	2	前頭切痕
F	前頭骨	3	眼窩下孔
L	涙骨	4	オトガイ孔
M	上顎骨	5	視神経管
Md	下顎骨	6	上眼窩裂
N	鼻骨	7	下眼窩裂
Pa	頭頂骨	8	眼窩下溝
S	蝶形骨	9	冠状縫合
T	側頭骨	10	鱗状縫合
V	鋤骨	11	前頭鼻骨縫合
Z	頬骨	12	鼻骨間縫合
		13	上顎間縫合

図 2-31　頭蓋骨（前面）

② 頭頂骨：脳頭蓋の上壁をなす四角形の扁平骨である．頭頂骨は，前頭骨（冠状縫合），後頭骨（ラムダ縫合），側頭骨（鱗状縫合）と縫合し，また左右の頭頂骨は正中線上で縫合する（矢状縫合）．

③ 側頭骨：脳頭蓋側壁中央部の両側を作る骨であり，骨内に平衡聴覚器を収容する．岩様部（錐体乳突部），鼓室部，鱗部の 3 部からなる．岩様部

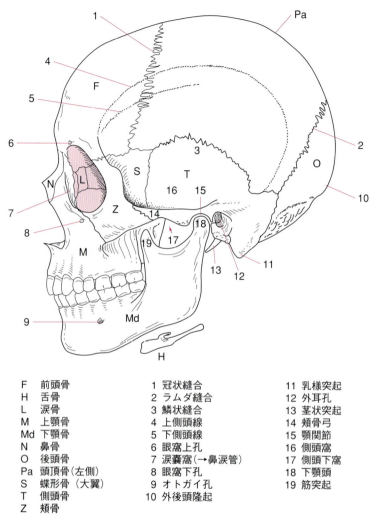

F	前頭骨	1	冠状縫合	11	乳様突起
H	舌骨	2	ラムダ縫合	12	外耳孔
L	涙骨	3	鱗状縫合	13	茎状突起
M	上顎骨	4	上側頭線	14	頬骨弓
Md	下顎骨	5	下側頭線	15	顎関節
N	鼻骨	6	眼窩上孔	16	側頭窩
O	後頭骨	7	涙嚢窩（→鼻涙管）	17	側頭下窩
Pa	頭頂骨（左側）	8	眼窩下孔	18	下顎頭
S	蝶形骨（大翼）	9	オトガイ孔	19	筋突起
T	側頭骨	10	外後頭隆起		
Z	頬骨				

図 2-32　頭蓋骨（左側面）

は乳様突起（乳突部）と錐体からなる．乳様突起は胸鎖乳突筋の付着部で，その内部は乳突蜂巣で占められる．乳様突起の前内側には茎状突起が突出する．錐体の先端は破裂孔に向かい，ここに頸動脈管が開く．錐体の後面の中央に内耳孔がある．錐体下面は鼓室部におおわれ鼓室をなす．鼓室の壁の奥は内耳であり，前庭，骨半規管，蝸牛からなる骨迷路が存在する．鱗部の下には突出する頬骨突起があり，頬骨側頭突起とともに頬骨弓をな

68　II．骨格系

す．頬骨突起の下端には下顎窩があり下顎骨とともに顎関節を作る．

④　後頭骨: 脳頭蓋の後下部をなす木の葉型の骨である．下面には大後頭孔（大孔）がある．大孔の両側の外側前部には後頭顆があり，環椎（第1頸椎）と環椎後頭関節を作る．後頭鱗は大孔の後の広大な鱗状部で，外側面中央に外後頭隆起がある．

⑤　篩骨: 前頭骨の左右の眼窩部の間にある含気骨である．篩骨の最上部は篩板といい，嗅神経を通す多数の小孔がある．垂直板は鼻中隔の後上部をなす．篩骨迷路は篩骨の左右部を作り，内部には含気洞があり篩骨蜂巣とよび，前・中・後部に区分される．内側面には上鼻甲介，中鼻甲介が隆起する．

⑥　蝶形骨（図2-33）: 頭蓋底の中央にあり，蝶が羽を広げたような形をした含気骨である．中央部の体から左右に大翼・小翼が，下方に翼状突起がのびる．体の内部は蝶形骨洞で占められる．体の上面は前後が高く中央部が深く凹みトルコ鞍とよぶ．トルコ鞍の中央部の凹みは下垂体窩とよばれる．大翼は体後部の外側から翼状に広がる部で，その根部に前方から順に正円孔，卵円孔，棘孔が開く．大翼と小翼の間に上眼窩裂があり，眼窩に出入りする血管・神経の通路である．小翼は体前端の両側からのび，根部に視神経管が貫く．

2．顔面頭蓋の構成（図2-31，32）

顔面頭蓋は下鼻甲介(2)，涙骨(2)，鼻骨(2)，鋤骨(1)，上顎骨(2)，口蓋骨(2)，頬骨(2)，下顎骨(1)，舌骨(1) から構成される．

①　下鼻甲介: 中鼻甲介とほぼ同形の骨であるが，篩骨からは独立している骨である．

②　涙骨: 眼窩の前下内側壁にある長方形の骨で，篩骨迷路の前部を外側からおおう．

③　鼻骨: 鼻根部にある長四角形の骨で，左右の鼻骨は正中部で互いに縫合する（直線縫合）．

④　鋤骨: 鼻中隔の後下部をなす鋤（すき）形の薄い骨板である．

⑤　上顎骨: 顔面の中央を占める含気骨で，上歯と釘植し，骨口蓋の主要部，骨鼻腔の側壁，眼窩下壁をなす．上顎骨の主要部は上顎体で，内部の大部分は上顎洞である．左右の上顎骨は上顎間縫合などで結合する．

⑥　口蓋骨: 骨口蓋の後部と鼻腔外側壁の後部を作る骨であり，水平板，垂直板からなる．

⑦　頬骨: 顔面の頬の突出（側頭骨とともに頬骨弓を作る）を作る星形の骨

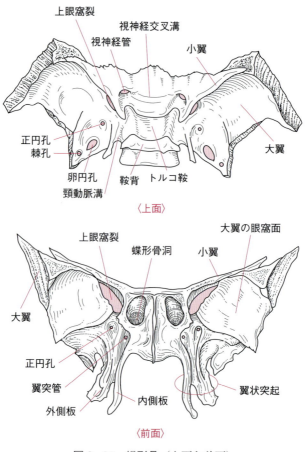

図2-33 蝶形骨（上面と前面）

で，眼窩の下外側にある．

⑧ 下顎骨：顔面下部を占める馬蹄形の骨で下顎枝と下顎体からなる．下顎枝は関節突起と筋突起からなる．関節突起（下顎頭）が側頭骨の下顎窩と顎関節を作る．筋突起は側頭筋の停止部となる．下顎枝の下部は下顎体の後端とともに下顎角をつくる．下顎体は弓状に弯曲し，前下方部は突出してオトガイを作る．下顎体の上縁は歯槽部で，下歯と釘植し，弓状の歯槽をなす．下顎体の外側面の前方に下顎管の出口であるオトガイ孔が開口し，オトガイ神経・動静脈が出る．

⑨ 舌骨（図2-34）：喉頭の上方，舌根の下部にある馬蹄形を呈する骨で，頭蓋から分離独立する．舌骨体には舌骨上筋・下筋群の大部分が起始，停

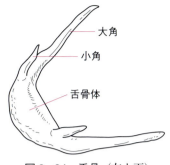

図2-34 舌骨（左上面）

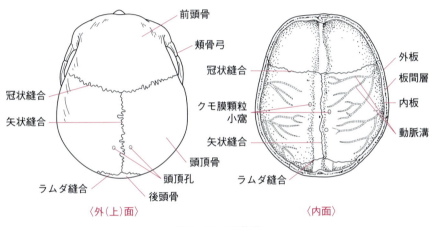

図2-35 頭蓋冠

止する．

3．頭蓋冠（図2-35）

　脳を容れる脳頭蓋の上部で，前頭骨・頭頂骨・側頭骨・後頭骨からなる．おのおのの骨は縫合（矢状縫合，冠状縫合，ラムダ縫合，鱗状縫合）により連結する．これらの骨は扁平骨に分類され，緻密質の外板，内板，その間にある海綿質の板間層（骨髄を容れる）の3層からなる．

① 外面（上面）：前頭骨，頭頂骨には骨発生の骨化点であった部位に前頭結節，頭頂結節の高まりが存在する．

② 内面：脳硬膜と直接接する部位であり，硬膜に由来する構造が認められる．動脈溝は硬膜に分布する動脈（中硬膜動脈の枝），クモ膜顆粒小窩は上矢状静脈洞の両側にあるクモ膜顆粒による凹みである．

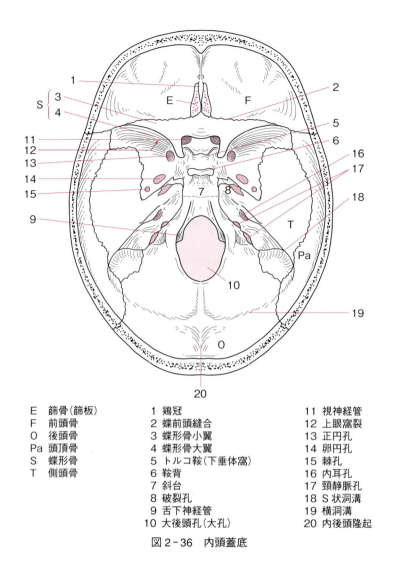

E 篩骨（篩板）	1 鶏冠	11 視神経管
F 前頭骨	2 蝶前頭縫合	12 上眼窩裂
O 後頭骨	3 蝶形骨小翼	13 正円孔
Pa 頭頂骨	4 蝶形骨大翼	14 卵円孔
S 蝶形骨	5 トルコ鞍（下垂体窩）	15 棘孔
T 側頭骨	6 鞍背	16 内耳孔
	7 斜台	17 頸静脈孔
	8 破裂孔	18 S状洞溝
	9 舌下神経管	19 横洞溝
	10 大後頭孔（大孔）	20 内後頭隆起

図2-36　内頭蓋底

4．頭蓋底

a）内頭蓋底（図2-36）

　頭蓋腔の底をなし，前・中・後頭蓋窩の3部からなる．内頭蓋底には大小種々の孔や溝があり，脳神経，動・静脈の通路となり，外頭蓋底，眼窩などへ連絡する．

　① 前頭蓋窩：前頭骨の眼窩部，篩骨の篩板および鶏冠，蝶形骨の小翼から

72　II．骨格系

なり，前頭葉を容れる．

② 中頭蓋窩

蝶形骨体と大翼，側頭骨からなり，正中部に間脳，両側に側頭葉・後頭葉を容れる．中頭蓋窩の中央の高まりをトルコ鞍，その中心部の凹みは下垂体窩で下垂体を容れる．トルコ鞍前端に視神経交叉溝があり，その外側端に視神経管（視神経，眼動脈）がある．小翼と大翼の間に上眼窩裂（動眼神経，滑車神経，外転神経，眼神経）がある．大翼根部には前から順に，正円孔（上顎神経），卵円孔（下顎神経），棘孔（中硬膜動脈）がある．錐体は錐体状の大きな隆起で，前内側を錐体尖とよび，その内側に破裂孔（生体では軟骨で埋められている）がある．頸動脈溝は頸動脈管（内頸動脈）から続く．

③ 後頭蓋窩

主として後頭骨からなり，外側は側頭骨，前方は蝶形骨からなる．鞍背から大孔にかけてのスロープ状の部位は斜台といい，ここに中脳・橋・延髄がのっている．大孔の上後方部には小脳と後頭葉を容れる．錐体の後斜面には内耳孔（顔面神経，内耳神経）がある．錐体小脳面の下縁と後頭骨前外側部の間に頸静脈孔（内頸静脈，舌咽神経，迷走神経，副神経）がある．後頭骨底部には大孔（延髄，椎骨動脈）があり，この両側には舌下神経管（舌下神経）がある．

b）外頭蓋底（図 2-37）

下顎骨，舌骨を除いた頭蓋の底面をよぶ．前部は骨口蓋があり，主として上顎骨からなり，後端は口蓋骨からなる．骨口蓋の正中部は正中口蓋縫合により結合している．頬骨突起の下端には下顎窩があり，下顎骨と顎関節を作る．後部の中央には大孔がある．大孔の外側前部には後頭顆があり，環椎（第 1 頸椎）と環椎後頭関節を作る．後頭顆の基底部を舌下神経管が貫く．後頭顆の外側には乳様突起が突出し胸鎖乳突筋がつく．乳様突起の前内側には茎状突起が突出し，両突起の間には顔面神経の出口である茎乳突孔が開口する．最後端部中央に外後頭隆起があり，頭部と頸部の境界線上の点となる．

5．頭蓋前面（図 2-38）

前頭骨，頬骨，鼻骨，上顎骨，下顎骨，蝶形骨からなる．顔面には① 眼窩，② 鼻腔（副鼻腔），③ 口腔がある．

① 眼窩：左右 1 対あり，眼球を容れる．眼窩口は四辺形を呈し，上縁を眼窩上縁，下縁を眼窩下縁とよぶ．上縁には眼窩上切痕（眼窩上孔）（眼窩上神経の外側枝），前頭切痕（前頭孔）（眼窩上神経の内側枝），下縁には

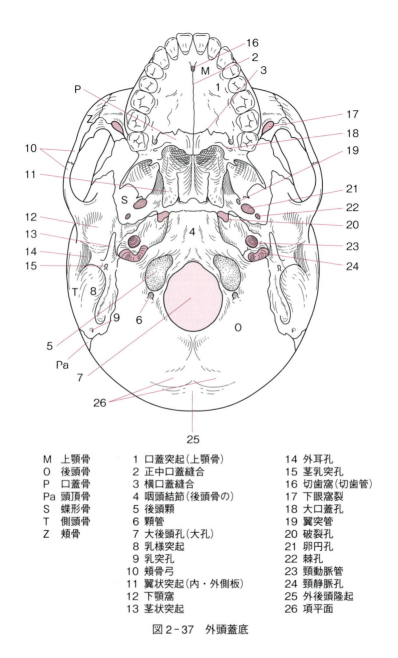

図2-37 外頭蓋底

M	上顎骨	1	口蓋突起(上顎骨)	14	外耳孔
O	後頭骨	2	正中口蓋縫合	15	茎乳突孔
P	口蓋骨	3	横口蓋縫合	16	切歯窩(切歯管)
Pa	頭頂骨	4	咽頭結節(後頭骨の)	17	下眼窩裂
S	蝶形骨	5	後頭顆	18	大口蓋孔
T	側頭骨	6	顆管	19	翼突管
Z	頬骨	7	大後頭孔(大孔)	20	破裂孔
		8	乳様突起	21	卵円孔
		9	乳突孔	22	棘孔
		10	頬骨弓	23	頸動脈管
		11	翼状突起(内・外側板)	24	頸静脈孔
		12	下顎窩	25	外後頭隆起
		13	茎状突起	26	項平面

眼窩下孔（眼窩下神経）がある．眼窩は上壁（前頭骨と蝶形骨），下壁（上顎骨，頬骨，口蓋骨），内側壁（篩骨，涙骨，上顎骨，蝶形骨），外側

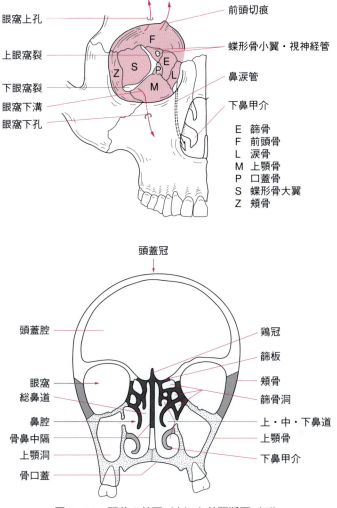

図 2-38 頭蓋の前面（上）と前頭断面（下）

壁（頬骨と蝶形骨大翼）の4壁からなり，7つの骨から構成される．
② 鼻腔：梨状口で外界に開き，鼻腔は後鼻孔によって咽頭に連続する．鼻中隔（軟骨，篩骨垂直板，鋤骨からなる）により左右に分かれる．鼻腔外側壁から上・中・下鼻甲介が突出し，それぞれの鼻甲介の下部を上・中・下鼻道といい，鼻中隔との間に総鼻道をつくる．また，副鼻腔は，鼻腔を構成する骨のうち，上顎骨，前頭骨，蝶形骨，篩骨にある含気洞で，上顎

洞，前頭洞，蝶形骨洞，篩骨洞とよばれ，鼻道に開口する．

③ 口腔: 上下の歯列と歯槽部を境として前方の口腔前庭と後方の固有口腔に分けられる．

6．頭蓋側面（図2-32）

頭蓋側頭面で上部と後部は脳頭蓋，前下部は顔面頭蓋である．

① 側頭部: 側頭骨，蝶形骨，頬骨からなる．眼窩下縁の水平面上に頬骨弓がある．頬骨弓上縁は平坦でドイツ水平線（耳眼水平線: 外耳孔と眼窩下縁を結ぶ線で，頭蓋の計測，X線学的な位置決定に利用される）に一致する．頬骨弓の後端の下面に下顎窩，後方に外耳孔があり，その後方に乳様突起がある．

② 翼口蓋窩: 側頭下窩の内側で，上顎体と翼状突起との間にあり，翼口蓋神経節を容れる．翼状突起の基部を貫く翼突管には翼口蓋神経が入る．

7．頭蓋泉門（図2-39）

脳頭蓋骨の大部分は結合組織性の骨化によって次第に間隔を狭めていくが，胎児期には各骨の間には間隙があり，新生児でも骨間が離れて結合組織性の膜でふさがっている．この部を頭蓋泉門とよび，大泉門（1個），小泉門（1個），前側頭泉門（1対），後側頭泉門（1対）がある．出産時には頭蓋骨が重なり合って変形し，児頭が産道を容易に通過できるようになる．

① 大泉門: 新生児には成人にみられる縫合以外に前頭骨中央に前頭縫合があり，これと冠状縫合，矢状縫合の交点の部分（左右前頭骨，左右頭頂骨）にみられる菱形の大きな泉門．

② 小泉門: 矢状縫合，ラムダ縫合の交点の部分（左右頭頂骨と後頭骨）にみられる三角形の小さな泉門．

③ 前側頭泉門: 鱗状縫合の前方部の頭頂骨と蝶形骨との間にみられる泉門．

④ 後側頭泉門: 鱗状縫合の後方部の頭頂骨と側頭骨乳突部との間にみられる泉門．

小泉門は生後約2〜3カ月，前側頭泉門は生後約6〜12カ月，後側頭泉門は生後約12〜18カ月，最後に大泉門は生後約18〜24カ月で閉じる（泉門の閉鎖時期に関しては諸説がある）．

8．顎関節（図2-32）

下顎骨（下顎頭）と側頭骨（下顎窩）との間に作られる関節を顎関節とよび，各頭蓋骨間の連結としては唯一の関節（楕円関節）である．関節腔内には関節円板が存在し，関節腔は2分される．

76　II．骨格系

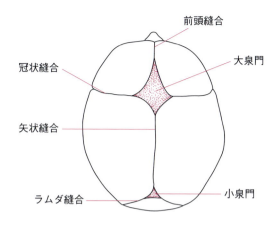

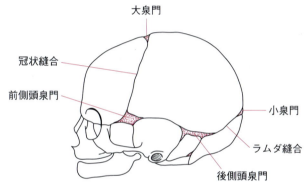

図 2-39　新生児の頭蓋（泉門を示す）

　顎関節での運動は主に咀嚼運動であるが，左右の関節が共同して① 下顎体の上下運動（口の開閉），② 下顎骨の前進と後退，③ 臼磨運動（側方への一種の回旋運動）の 3 種類の運動がおこなわれる．

Ⅲ. 筋　系

Ⅰ 概説 （図 3-1, 2）

　筋系で扱う筋は骨格筋である．骨格筋は組織学的には横紋筋であり，随意的な収縮により主に関節運動が営まれる．皮膚の運動にかかわる皮筋（表情筋，広頸筋，短掌筋）も含む．

骨格筋┬原則：1つ以上の関節を越えて2つ以上の骨格に付着──▶関節の運動を営む
　　　└例外：一端が皮膚に付着（皮筋）──▶皮膚の運動をおこなう

A．筋の総数と重量

骨格筋┬総数：約 300 種，650 個
　　　└重量：体重の約 40 ～ 50%

B．筋の構造 （図 3-3）

　骨格筋は骨格筋細胞の集まりからなり，細胞間は疎性結合組織で埋められる．
　①骨格筋細胞（筋線維）：骨格筋細胞は細長く，筋線維ともよばれる．
　②筋束：筋線維は平行に集合して筋束をなす．
　③筋内膜：個々の筋細胞を囲む結合組織をいう．
　④筋周膜：筋束を包む結合組織をいう．
　⑤筋上膜：多数の筋束を包む結合組織の膜をいう．
　⑥筋膜：個々の筋または筋群を包む結合組織の膜をいう．

78　Ⅲ. 筋　系

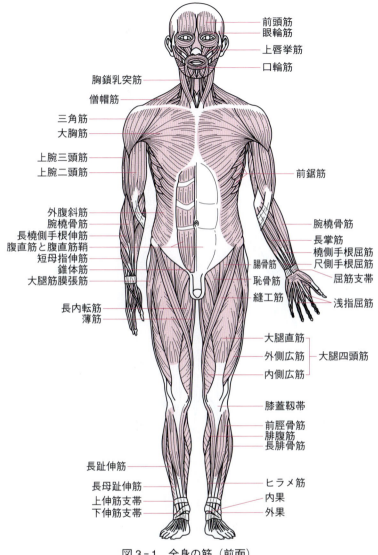

図3-1 全身の筋（前面）

C．筋の形態（図3-4）

筋にはさまざまな形態のものがある．

　①紡錘状筋: 筋の典型的形態で，筋腹が紡錘状をなすもの（例: 長掌筋）．
　②羽状筋: 筋腹が羽を背中合わせにしたような形をなすもの（例: 長腓骨筋）．

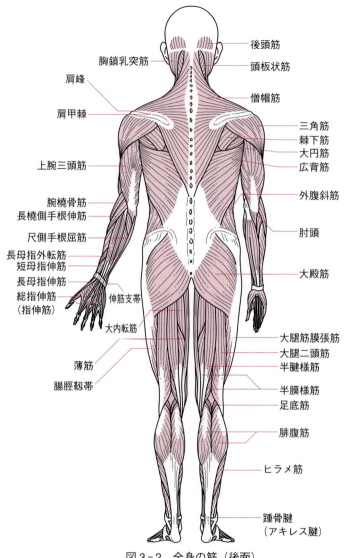

図3-2 全身の筋（後面）

③半羽状筋：筋腹が半羽状の形をなすもの（例：半膜様筋）．
④二頭筋：筋頭（起始部）が2分されたもの（例：上腕二頭筋）．
⑤三頭筋：筋頭（起始部）が3分されたもの（例：下腿三頭筋）．
⑥四頭筋：筋頭（起始部）が4分されたもの（例：大腿四頭筋）．

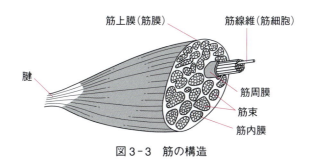

図 3-3　筋の構造

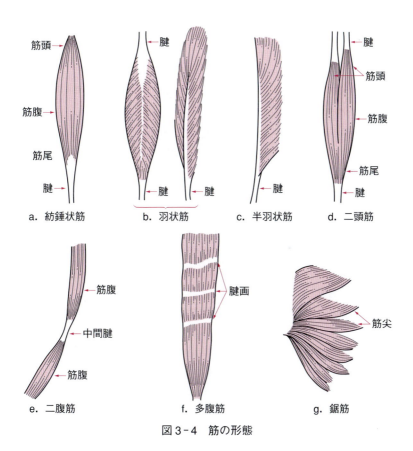

図 3-4　筋の形態

⑦二腹筋：2個の筋腹が中間腱によって連結されているもの（例：顎二腹筋）．
⑧多腹筋：多数の筋腹をもち，これらが腱束（腱画）によって境されるもの（例：腹直筋）．

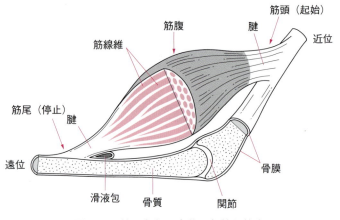

図 3-5 筋の各部の名称，起始と停止

　　⑨鋸筋: 1 筋が多裂されて鋸歯状をなすもの（例: 前鋸筋）.
　　⑩多尾筋: 多数の筋尾をもつもの（例: 深指屈筋）.

D．筋の各部の名称（図 3-5）

　筋には，次の各部の名称がある.
　　①筋腹: 筋の中央部をいう.
　　②筋頭: 筋の両端のうち，収縮時に固定されている方（動きの少ない方）をいう.
　　③筋尾: 筋の両端のうち，収縮時に動きの多い方をいう.

E．筋の起始，停止（図 3-5）

　骨格筋は両端に付着部をもち，運動をおこなう（主に関節運動，例外的に皮膚の運動）.
　　①起始: 筋の両端のうち，収縮時に固定されている方（動きの少ない方）をいう.
　　②停止: 筋の両端のうち，収縮時に動きの多い方をいう.
　四肢の筋では近位端（体幹に近い方）が起始，遠位端が停止になる．筋頭は起始，筋尾は停止にあたる．

F．筋の作用（図 3-6）

　骨格筋は収縮により，主に次のような関節運動がおこなわれる.
　　①屈曲: 関節の角度を小さくする運動をいう.
　　　伸展: 関節の角度を大きくする運動をいう.

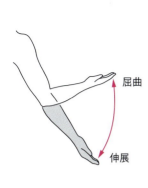
①肘関節での前腕の屈曲と伸展

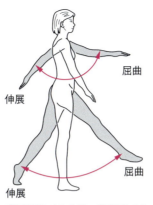
②肩関節での上肢，股関節での下肢の屈曲と伸展

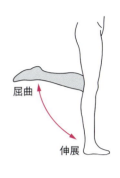
③膝関節での屈曲と伸展

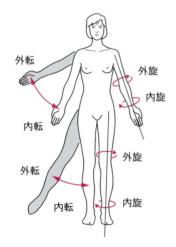
④右の上下肢の外転と内転，および左の肩関節と股関節での回転

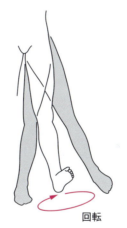
⑤股関節での下肢の回転

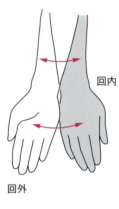
⑥橈尺関節での前腕の回内と回外

図3-6　筋の作用

※肩関節では上腕を前方に挙上する運動を屈曲，後方に挙上する運動を伸展という．

②外転：体肢を体幹から遠ざかる運動をいう．
　内転：体肢を体幹に近づける運動をいう．
※手の指では第3指，足の趾では第2趾を基準として，他の指（趾）がこれ

I．概説　83

から遠ざかる運動を外転，近づく運動を内転という．

③内旋: 前面を正中側に回す運動をいう．

　外旋: 前面を外側に回す運動をいう．

　※主に，上腕（肩関節），大腿（股関節），下腿の回旋運動の表現に用いられる．

④回外: 肘関節屈曲位で手掌を上に向ける運動をいう．

　回内: 肘関節屈曲位で手掌を下に向ける運動をいう．

　※前腕の回旋運動の表現に用いられる．

G．拮抗筋と協力筋

関節運動は1つの筋の収縮によりおこなわれることは少なく，いくつかの筋の協調によりなされる．

①拮抗筋: 動筋と反対の作用をもつ筋をいう．屈筋と伸筋は互いに拮抗筋である（例: 上腕二頭筋〈肘関節の屈曲〉と上腕三頭筋〈肘関節の伸展〉）．

②協力筋: 同一の方向の運動をおこなう筋をいう（例: 上腕二頭筋と上腕筋〈ともに肘関節の屈曲〉）．

H．筋の補助装置（図3-7）

骨格筋がその収縮により円滑な関節運動を営むため，次のような補助装置がある．

①筋　膜: 筋の表面を包む膜で，組織学的には密性結合組織よりなる（図3-3）．1）筋の保護，2）筋収縮の制限，3）筋収縮時における隣接する筋との摩擦の軽減などの働きがある．

②筋支帯: 四肢遠位部の関節（足関節，手関節など）付近で，筋膜が肥厚して靱帯様になったもので，関節運動時における腱の浮き上がりを抑える働きがある．屈筋支帯，伸筋支帯などがある（図3-1，2，21，23，25）．

③滑液包: 筋や腱が骨，靱帯，皮膚などに接する部において，摩擦を軽減するため，中に滑液をいれた小嚢が存在する．これを滑液包という．滑液包には筋下滑液包，腱下滑液包，皮下滑液包などがある．また，手や足の長い腱の周囲では滑液包が長くなって腱を鞘状に取り巻き，これを腱の滑液鞘という．さらに，この外面は腱の線維鞘に包まれる（腱鞘）．腱の滑液鞘の内・外層の移行部からは腱間膜が出て骨に付着し，ここを腱を養う血管と神経が通る．

④種子骨: 腱が関節を越えて走行する際，その部の摩擦を軽減するため小骨が

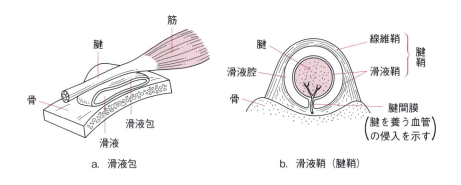

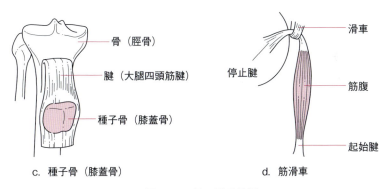

図3-7 筋の補助装置

介在することがあり，これを種子骨という．種子骨は手足の腱にみられるが，膝蓋骨は大腿四頭筋の腱の中に発生した人体最大の種子骨である．

⑤筋滑車: 筋（腱）が運動方向を転換するための装置で，腱が急に曲がる場所で腱を固定する．線維性結合組織の輪ないし骨などからなっている（例：上斜筋）．

I. 骨格筋の神経支配

骨格筋には運動神経線維と知覚神経線維が分布している．

①運動神経支配

骨格筋は中枢神経（前頭葉の中心前回）からの指令に従って収縮する．骨格筋を支配する運動神経の軸索は，筋の中で分枝し筋線維（＝筋細胞）の中央付近に付着して終わり（神経筋接合部），この部において神経終末から放出

される伝達物質（アセチルコリン）により筋細胞に興奮がおこる．
②知覚神経支配

　骨格筋線維の間にある筋紡錘（環らせん終末）には，知覚神経線維である
Ⅰa線維が分布し，筋の張力を感知し，筋の収縮力が反射的に調節されてい
る．膝蓋腱反射その他の深部反射は腱を叩打することにより筋紡錘（環らせ
ん終末）が伸張されることによりおこる．また，腱には腱紡錘があり，Ⅰb
線維が分布し筋の収縮による腱の張力を感知する．

Ⅱ 頭部の筋

頭部の筋は表情筋と咀嚼筋に分けられる．

　表情筋: 主に骨から起始し皮膚に停止し（皮筋），喜怒哀楽など顔面のさまざ
　　　　　まな表情を作り出す筋群である．すべて顔面神経（Ⅶ）の支配を受
　　　　　ける．

　咀嚼筋: 頭蓋骨から起始して下顎骨に停止し，下顎の挙上などの運動に関与す
　　　　　る筋群である．すべて下顎神経（三叉神経第3枝）の支配を受ける．

A. 表情筋 （図3-8）

　表情筋は頭蓋表筋，耳介周囲の筋，眼裂周囲の筋，鼻部周囲の筋，口裂周囲の筋
に大別される．

　　頭蓋表筋: 後頭前頭筋（前頭筋，後頭筋），側頭頭頂筋
　　耳介周囲の筋: 上耳介筋，前耳介筋，後耳介筋
　　眼裂周囲の筋: 眼輪筋，眉毛下制筋，皺眉筋，鼻根筋
　　鼻部周囲の筋: 鼻筋，鼻中隔下制筋
　　口裂周囲の筋: 口輪筋，上唇鼻翼挙筋，上唇挙筋，小頬骨筋，大頬骨筋，笑筋，
　　　　　　　　　口角挙筋，口角下制筋，下唇下制筋，オトガイ筋，頬筋
　　①眼輪筋: 眼を閉じる（ウインクする）ときに働く．
　　②口輪筋: 口を閉じるときに働く．
　　【末梢性顔面神経麻痺】

　　　　　　　　　　　┌─ 前頭筋が麻痺 ─→ 麻痺側の額に横のしわを作ることが
　　　　　　　　　　　│　　　　　　　　　　できない．
　　顔面神経麻痺 ─┼─ 眼輪筋が麻痺 ─→ 麻痺側の閉眼が不能（兎眼）となる．
　　　　　　　　　　　└─ 口裂周囲の筋が麻痺 ─→ 麻痺側の口角が下垂し，鼻唇
　　　　　　　　　　　　　　　　　　　　　　　　　溝が消失する．

86　　Ⅲ. 筋 系

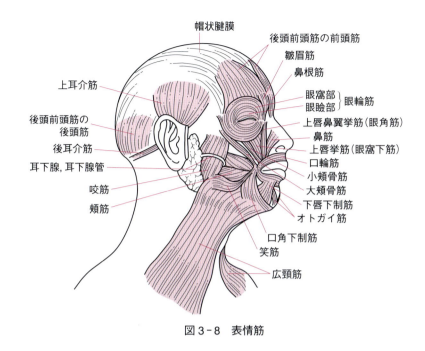

図 3-8　表情筋

B. 咀嚼筋 （図 3-9）

　咀嚼運動に関与する咀嚼筋は，咬筋，側頭筋，外側翼突筋および内側翼突筋の 4 筋よりなる．

　咬筋，側頭筋，内側翼突筋は，下顎骨を挙上して歯を噛み合わせる働きがある．また，外側翼突筋は下顎骨を前方に，側頭筋は下顎骨を後方に引く働きがある．さらに外側翼突筋には下顎骨の前部を反対側に移動させる働きがある．なお，開口運動には咀嚼筋は関与せず，後述する舌骨上筋群および舌骨下筋群（頸部の筋）が関与する．

III 頸部の筋

　頸部の筋は浅頸筋，外側頸筋，前頸筋および後頸筋に大別され，さらに前頸筋は舌骨上筋と舌骨下筋に，後頸筋は椎前筋と斜角筋に分けられる．

　浅頸筋：広頸筋
　外側頸筋：胸鎖乳突筋
　前頸筋┬舌骨上筋：顎二腹筋，茎突舌骨筋，顎舌骨筋，オトガイ舌骨筋
　　　　└舌骨下筋：胸骨舌骨筋，肩甲舌骨筋，胸骨甲状筋，甲状舌骨筋

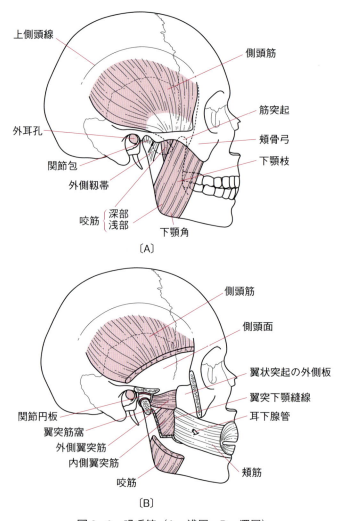

図 3-9 咀嚼筋（A：浅層，B：深層）
B：頬骨弓と側頭筋の一部を除き，外・内側翼突筋をみる．

後頸筋 ─┬─ 椎前筋：頸長筋，頭長筋，前頭直筋，外側頭直筋
　　　　└─ 斜角筋：前斜角筋，中斜角筋，後斜角筋

① 広頸筋（図 3-8）：前頸部表層にある皮筋で，顔面神経の支配を受ける．
② 胸鎖乳突筋（図 3-10）：胸骨柄前面（胸骨頭）および鎖骨内側 1/3（鎖骨頭）から起始し側頭骨乳様突起に停止する筋で，副神経および頸神経叢

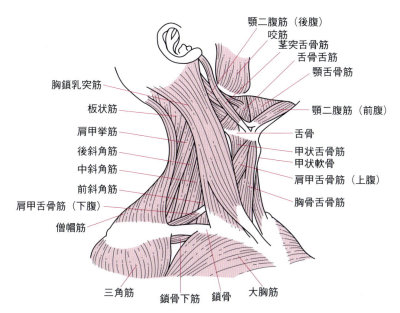

図3-10 頸部の筋（右側）　※広頸筋は除去してある．

の枝の支配を受ける．一側が作用すると，頭部を同側に側屈し顔面を反対側に回旋する．両側が作用すると，頭部を後屈する（首をすくめる）．両側の前部線維が作用すると，頭部を前屈する（背臥位で枕から頭をもちあげる）．

【先天性筋性斜頸】

先天的に一側の胸鎖乳突筋が拘縮をきたし，そのため頭部を患側に傾け，顔面を健側に回旋した状態で運動が制限されている状態を先天性筋性斜頸という．

③ 舌骨上筋群と舌骨下筋群（図3-11）

舌骨上筋群は舌骨を引き上げる働き（嚥下運動に関与）とともに，舌骨を固定すれば下顎を引き下げる働き（開口運動に関与）がある．これに対し，舌骨下筋群は舌骨を引き下げる働きがあり，また甲状軟骨の運動に関与する．

【頸動脈三角（図3-10）】

肩甲舌骨筋の上腹，胸鎖乳突筋の前縁，顎二腹筋の後腹で作られ三角部を頸動脈三角といい，この部で総頸動脈が内頸動脈と外頸動脈に2分し，皮下で拍動を触れる．

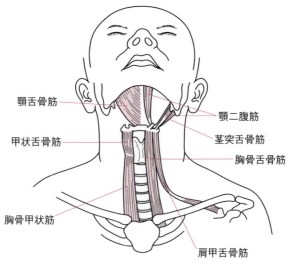

図3-11　前頸筋

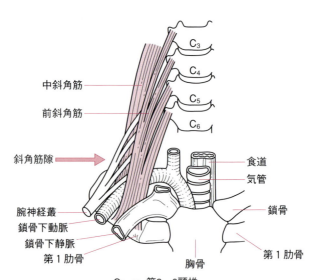

$C_{3~6}$：第3〜6頸椎
矢印は斜角筋隙での腕神経叢と鎖骨下動脈の通路を示す．

図3-12　斜角筋と斜角筋隙（右側）

【顎下三角（図3-10）】

顎二腹筋の前腹・後腹および下顎骨で作られる三角部を顎下三角といい，顎下腺などが存在する．

【斜角筋隙（図3-12）】

前斜角筋，中斜角筋および第1肋骨で作られる間隙を斜角筋隙といい，鎖骨下動脈および腕神経叢が通る．なお，鎖骨下静脈は前斜角筋の第1肋骨付着部の前方を通り，斜角筋隙は通らない．

【斜角筋症候群】

斜角筋隙において，腕神経叢や鎖骨下動脈が圧迫され，そのため上肢の痛み，だるさ，しびれ，肩・首のこり，痛みなどの症状を呈する場合，これを斜角筋症候群（胸郭出口症候群の1つ）という．

Ⅳ 胸部の筋

胸部の筋は浅胸筋，深胸筋および横隔膜の3群に大別される．

浅胸筋: 大胸筋，小胸筋，鎖骨下筋，前鋸筋

深胸筋: 外肋間筋，内肋間筋

横隔膜

A. 浅胸筋（図3-13）

起始⟶停止，および作用，支配神経は以下のようである．

①大胸筋:（鎖骨部）鎖骨内側 1/2 〜 2/3,（胸肋部）胸骨・肋軟骨の前面,（腹部）腹直筋鞘前葉⟶上腕骨大結節稜

　　　　肩関節の屈曲，内転，内旋作用がある．また吸息の補助筋としても働く．〈内側および外側胸筋神経〉

②小胸筋: 第2〜5肋骨⟶肩甲骨烏口突起

　　　　肩甲骨を前下方に引く（物を落としたとき，腕を伸ばして拾う動作など）．また，吸息の補助筋としても働く．〈内側および外側胸筋神経〉

③鎖骨下筋: 第1肋骨上面⟶鎖骨下面

　　　　　　鎖骨を下方に引く．胸鎖関節の補強にも働く．〈鎖骨下筋神経〉

④前鋸筋: 第1〜9肋骨（起始部は鋸状を呈す）⟶肩甲骨内側縁の肋骨面

　　　　肩甲骨を前方に引く．肩甲骨下角を前方に引いて肩甲骨を回す．〈長胸神経〉

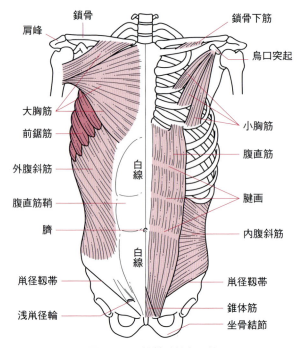

図3-13 体幹壁前部の筋
左半分では腹直筋鞘と大胸筋を除去してあり，腹直筋，内腹斜筋，小胸筋がみえている．内腹斜筋の下層に腹横筋がある．

【大胸筋と乳房】

乳房は胸郭の前面にある左右一対の半球状の皮膚の高まりで，女性ではとくに発達し，内部は脂肪組織と乳腺からなり，大胸筋をおおう筋膜の上にある．

B．深胸筋（図3-14）

外肋間筋，内肋間筋は胸式呼吸に関与する筋であり，ともに肋間神経の支配を受ける．

① 外肋間筋：上位肋骨の下縁から起始して斜め内下方に走り下位肋骨の上縁に停止し，収縮により肋骨を挙上する働きをもつ吸気筋である．
② 内肋間筋：下位肋骨の内上面から起始して斜め内上方に走り上位肋骨の内下面に停止し，収縮により肋骨を引き下げる働きをもつ呼気筋である．

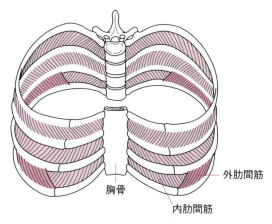

図 3-14　肋間筋

C. 横隔膜（図 3-15）

　横隔膜は胸腔と腹腔を境する板状の骨格筋であり，横隔神経（頸神経叢の枝）の支配を受ける．

（起始）
- ①肋骨部：第 7～12 肋軟骨の内面
- ②胸骨部：剣状突起の内面
- ③腰椎部
  - 右脚：第 1～4 腰椎の椎体前面
  - 左脚：第 1～3 腰椎の椎体前面

（停止）腱中心
（作用）収縮により横隔膜の円蓋が下がり，これにより胸腔が広がり，吸息（腹式呼吸）がおこなわれる．
（横隔膜にみられる孔）
横隔膜には，ここを貫く血管，リンパ管，神経，食道が通る孔が 3 つみられる．
①大動脈裂孔：下行大動脈，胸管が通る．
②食道裂孔：食道，迷走神経が通る．
③大静脈孔：下大静脈が通る．

　　【横隔膜ヘルニア】
　　横隔膜の欠損部や間隙を通って腹部臓器（胃など）が胸腔あるいは縦隔内に脱出した状態を横隔膜ヘルニアという．

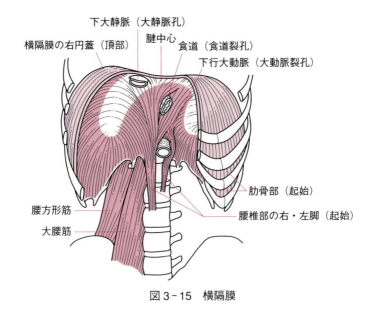

図 3-15 横隔膜

V 腹部の筋

　腹部の筋は前腹筋，側腹筋および後腹筋の 3 群に大別され，肋間神経などの支配を受ける．
　　前腹筋：腹直筋
　　側腹筋：外腹斜筋，内腹斜筋，腹横筋
　　後腹筋：腰方形筋
　（腹部の筋の作用）
　①腹部内臓を保護する．
　②体幹の前屈，側屈，回旋などの運動をおこなう．
　③腹圧を高める（強制呼気，排便など）．

A．前腹筋（図 3-13）

　腹直筋は正中線の両側にある，骨盤と胸郭を連結する長四辺形の板状の筋である．
　　（起始）恥骨結合と恥骨結節との間
　　（停止）第 5～7 肋軟骨，剣状突起の前面
　　（作用）体幹を前屈する．

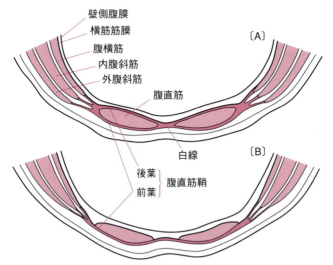

図 3-16 側腹筋の腱膜と腹直筋鞘
〔A〕: 臍より上側, 〔B〕: 臍より下側

【腱画】
腹直筋は多腹筋であり，3〜4条の横走する中間腱（腱画）により，4〜5個の筋腹に分けられる．腹直筋の発達した者では，筋腹が膨隆し，腱画はくぼみとしてみられる．

【腹直筋鞘, 白線（図 3-16）】
腹直筋を鞘状に包む腱膜を腹直筋鞘といい，前葉および後葉よりなる．左右の腹直筋鞘が正中部で合した部は白線とよばれ，腹部の切開の際にこの部が選ばれることがある．

B. 側腹筋 （図 3-13）

側腹筋として表層から深層に向かい，外腹斜筋，内腹斜筋，腹横筋の3筋がある．

1. 外腹斜筋
   - （起始）第 5〜12 肋骨の外面
   - （停止）腸骨稜，鼠径靱帯，腹直筋鞘
   - （作用）┬ 片側が作用：脊柱を同側に側屈，反対側に回旋
            └ 両側が作用：脊柱を前屈

2. 内腹斜筋
   - （起始）腸骨稜，鼠径靱帯

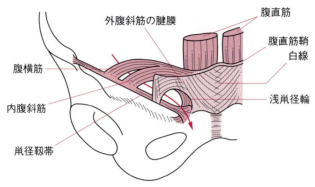

図3-17 鼠径管をつくる3つのアーチ（右前面）

(停止) 腹直筋鞘，第10～12肋骨の下縁
(作用)―片側が作用：脊柱を同側に側屈，同側に回旋
　　　└両側が作用：脊柱を前屈

3．腹横筋
　(起始) 第6～12肋軟骨の内面，腸骨稜，鼠径靱帯
　(停止) 腹直筋鞘
　(作用) 腹圧を高める．

【側腹筋の腱膜と腹直筋鞘（図3-16）】
側腹筋の腱膜は，腹直筋鞘の前葉・後葉に加わり，腹直筋鞘を強化する．
　　①外腹斜筋の腱膜──▶腹直筋鞘の前葉の表層に加わる．
　　②内腹斜筋の腱膜──▶腹直筋鞘の前葉・後葉の表層に加わる．
　　③腹横筋の腱膜──▶腹直筋鞘の後葉の表層に加わる．

【鼠径管（図3-17）】
鼠径靱帯の直上で，外腹斜筋・内腹斜筋・腹横筋で作られる長さ数cmのトンネルを鼠径管といい，その外口は浅鼠径輪，内口は深鼠径輪とよばれる．鼠径管を通る器官は男女で異なる．
　　男性：精索（精管とともに精巣動静脈，精巣挙筋，神経などが被膜で包まれたもの）が通る．
　　女性：子宮円索（子宮底から大陰唇に張り，子宮の前傾・前屈を保つ）が通る．

C．後腹筋
腰方形筋は，腹腔の後壁となる長方形の扁平な筋である．

（起始）腸骨稜

（停止）第 12 肋骨

（作用）┬片側が作用：腰椎を同側に側屈
　　　　└両側が作用：腰椎を後屈

Ⅵ 背部の筋

　背部の筋は，浅背筋と深背筋に大別され，さらに両者はそれぞれ第 1 層と第 2 層に分けられる．

浅背筋┬第 1 層：僧帽筋，広背筋
　　　└第 2 層：菱形筋，肩甲挙筋

深背筋┬第 1 層（棘肋筋）：上後鋸筋，下後鋸筋
　　　└第 2 層（固有背筋）：板状筋，脊柱起立筋，横突棘筋，棘間筋，横
　　　　　　　　　　　　　　突間筋，後頭下筋

A．浅背筋第 1 層 （図 3-18）

　僧帽筋と広背筋よりなる浅背筋第 1 層は，最も表層にあり広く背部をおおう筋で，主に脊柱から起始し，上肢帯骨または上腕骨に停止し，肩甲骨の運動や肩関節の運動に関与する．

1．僧帽筋

　背部の上部において，最も浅層にある筋で，片側では扁平な三角形，左右合すると菱形を呈する．

（起始）外後頭隆起，項靱帯，全胸椎棘突起

（停止）肩甲棘，肩峰，鎖骨外側 1/3

（作用）┬上部線維（外下方に向かう線維）：肩甲骨を引き上げる
　　　　├中部線維（ほぼ水平に走る線維）：肩甲骨を脊柱に近づける
　　　　└下部線維（外上方に向かう線維）：肩甲骨を下内方に引き下げる

（支配神経）副神経（第 Ⅺ 脳神経），頸神経叢の枝

2．広背筋

　背部の下部において，最も浅層にある筋で，三角形を呈する．

（起始）第 7 胸椎以下の棘突起，腸骨稜，下位（第 9 ～ 12）肋骨

（停止）上腕骨小結節稜

（作用）肩関節の内転，内旋，伸展

（支配神経）胸背神経

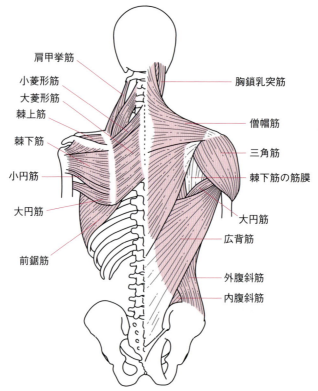

図3-18 浅背筋（右側：第1層，左側：第2層）

B．浅背筋第2層（図3-18）

　菱形筋（小菱形筋，大菱形筋）と肩甲挙筋よりなる浅背筋第2層は，僧帽筋や胸鎖乳突筋におおわれる筋層で，肩甲骨を内上方に引き，下角を内側に回す働きがある．主に肩甲背神経の支配を受ける．

　　起始──→停止の概要は以下のようである．

　　　菱形筋：第5頸椎～第5胸椎棘突起，項靱帯，棘上靱帯──→肩甲骨内側縁
　　　肩甲挙筋：第1～4頸椎横突起後結節──→肩甲骨上角，内側縁上部

C．深背筋第1層（棘肋筋）（図3-19）

　深背筋第1層をなす棘肋筋は，脊柱の棘突起から起始して肋骨に停止し，肋骨を動かす呼吸補助筋として作用する筋で，上後鋸筋（吸息の補助筋）と下後鋸筋（呼息の補助筋）よりなる．肋間神経の支配を受ける．

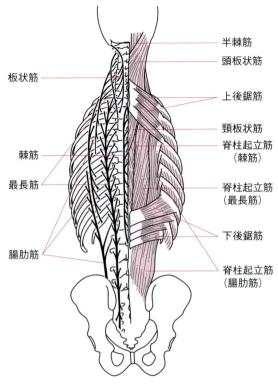

図 3-19　固有背筋と棘肋筋

D. 深背筋第2層（固有背筋）

背部の最も深層にある本来の背筋で，脊柱や頭の運動をおこなう筋群であり，左右両側の筋が働くと脊柱を直立させる．脊髄神経後枝の支配を受ける．

1. 板状筋（図3-19）

僧帽筋，菱形筋，肩甲挙筋，上後鋸筋の下層にあり，頭板状筋と頸板状筋よりなる．頭および頸の回旋，側屈，後屈に働く．

2. 脊柱起立筋（図3-19）

固有背筋の中で最大の筋群で，外側から腸肋筋（外側やや浅層を縦走），最長筋（内側やや深層を縦走），棘筋の3筋よりなる．脊柱を保持し，後屈（伸展）させる作用がある．

起始 → 停止の概要は以下のようである．

　①腸肋筋 ─┐
　　　　　　├─ 腸骨稜，腰椎，仙骨 → 肋骨から後頭部
　②最長筋 ─┘

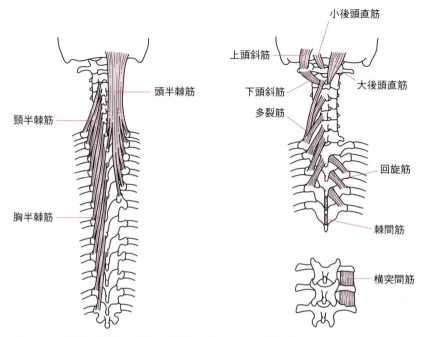

図 3-20 頭部，頸部，背部の深層筋（後頭下筋，横突棘筋，棘間筋，横突間筋）

③棘筋：胸椎，腰椎の棘突起間を連結する．

3．横突棘筋（図 3-20）

脊柱起立筋の下層にあり，下位椎骨の横突起から起始し，内上方に走り，上位椎骨の棘突起に停止する筋群をいい，何個上位の椎骨に停止するかにより，半棘筋（数個），多裂筋（2〜4 個），回旋筋（1〜2 個）に分けられる．脊柱の側屈，後屈，回旋に働く．

4．棘間筋（図 3-20）

隣接する 2 つの棘突起間にある小筋（主に頸部と腰部にある）で，脊柱の後屈を助ける働きがある．

5．横突間筋（図 3-20）

隣接する横突起間にある小筋（主に頸部と腰部にある）で，脊柱の側屈を助ける働きがある．

6．後頭下筋（図 3-20）

項部の最深層にある筋で，軸椎または環椎から起始し，後頭骨または環椎に停止する筋群で，①大後頭直筋，②小後頭直筋，③上頭斜筋および④下頭斜筋の 4 筋より

なる．主として頭を直立位に保持する働きがあるが，側屈や回旋運動にも関与する．

Ⅶ　上肢の筋 （図3-21, 22, 23, 24）

上肢の筋は上肢帯・上腕・前腕・手の筋に大別される．

上肢帯の筋: 肩甲骨または鎖骨から起始し，上腕骨に停止し，肩関節の運動に
　　　　　　 関与する筋群をいう．

上腕の筋: 肩甲骨または上腕骨から起始し，前腕骨または上腕骨に停止し，肩
　　　　　 関節または肘関節の運動に関与する筋群をいう．

前腕の筋: 上腕骨または前腕骨から起始し，手の骨または橈骨に停止し，手関
　　　　　 節，肘関節，前腕回旋運動または手の指の運動に関与する筋群をい
　　　　　 う．

手の筋: 起始・停止ともに手の骨にあり，手の指の運動に関与する筋群をいう．

A．上肢帯の筋 （表3-1）

上肢帯の筋は，外側にある筋，後側にある筋および前側にある筋に大別される．

外側にある筋: 三角筋
後側にある筋: 棘上筋，棘下筋，小円筋，大円筋
前側にある筋: 肩甲下筋

上肢帯筋は，肩関節の外転・内転，屈曲・伸展，外旋・内旋などの運動に関与する．三角筋と小円筋は腋窩神経，棘上筋と棘下筋は肩甲上神経，大円筋と肩甲下筋は肩甲下神経の支配を受ける．

表3-1　上肢帯の筋

筋名	起始	停止	作用	神経
三角筋	①鎖骨外側1/3 ②肩峰 ③肩甲棘	上腕骨三角筋粗面	①肩関節の屈曲 ②肩関節の外転 ③肩関節の伸展	腋窩神経
棘上筋	肩甲骨棘上窩	上腕骨大結節	肩関節の外転	肩甲上神経
棘下筋	肩甲骨棘下窩	上腕骨大結節	肩関節の外旋	肩甲上神経
小円筋	肩甲骨外側縁	上腕骨大結節	肩関節の外旋	腋窩神経
大円筋	肩甲骨下角	上腕骨小結節稜	肩関節の内旋・ 内転・伸展	肩甲下神経
肩甲下筋	肩甲下窩	上腕骨小結節	肩関節の内旋	肩甲下神経

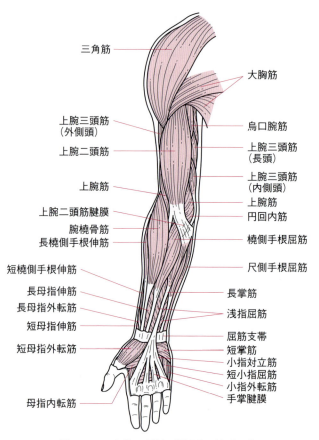

図 3-21 上肢の屈筋（浅層）（右前面）

【三角筋胸筋溝】
三角筋と大胸筋（鎖骨部）との間の溝は三角筋胸筋溝とよばれ，ここの深部を橈側皮静脈が通る．

【回旋筋腱板（ローテーターカフ）】
棘上筋，棘下筋，小円筋，肩甲下筋の4筋の停止腱は回旋筋腱板（ローテーターカフ）とよばれ，上腕骨近位部の上部（棘上筋）・後部（棘下筋，小円筋）・前部（肩甲下筋）を袖口状に包み，上腕骨頭を肩甲骨関節窩に引きつけ，肩関節運動（回旋・外転運動など）の安定と肩関節の補強に役立っている．

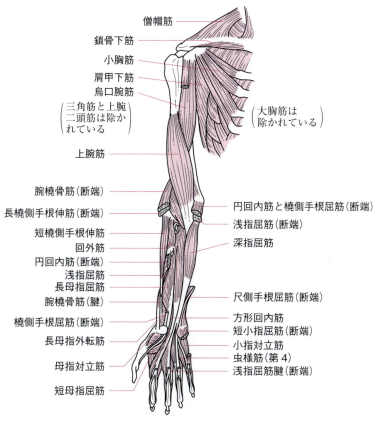

図 3-22　上肢の屈筋（深層）（右前面）

【腱板損傷】
回旋筋腱板は肩関節の種々の運動で圧迫，牽引，摩擦などを受ける．そのため手をついての転倒時，重量物挙上時，腱板付着部への直達外力その他で腱板が断裂することがある．最も損傷されやすいのは棘上筋腱である．

【上肢の筋肉注射】
筋肉注射の部位は筋層が厚く，大きな血管や神経分布の少ない部位が適当である．上肢では三角筋が多く利用され，肩峰から約3横指下の部位が用いられる（腋窩神経，橈骨神経に注意する）．

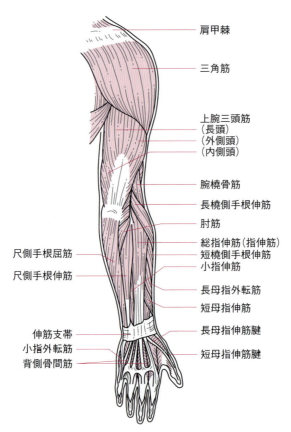

図3-23　上肢の伸筋（浅層）（右後面）

B．上腕の筋

　上腕の筋は上腕の前側にある屈筋群と，後側にある伸筋群の2群に大別される．
　┌屈筋群：上腕二頭筋，烏口腕筋，上腕筋
　└伸筋群：上腕三頭筋，肘筋
　屈筋群は肘関節の屈曲運動など，伸筋群は肘関節の伸展運動などに関与する．

1．上腕の屈筋群（表3-2）

　上腕の屈筋群は筋腹が上腕前側にあり，浅層に上腕二頭筋，その下層の上部に烏口腕筋，下部に上腕筋が位置する．いずれも筋皮神経の支配を受ける．
　肘関節屈曲時，上腕二頭筋の筋腹は上腕前側のほぼ中央で「力こぶ」としてみられる．

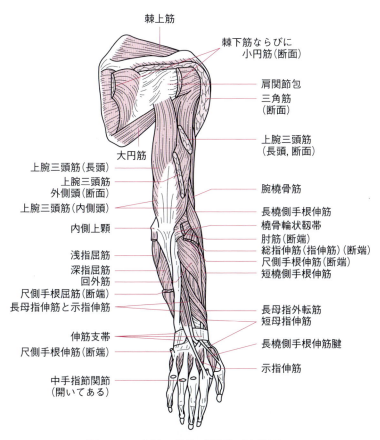

図3-24 上肢の伸筋（深層）（右後面）

表3-2 上腕の筋―屈筋群

筋名	起始	停止	作用	神経
上腕二頭筋	〈長頭〉 肩甲骨関節上結節 〈短頭〉 肩甲骨烏口突起	橈骨粗面，前腕筋膜	肘関節の屈曲，前腕の回外	筋皮神経
烏口腕筋	肩甲骨烏口突起	上腕骨の内側前面	肩関節の屈曲，内転	筋皮神経
上腕筋	上腕骨体の前面の下半部	尺骨粗面	肘関節の屈曲	筋皮神経

Ⅶ．上肢の筋　　105

表3-3　上腕の筋─伸筋群

筋名	起始	停止	作用	神経
上腕三頭筋	〈長頭〉 肩甲骨関節下結節 〈外側頭〉 上腕骨体外側面 〈内側頭〉 上腕骨後面	肘頭	肘関節の伸展	橈骨神経
肘筋	上腕骨外側上顆	尺骨後面の上部	肘関節の伸展	橈骨神経

【上腕二頭筋長頭腱断裂】
　スポーツマンや肉体労働者では，上腕二頭筋長頭腱の摩擦による変性な␣どが加わり，長頭腱断裂をきたすことがある．この際，肘関節を屈曲さ␣せると，力こぶが末梢に移動し，丸く小さく盛り上がるのがみられる．

２．上腕の伸筋群（表3-3）
　上腕の伸筋群は筋腹が上腕後面にあり，上腕三頭筋（長頭，内側頭，外側頭）と肘筋よりなるが，肘筋は上腕三頭筋の内側頭の一部が独立した筋である．いずれも橈骨神経の支配を受ける．

C．前腕の筋

　前腕の筋は，前腕の前面にある屈筋群と後面にある伸筋群の2群に大別される．

屈筋群─┬浅層：円回内筋，橈側手根屈筋，長掌筋，浅指屈筋，尺側手根屈筋
　　　　└深層：深指屈筋，長母指屈筋，方形回内筋

伸筋群─┬橈側筋群：腕橈骨筋，長橈側手根伸筋，短橈側手根伸筋
　　　　├浅層：総指伸筋（指伸筋），小指伸筋，尺側手根伸筋
　　　　└深層：回外筋，長母指外転筋，短母指伸筋，長母指伸筋，示指伸筋

１．前腕屈筋群─浅層の筋（表3-4）
　前腕屈筋群の浅層の筋（円回内筋，橈側手根屈筋，長掌筋，浅指屈筋，尺側手根屈筋）は，すべて上腕骨内側上顆に起始部をもち，前腕の回内，肘関節の屈曲，手関節の屈曲（掌屈）・外転（橈屈）・内転（尺屈），第2～5指の屈曲などの運動に関与し，尺側手根屈筋（尺骨神経支配）を除きすべて正中神経の支配を受ける．

２．前腕屈筋群─深層の筋（表3-5）
　前腕前側の深層にある筋群で，深指屈筋，長母指屈筋，方形回内筋よりなり，指の屈曲や前腕の回内運動に関与し，深指屈筋の尺側部（尺骨神経支配）を除き，正

106　　Ⅲ．筋系

表3-4　前腕の筋—屈筋群（浅層の筋）

筋名	起始	停止	作用	神経
円回内筋	〈上腕頭〉 上腕骨内側上顆 〈尺骨頭〉 尺骨の鈎状突起	橈骨の外側面中部	前腕の回内 肘関節の屈曲	正中神経
橈側手根屈筋	上腕骨内側上顆	第2・3中手骨底 の掌面	手関節の屈曲・ 橈屈	正中神経
長掌筋	上腕骨内側上顆	手掌腱膜	手関節の屈曲	正中神経
尺側手根屈筋	〈上腕頭〉 上腕骨内側上顆 〈尺骨頭〉 肘頭，尺骨の後縁	豆状骨，有鈎骨， 第5中手骨底	手関節の屈曲・ 尺屈	尺骨神経
浅指屈筋	〈上腕骨頭〉 上腕骨内側上顆 〈尺骨頭〉 尺骨粗面の内側 〈橈骨頭〉 橈骨の上部前面	第2～5指の中節 骨底の掌面	第2～5指の 近位指節間関節 の屈曲	正中神経

表3-5　前腕の筋—屈筋群（深層の筋）

筋名	起始	停止	作用	神経
深指屈筋	尺骨の前面上部約2/3 前腕骨間膜	第2～5指の 末節骨底の掌面	第2～5指の 遠位指節間関節 の屈曲	正中神経 尺骨神経
長母指屈筋	橈骨の前面 前腕骨間膜	母指の末節骨底 の掌面	母指の指節間関 節の屈曲	正中神経
方形回内筋	尺骨の下方約1/4前面	橈骨の下方 約1/4前面	前腕の回内	正中神経

中神経〔前骨間神経（前前腕骨間神経）〕の支配を受ける．

3．前腕伸筋群（表3-6）

　前腕伸筋群は前腕の後面にある筋群で，上腕骨外側上顆より起始する筋が多く，手関節や指の伸展運動，前腕の回外運動などに関与し，すべて橈骨神経の支配を受ける．

表 3-6　前腕の筋—伸筋群

筋名	起始	停止	作用	神経
腕橈骨筋	上腕骨の外側縁下部	橈骨茎状突起	肘関節の屈曲 前腕の回外	橈骨神経
長橈側手根伸筋	上腕骨外側上顆 上腕骨の外側縁下部	第2中手骨底の背側面	手関節の伸展・橈屈	橈骨神経
短橈側手根伸筋	上腕骨外側上顆	第3中手骨底の背側面	手関節の伸展・橈屈	橈骨神経
総指伸筋 （指伸筋）	上腕骨外側上顆	第2〜5指の指骨の背面	第2〜5指の中手指節関節, 近位・遠位指節間関節の伸展	橈骨神経
小指伸筋	上腕骨外側上顆	小指の基節骨の背面	小指の中手指節関節の伸展	橈骨神経
尺側手根伸筋	〈上腕頭〉 上腕骨外側上顆 〈尺骨頭〉 尺骨の後面	第5中手骨底の背面	手関節の伸展・尺屈	橈骨神経
回外筋	上腕骨外側上顆, 尺骨の回外筋稜, 外側側副靱帯, 橈骨輪状靱帯	橈骨の上部外側面	前腕の回外	橈骨神経
長母指外転筋	尺骨骨間縁, 前腕骨間膜, 橈骨の後面中部	第1中手骨底の橈側	母指の外転, 手関節の橈屈	橈骨神経
短母指伸筋	橈骨後面, 前腕骨間膜	母指の基節骨底	母指の中手指節関節の伸展	橈骨神経
長母指伸筋	尺骨後面, 前腕骨間膜	母指の末節骨底	母指の指節間関節の伸展	橈骨神経
示指伸筋	尺骨後面, 前腕骨間膜	示指の基節骨の背面	示指の中手指節関節の伸展	橈骨神経

【タバチュール】
母指を外転すると，長母指伸筋腱と短母指伸筋腱との間に舟状の窩がみられる．ここをタバチュール（嗅ぎ煙草入れ）という．

【橈骨神経麻痺】
橈骨神経の高位麻痺（橈骨神経が深枝と浅枝に分岐する前の部での障害）ではすべての手関節伸展筋が麻痺をきたすため，手関節の背屈は不能となり，下垂手を生ずる．

108　Ⅲ. 筋系

【上腕骨外側上顆炎（テニス肘）】

前腕伸筋群の起始部をなす上腕骨外側上顆付近に疼痛を有する症候群を上腕骨外側上顆炎（テニス肘）という．日常生活動作，職業，スポーツ（テニスなど）での前腕の回旋運動，手関節の運動，支持動作などの繰り返しにより上腕骨外側上顆にストレスが加わり生ずるものと考えられている．

D．手の筋

手の筋は母指球の高まりをつくる母指球筋，小指球の高まりをつくる小指球筋および手掌の中央部にある中手筋の3群に大別される．

母指球筋: 短母指外転筋，母指対立筋，短母指屈筋，母指内転筋

小指球筋: 短掌筋，小指外転筋，短小指屈筋，小指対立筋

中手筋: ［手の］虫様筋，掌側骨間筋，［手の］背側骨間筋

母指球筋は母指の外転・内転・対立・屈曲運動，小指球筋は小指の外転・対立・屈曲運動に関与する．また，中手筋のうち，掌側骨間筋は指の内転運動，背側骨間筋は指の外転運動，虫様筋は指の屈曲運動に関与する．

母指球筋のうち，短母指外転筋と母指対立筋は正中神経，短母指屈筋は正中神経および尺骨神経，母指内転筋は尺骨神経の支配を受ける．小指球筋はすべて尺骨神経の支配を受ける．中手筋のうち，掌側骨間筋と背側骨間筋は尺骨神経，虫様筋は正中神経および尺骨神経の支配を受ける．

【手根管症候群】

種々の原因により手根管内で正中神経が圧迫され，そのため低位正中神経の麻痺の症状（母指・示指・中指のしびれ・疼痛・知覚鈍麻など）がみられる状態を手根管症候群という．

【猿手】

正中神経麻痺により母指の対立運動不能および母指球の萎縮がみられる場合，これを猿手という．

【鷲手】

中手指節関節の過伸展位と近位・遠位指節間関節の屈曲位がみられる指の病的肢位を鷲手という．虫様筋と骨間筋の麻痺によりおこるもので，これらの筋を支配する尺骨神経の麻痺が原因である．

VIII 下肢の筋（図3-25，26，27，28，29）

下肢の筋は下肢帯・大腿・下腿・足の筋に大別される．

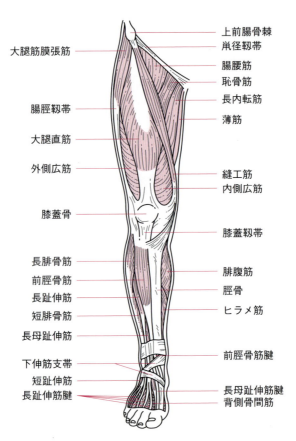

図 3-25 下肢の伸筋（浅層）（右前面）

下肢帯の筋: 骨盤（一部は脊柱）から起始し，大腿骨に停止し，股関節の運動に関与する筋群をいう．
大腿の筋: 寛骨または大腿骨から起始し，下腿骨または大腿骨に停止し，膝関節または股関節の運動に関与する筋群をいう．
下腿の筋: 大腿骨または下腿骨から起始し，足の骨または脛骨に停止し，足関節，膝関節または足の趾の運動に関与する筋群をいう．
足の筋: 起始・停止ともに足の骨にあり，足の趾の運動に関与する筋群をいう．

A．下肢帯の筋 （表 3-7）

下肢帯の筋は骨盤内にある内寛骨筋と，骨盤外にある外寛骨筋に大別される．

表3-7　下肢帯の筋

筋名	起始	停止	作用	神経
腸骨筋	腸骨窩	大腿骨小転子	股関節の屈曲	腰神経叢の枝 大腿神経
大腰筋	腰椎の椎体側面 腰椎の肋骨突起	大腿骨小転子	股関節の屈曲	腰神経叢の枝 大腿神経
大殿筋	腸骨翼の外面 仙骨，尾骨の後面 仙結節靭帯	大腿骨殿筋粗面 腸脛靭帯	股関節の伸展	下殿神経
中殿筋	腸骨翼の外面	大腿骨大転子	股関節の外転	上殿神経
小殿筋	腸骨翼の外面	大腿骨大転子	股関節の内旋・外転	上殿神経
大腿筋膜張筋	上前腸骨棘	腸脛靭帯を介して 脛骨外側顆	股関節の屈曲・外転 膝関節の伸展	上殿神経
梨状筋	仙骨の前面	大腿骨大転子の上縁	股関節の外旋	仙骨神経叢の枝
内閉鎖筋	閉鎖孔縁，閉鎖膜 の内面	大腿骨転子窩	股関節の外旋	仙骨神経叢の枝
上双子筋	坐骨棘	大腿骨転子窩	股関節の外旋	仙骨神経叢の枝
下双子筋	坐骨結節	大腿骨転子窩	股関節の外旋	仙骨神経叢の枝
大腿方形筋	坐骨結節	大腿骨転子間稜	股関節の外旋	仙骨神経叢の枝

　　内寛骨筋: 腸骨筋，大腰筋（腸骨筋と大腰筋を合わせて腸腰筋とよばれる．）
　　外寛骨筋┬殿筋群：大殿筋，中殿筋，小殿筋，大腿筋膜張筋
　　　　　　└回旋筋群：梨状筋，内閉鎖筋，上双子筋，下双子筋，大腿方形筋
　　　　　　　　　※これらの5筋に外閉鎖筋（大腿の筋）を加えた6筋は，股関節
　　　　　　　　　　の外旋運動に関与し，股関節外旋6筋とよばれる
　　内寛骨筋は股関節の屈曲運動に関与し，外寛骨筋は股関節の伸展・外転・外旋運
動に関与する．
　　　　【梨状筋上孔と梨状筋下孔】
　　　　大坐骨切痕部と小坐骨切痕部は，仙棘靭帯と仙結節靭帯により大坐骨孔
　　　　と小坐骨孔となる．さらに大坐骨孔に梨状筋が通ることにより，梨状筋
　　　　上部の大坐骨孔部（梨状筋上孔）と梨状筋下部の大坐骨孔部（梨状筋下
　　　　孔）に分けられる．梨状筋上孔には上殿神経，上殿動・静脈が通り，梨
　　　　状筋下孔には坐骨神経，下殿神経，下殿動静脈などが通る．
　　　　【トレンデレンブルグ（F. Trendelenburg）徴候】
　　　　患側肢で片脚起立した際に，骨盤が健側に傾斜する現象をトレンデレン

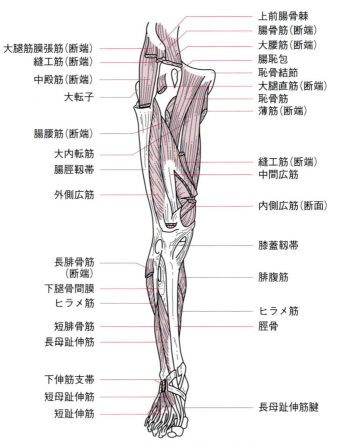

図 3-26 下肢の伸筋（深層）（右前面）

ブルグ徴候といい，股関節外転筋群（主に中殿筋，小殿筋）が十分に働かない場合（先天性股関節脱臼，脊髄性小児麻痺，中・小殿筋麻痺など）にみられる．

B．大腿の筋 （表3-8）

大腿の筋は大腿の前面にある伸筋群（大腿神経支配），後面にある屈筋群（坐骨神経支配）および内側面にある内転筋群（主として閉鎖神経支配）の3群に大別される．

伸筋群 ─┬─ 第1層：縫工筋
　　　　└─ 第2層：大腿四頭筋（大腿直筋，外側広筋，中間広筋，内側広筋）

表 3-8　大腿の筋

筋名	起始	停止	作用	神経
縫工筋	上前腸骨棘	脛骨内側面上部 （脛骨粗面内側部）	膝関節の屈曲 膝関節伸展位固定 股関節の屈曲	大腿神経
大腿直筋	下前腸骨棘 寛骨臼上縁	膝蓋靱帯を介して 脛骨粗面に停止	膝関節の伸展 股関節の屈曲	大腿神経
外側広筋	大腿骨粗線外側唇			
中間広筋	大腿骨体の前面			
内側広筋	大腿骨粗線内側唇			
大腿二頭筋	〈長頭〉 坐骨結節	腓骨頭	膝関節の屈曲 股関節の伸展	坐骨神経 （脛骨神経）
	〈短頭〉 大腿骨粗線外側唇			坐骨神経 （総腓骨神経）
半腱様筋	坐骨結節	脛骨内側面上部 （脛骨粗面内側部）	膝関節の屈曲 股関節の伸展	坐骨神経 （脛骨神経）
半膜様筋	坐骨結節	脛骨内側顆の後面	膝関節の屈曲 股関節の伸展	坐骨神経 （脛骨神経）
恥骨筋	恥骨上枝，恥骨櫛	大腿骨恥骨筋線	股関節の内転	大腿神経
薄筋	恥骨下枝	脛骨内側面上部 （脛骨粗面内側部）	股関節の屈曲 膝関節の屈曲	閉鎖神経
長内転筋	恥骨結合と恥骨結 節との間	大腿骨粗線内側唇	股関節の内転	閉鎖神経
短内転筋	恥骨結合と恥骨結 節との間	大腿骨粗線内側唇	股関節の内転	閉鎖神経
大内転筋	坐骨結節 坐骨枝，恥骨下枝	大腿骨粗線内側唇 大腿骨内転筋結節	股関節の内転	閉鎖神経
外閉鎖筋	閉鎖膜の外面	大腿骨転子窩	股関節の外旋	閉鎖神経

屈筋群：大腿二頭筋，半腱様筋，半膜様筋

内転筋群━┳━第1層：恥骨筋，薄筋，長内転筋
　　　　　┣━第2層：短内転筋
　　　　　┗━第3層：大内転筋，小内転筋，外閉鎖筋

　伸筋群は膝関節の伸展・股関節の屈曲運動，屈筋群は膝関節の屈曲・股関節の伸展運動，内転筋群は股関節の内転運動に関与する．

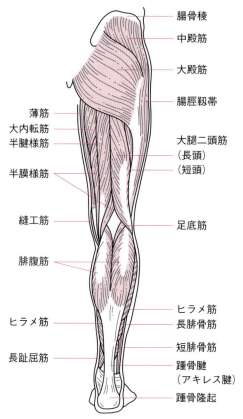

図3-27 下肢の屈筋（浅層）（右後面）

【大腿三角〔スカルパ（A. Scarpa）三角〕】
縫工筋の内側縁，長内転筋の外側縁および鼠径靱帯の下縁で作られる三角を大腿三角といい，ここを大腿動・静脈や大腿神経などが通る．

【鵞足と鵞足炎】
縫工筋，薄筋，半腱様筋の脛骨内側面上部における停止腱膜は，重なって鵞足を作る．この部での炎症は鵞足炎とよばれ，脛骨内側面上部（鵞足部）での疼痛（特に膝関節運動時）や圧痛がみられる．

【内転筋腱裂孔（腱裂孔）（図3-29）】
大内転筋の停止腱が大腿骨遠位内側部との間に作る間隙を内転筋腱裂孔（腱裂孔）といい，大腿動・静脈はここを通り膝窩に至る．

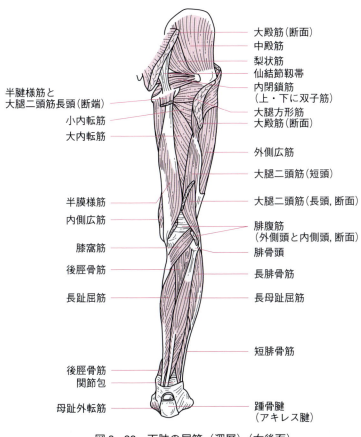

図3-28　下肢の屈筋（深層）（右後面）

【内転筋管】
　大腿中央部の内側において，内側広筋と大内転筋との間を強い結合組織の膜が張り，両筋の間のくぼみをおおって管（長さ3〜5cm）を作る．これを内転筋管といい，上方は大腿三角の下端に始まり，下方は内転筋腱裂孔（腱裂孔）に開く．内転筋管には大腿動・静脈と伏在神経が通る．

C．下腿の筋（表3-9）

　下腿の筋は下腿の前面にある伸筋群（深腓骨神経支配），後面にある屈筋群（脛骨神経支配）および外側面にある腓骨筋群（浅腓骨神経支配）の3群に大別される．

表 3-9　下腿の筋

筋名	起始	停止	作用	神経
前脛骨筋	脛骨の外側面，下腿骨間膜の前面	内側楔状骨の内側及び足底面，第1中足骨底の足底面	足関節の背屈と内反	深腓骨神経
長母趾伸筋	腓骨の前面，下腿骨間膜の前面	母趾の末節骨底の背側面	母趾の伸展，足関節の背屈と内反	深腓骨神経
長趾伸筋	脛骨の外側顆，腓骨の前面，下腿骨間膜の前面	第2〜5趾の中節骨及び末節骨の背側面	第2〜5趾の伸展，足関節の背屈	深腓骨神経
第三腓骨筋	腓骨の前面	第5中足骨底の背側面	足関節の背屈と外反	深腓骨神経
腓腹筋	〈内側頭〉大腿骨内側上顆〈外側頭〉大腿骨外側上顆	踵骨腱（アキレス腱）を介して踵骨隆起	足関節の底屈	脛骨神経
ヒラメ筋	腓骨頭の後面，脛骨の後面のヒラメ筋線，脛骨の内側縁			
足底筋	大腿骨外側上顆	踵骨後部，踵骨腱の内側に癒合	足関節の底屈	脛骨神経
膝窩筋	大腿骨外側上顆	脛骨上部後面	膝関節の屈曲下腿の内旋	脛骨神経
後脛骨筋	下腿骨間膜の後面，脛骨の後面，腓骨の内側面	舟状骨，内側楔状骨，第2・3中足骨底	足関節の底屈・内反	脛骨神経
長趾屈筋	脛骨の後面，下腿骨間膜の後面	第2〜5趾の末節骨底	第2〜5趾の遠位趾節間関節の屈曲，足関節の底屈	脛骨神経
長母趾屈筋	腓骨の後面，下腿骨間膜の後面	母趾の末節骨底	母趾の趾節間関節の屈曲，足関節の底屈	脛骨神経
長腓骨筋	腓骨頭，腓骨の外側面上部	内側楔状骨，第1中足骨底の足底面	足関節の外反・底屈	浅腓骨神経
短腓骨筋	腓骨の外側面下部	第5中足骨底の外側	足関節の外反・底屈	浅腓骨神経

伸筋群：前脛骨筋，長母趾伸筋，長趾伸筋，第三腓骨筋

屈筋群┬浅層：下腿三頭筋（腓腹筋，ヒラメ筋），足底筋，膝窩筋
　　　└深層：後脛骨筋，長趾屈筋，長母趾屈筋

腓骨筋群：長腓骨筋，短腓骨筋

　伸筋群は足関節や足趾の伸展運動，屈筋群は足関節や足趾の屈曲運動，腓骨筋群は足関節の外反運動に関与する．

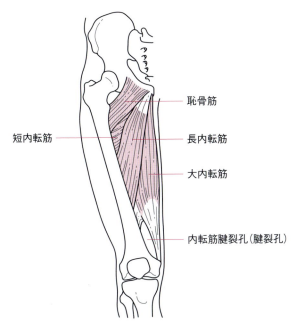

図3-29 内転筋腱裂孔（腱裂孔）（右前面）

【アキレス腱】
下腿三頭筋は表層にある2頭の腓腹筋（ふくらはぎの筋）と深層にある1頭のヒラメ筋よりなり，両者は踵骨腱（アキレス腱）となって，踵骨に停止する．アキレス Achilles は，トロイ戦争当時のギリシャの勇将で，彼がこの部に毒矢を射られて死んだことからこの名がある．アキレス腱は人体中最も厚く強い腱であるが，スポーツなどでの腓腹筋の急激な収縮などでアキレス腱断裂がみられる．

【鶏状歩行（鶏歩）】
足関節の背屈運動に関与する前脛骨筋などの筋力低下（多発性神経炎など）により，歩行時に垂れ足がみられるのとともに，足尖が垂れるのを代償するために異常に足を高く上げて歩く状態をいう．

D．足の筋

　足の筋は足背の筋と足底の筋に大別され，さらに足底の筋は母趾球筋，小趾球筋および中足筋に分けられる．足背の筋は伸筋群に属し深腓骨神経の支配を受け，足底の筋は屈筋群に属し脛骨神経の枝である内側足底神経および外側足底神経の支配

を受ける.

足背の筋: 短母趾伸筋, 短趾伸筋

足底の筋

母趾球筋: 母趾外転筋, 短母趾屈筋, 母趾内転筋

小趾球筋: 小趾外転筋, 短小趾屈筋, 小趾対立筋

中足筋: 短趾屈筋, 足底方形筋, [足の]虫様筋, 底側骨間筋, [足の]背側骨間筋

Ⅳ. 循環器系

　循環器系は，血管系とリンパ管系からなり，体液（血液とリンパ液）を循環し，酸素および栄養を補給し，二酸化炭素および老廃物を取り除き，また免疫機構に関与する．

Ⅰ 血 管

　血管は，動脈，静脈，毛細血管から構成される．動脈と静脈は毛細血管で連結され，原則として非開放形になっている．

A．血管壁（図4-1）

　動脈と静脈の血管壁は，外膜，中膜，内膜の3層構造からなっている．内膜は毛細血管に移行する．

1．動脈の中膜

　中膜の組成（弾性線維，平滑筋）により，弾性動脈（太い: 大動脈など）と筋性動脈（細い: 橈骨動脈など）に分かれる．弾性動脈は強い血圧に対し弾力的に受け止めることができる．一方，筋性動脈は平滑筋の働きで内径を変化させ血行の調節をおこなう（脈動として感じられる）．

2．静脈の中膜

　静脈は動脈に比べ，中膜の発達が悪い（皮静脈を除く）．

B．動 脈

　心臓から出て行く血管系を動脈という．動脈は末梢に向かい，枝分かれをおこないだんだんと細くなっていく．細動脈は交感神経の刺激に応じ管腔が収縮し，血流

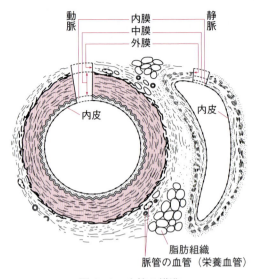

図4-1 血管の構造

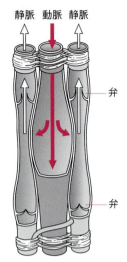

図4-2 動脈と伴行静脈

量の低下などがおきる．

C．静　脈（図4-2）

　心臓に戻ってくる血管系を静脈という．静脈は中枢に向かい根が合流しだんだん太くなってくる．多くの静脈は動脈に伴行している．静脈は陰圧で心臓に送り込まれるので，逆流を防ぐため静脈弁（四肢に多い）が存在することもある．

D．毛細血管

　細動脈と細静脈を結ぶ管を毛細血管といい，薄い内皮細胞からなる．毛細血管は約 5〜10 μm で赤血球がやっと通れるほどの管径である．毛細血管のなかで血管腔が広いものを洞様毛細血管（類洞）といい，肝臓や脾臓にみられる．

E．吻合血管（図4-3）

　毛細血管を通らない血行を吻合という．通常，動脈は互いに吻合し，血栓などで閉塞を生じたとき，他の経路を通り閉塞部の先に分布することができる．これを側副循環路という．脳，心臓，脾臓，腎臓などに分布する動脈は吻合をもたないかまたはきわめて細く，閉塞するとその先の血行障害をおこす．このような動脈を（機能的）終動脈という．

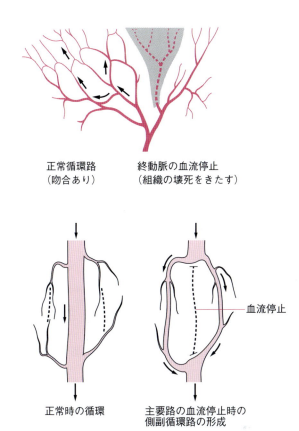

図 4-3　血流動態（終動脈と側副循環）

　動脈が毛細血管を介さず静脈につながるのを動静脈吻合という．

F．動脈血と静脈血

　酸素を豊富に含む血液を動脈血，二酸化炭素を多く含む血液を静脈血という．出生後の循環では大循環系では動脈に動脈血が，静脈に静脈血が流れるが，肺循環系では逆に肺動脈には静脈血が，肺静脈には動脈血が流れる．

II　心　臓

A．心臓の位置と外景（図 4-4, 5, 6）

　心臓は胸骨と肋軟骨の後ろで左右の肺にはさまれ，縦隔に存在するがやや左に偏

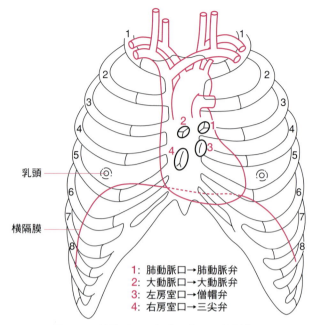

図4-4　前胸壁への心臓と弁口の投影位置

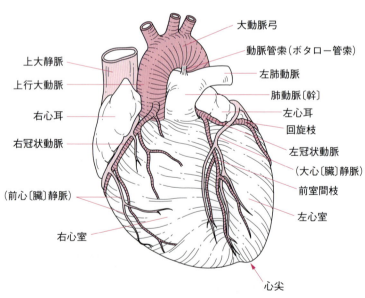

図4-5　心臓の上前面（胸肋面）

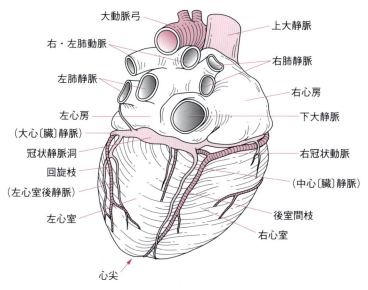

図4-6 心臓の下後面（横隔面）

在し，2/3は正中線より左にあり，外面は心膜に包まれる．重さは約200～300g，握りこぶしの1.5～2倍大の筋性の中腔性器官で，丸みを帯びた円錐形をしている．心軸（心臓の長軸）は，右上後方から左下前方へ向いている．

① 心底：心臓の上端部は広がっていて心底といい，大血管が出入りする．大血管出入部は第2肋骨の高さに相当する．
② 心尖：下端部は尖っていて心尖といい，左心室先端にあたる．この部位は拍動触知部位で（拍動の中で最も強い拍動をする），体表では左第5肋間隙・左乳頭線（鎖骨中線）の交点から1～2横指内側に位置する．

B．心臓壁 （図4-7）

心外膜，心筋層，心内膜の3層からなり，特に心筋層は厚い．

① 心外膜：心臓表面の漿膜で，漿膜性心膜の臓側板（臓側心膜）にあたる．大血管起始部で折れかえった壁側板（壁側心膜）との間の腔所を心膜腔という．壁側板の外側は線維性心膜がおおう．漿膜性心膜の壁側板と線維性心膜を合わせて心嚢という．
② 心筋層：心臓の主体をなす心筋組織でできている．心房の筋層と心室の筋層は線維輪（結合組織）によって明確に隔てられる．両筋層間の連絡は特殊心筋がおこなう．心筋は心臓内腔面では櫛状の独特な形態を示してい

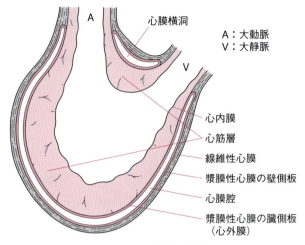

図4-7 心膜の構成

る．特に心室では顕著であり，その一部は乳頭筋となる．一方，心房では平坦な構造を呈している．これは心房が静脈の心臓化に起因するものであり，本来の心房は左右の心耳である．
③ 心内膜：単層扁平上皮（内皮細胞）とそれを裏打ちする結合組織よりなり，血管の内膜に相当する．心臓の弁膜は心内膜のヒダである．
④ 動脈（大動脈と肺動脈）と上大静脈の間の心膜腔を心膜横洞という．

C．心臓の4つの部屋（図4-8）

心臓は左右の心房と左右の心室の計4つの部屋からなっている．心臓外面では心房と心室は冠状溝（冠状静脈洞が通る）によって，左・右心室は前・後室間溝（冠状動脈が通る）によって区分されている．内部的には心房と心室はそれぞれ心房中隔・心室中隔により左右に分けられる．4つの部屋の外形的大きさは異なるが拍出量（約70mℓ）はほぼ一緒である．

1．心房
① 右心房：右上部を占め，上大静脈，下大静脈，冠状静脈洞が流入する．
② 左心房：左上部を占め，左右2本ずつの肺静脈が流入する．

心房の壁の一部は心耳として大動脈と肺動脈の基部に伸び出ている．内面は平滑であるが，心耳の部位のみ櫛状の筋束がみられる．

心房中隔の右心房側には卵円窩というくぼみがある．これは胎生期の卵円孔（右心房から左心房への通路）が出生後ふさがった遺残物である．

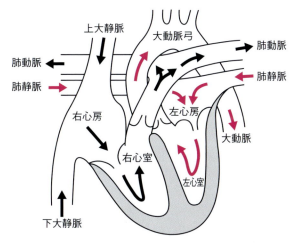

図 4-8 心臓の部屋と出入りする動・静脈

2．心室
　① 右心室: 心臓の前面下部に位置し肺動脈が出る．
　② 左心室: 心臓の後下部に位置し上行大動脈が出る．

　心室壁（約 5 〜 12mm）は心房壁（約 1 〜 2mm）に比しきわめて厚い．また，左心室壁（約 10 〜 12mm）は右心室壁（約 2 〜 4mm）の 3 〜 4 倍の厚さがある．左心室が全身に血液を高い圧力で送り出すためである．

　心室中隔は大部分が肉厚（筋性部）であるが，上端に膜性部という心筋線維を欠く部位がある．心室中隔欠損はこの部位でおこることが多い．

D．心臓の 4 つの弁（図 4-9, 10）

　血流の逆流を防ぐため，心房と心室の間（房室弁）と心室の出口（動脈弁）に弁が存在する．

上・下大静脈 → 右心房 → 右房室弁 → 右心室 → 肺動脈弁 → 肺動脈【幹】
　　　　　　　肺静脈 → 左心房 → 左房室弁 → 左心室 → 大動脈弁 → 上行大動脈

1．房室弁

　心房と心室の間は房室口とよばれ，房室口には房室弁（尖弁）がある．房室弁は三角形の弁で，その底辺を房室口につけ，頂点に腱索がつく．腱索は心室内壁の乳頭筋から出ている．心室の拡張期には房室弁は開き，心房の収縮により心房内の血液が心室に流入する．

　右房室弁（三尖弁）は 3 つの尖弁からなり，左房室弁（二尖弁，僧帽弁）は 2 つ

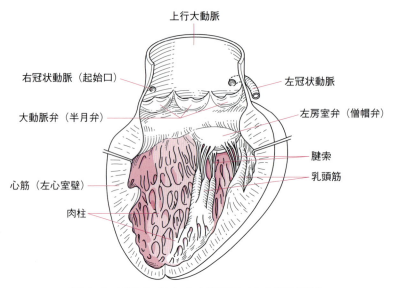

図4-9 房室弁（左）と大動脈弁（左心室の切開）

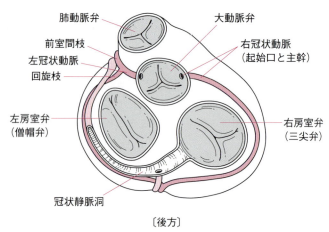

図4-10 心臓の弁（心房を除去して弁を上面から示す）

の尖弁からなる．

2．動脈弁

　右心室と肺動脈〔幹〕の間（肺動脈口）には肺動脈弁が，左心室と上行大動脈の間（大動脈口）には大動脈弁がある．肺動脈弁，大動脈弁はいずれも3つの半月弁（ポケット状の弁）よりなる．

E．心臓の栄養血管（図 4-5, 6, 10）

心臓壁を栄養する血管は左右の冠状動脈であり，心臓内を通る血流は心臓自身の栄養にはあまり関与していない．冠状動脈は上行大動脈基部（大動脈球部）からおこる．

① 右冠状動脈：大動脈基部前面からおこり右心耳の下で冠状溝に入り心臓を右から回って後面に達し，後室間枝となる．右心房（前壁は左冠状動脈），右心室，心室中隔の後ろ 1/3 を栄養する．

② 左冠状動脈：大動脈基部左側からおこり肺動脈と左心耳の間を前方に走り冠状溝に達し，前室間枝と回旋枝に分かれる．前室間枝は前室間溝を下行し，回旋枝は冠状溝を通り心臓を左から回って後面に向かう．左心房，左心室，心室中隔の前 2/3，右心房前壁を栄養する．

心臓の主な静脈は，心臓の後面の冠状溝にある冠状静脈洞に流入し右心房に入る．

F．刺激伝導系（図 4-11）

刺激を心筋全体に伝える一連の特殊心筋線維群を刺激伝導系という．

① 洞房結節〔キース（A. Keith）・フラック（MW. Flack）結節〕：右心房の上大静脈の開口部付近にあり，ここで周期的に興奮が発生し（歩調とり，ペースメーカー），ここから始まる刺激は左右の心房に伝わり，心房が収縮する．

② 房室結節〔田原（S. Tawara）結節〕：右心房の冠状静脈洞の開口部付

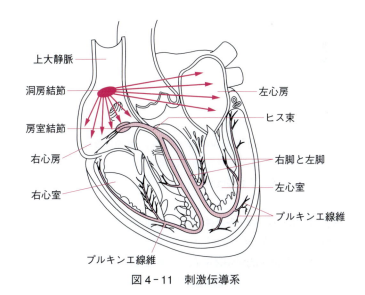

図 4-11　刺激伝導系

近にあり，房室束に伝える．

③　房室束〔ヒス（W. His）束〕：心室中隔筋性部の上端で左脚と右脚に分かれ，プルキンエ線維となる．

④　プルキンエ（JE. Purkinje）線維：それぞれ左心室，右心室の心筋層，乳頭筋に分布し，心室の収縮をおこす．

G．心臓の神経

　心臓機能は自律神経により調節される．交感神経は心臓機能に対し促進的（心拍数の増加・収縮力の増強など）に，副交感神経（迷走神経）は抑制的（心拍数の減少・収縮力の低下など）に作用する．これらの神経は上行大動脈や大動脈弓周囲で心臓神経叢を形成する．

Ⅲ　血液の循環系

　血液の循環は，肺で酸素をえて炭酸ガスを排出するための肺循環（小循環）と，体の組織に血液中の栄養，酸素を与え，老廃物，二酸化炭素を血液中にうけとり心臓へもどすための体循環（大循環）に分かれる．

A．肺循環（小循環）（図4-12）

　右心室━━肺動脈（静脈血）━━肺━━肺静脈（動脈血）━━左心房

　肺動脈，肺静脈は肺の機能血管である．肺の栄養血管は気管支動脈である．

1．肺動脈

　右心室から出た肺動脈幹は，大動脈弓の下部で左右の肺動脈となり肺門に入る．左右肺動脈はおのおの肺の肺門で枝分かれをして各肺葉に入り，気管支および細気管支に沿って分岐を繰り返し肺胞にいたる．肺胞でガス交換された動脈血は肺小葉間にある静脈に注ぐ．

2．肺静脈

　肺区域内の血液を集め気管支や肺動脈と離れ，単独に肺門にいたり，右上・右下・左上・左下肺静脈の4本となり左心房に戻る．

B．体循環（大循環）

　左心室━━大動脈━━動脈━━身体各部の毛細血管網━━上・下大静脈━━右心房

　腸から吸収した栄養分と肺から取り込んだ酸素はこの系統によって全身に供給され，また体内で発生した老廃物と二酸化炭素はこの系統により集められ排出される．

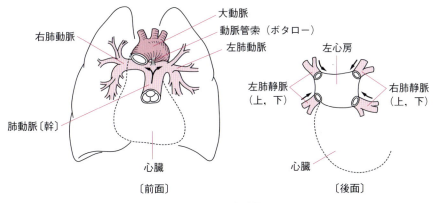

図 4-12 肺循環

C. 体循環の動脈系

1. 主幹動脈の走向(図 4-13)

心臓を出た大動脈は順に,上行大動脈 ⟶ 大動脈弓 ⟶ 下行大動脈との 3 部に区分される.下行大動脈は胸大動脈と腹大動脈に分けられる.腹大動脈は第 4 腰椎位で左右の総腸骨動脈に分岐する.

a) 上行大動脈

左心室の動脈口からおこり,始めは肺動脈幹の後方に位置し上行し,後方に曲がり大動脈弓になる.上行大動脈は大動脈弁のすぐ上方で膨大し(大動脈球),左右の冠状動脈(心臓に分布)が分岐する.

b) 大動脈弓

上行大動脈の上端に始まり,上方に凸の弓状を呈しつつ左後方に走って,第 4 胸椎の左側で下行大動脈に移行する.

大動脈弓は右から順に,腕頭動脈,左総頸動脈,左鎖骨下動脈を分枝する.腕頭動脈はすぐに 2 分し,右総頸動脈と右鎖骨下動脈となる.

① 総頸動脈:甲状軟骨上縁の高さで内頸動脈(主に脳に分布)と外頸動脈(主に頭蓋の外面に分布)に分岐する.分岐部に頸動脈小体がある.

② 鎖骨下動脈:本幹は主に上肢に血流を送る動脈である.鎖骨下動脈からは,椎骨動脈,内胸動脈,肋頸動脈,甲状頸動脈などの枝が出て,脳,頸部および胸壁に分布する.

c) 下行大動脈

横隔膜を貫くまでを胸大動脈といい,その後を腹大動脈という.

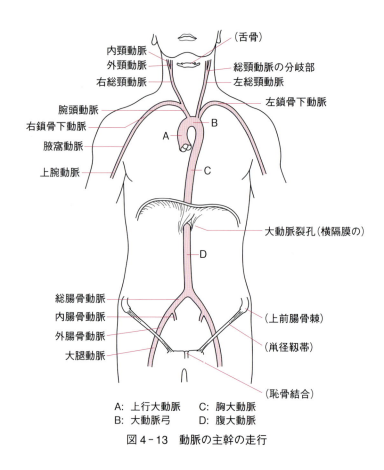

図4-13 動脈の主幹の走行

d）胸大動脈

　第4胸椎の高さで大動脈弓から続き，第12胸椎の高さで横隔膜の大動脈裂孔を通って腹腔に入り腹大動脈となる．

e）腹大動脈

　腹大動脈は腹腔で脊柱の前面を下大静脈とともに下行する．上方は横隔膜の大動脈裂孔より始まり，下方は第4腰椎の高さで左右の総腸骨動脈に分かれるまでをいう．

f）総腸骨動脈

　総腸骨動脈は骨盤に分布する内腸骨動脈と下肢に分布する外腸骨動脈に分かれる．

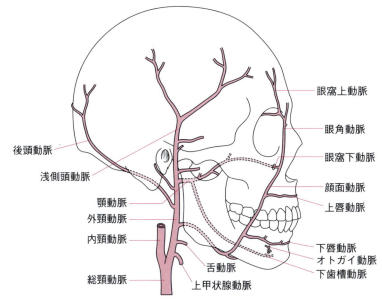

図4-14 頭・顔の主要動脈（外頸動脈の分枝）

2．頭頸部の動脈系

主に外頸動脈（総頸動脈の枝）が頭頸部や顔面に分布する．

a）外頸動脈（図4-14）

主として顔面，前頸部，頭蓋壁を養う動脈で，浅側頭動脈と顎動脈の2終枝に分かれる．その前に上甲状腺動脈，舌動脈，顔面動脈，上行咽頭動脈，後頭動脈，後耳介動脈などの枝を出す．

① 顔面動脈：顎下腺を貫いて咬筋付着部付近で顔面に出て，鼻背に向かい，眼角動脈となる．
② 浅側頭動脈：側頭部に分布する．乳幼児の脈拍測定に用いられる．
③ 顎動脈：歯（上・下歯槽動脈）に分布するほか，顎動脈からは中硬膜動脈が分岐し，棘孔を通り脳硬膜に分布する．

3．脳に分布する動脈系（図4-15，16）

内頸動脈（総頸動脈の枝）と椎骨動脈（鎖骨下動脈の枝）が脳に分布する．両動脈の枝は脳底で吻合する．

a）内頸動脈

頭蓋底の頸動脈管を経て頭蓋腔に入り，まず眼動脈を分枝し，その後，さらに脳底で前大脳動脈と中大脳動脈に分かれる．

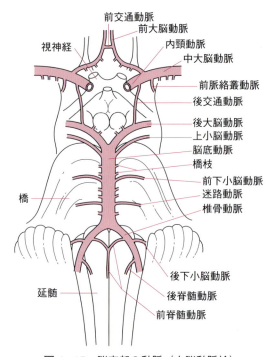

図4-15 脳底部の動脈（大脳動脈輪）

　　眼動脈：視神経管を通り眼動脈として眼球などに分布する．眼底検査の際，眼動脈の枝を観察することにより脳内動脈の状況を推察できる．
b）椎骨動脈
　頸椎横突孔を通り大後頭孔（大孔）から入った左右の椎骨動脈は，前脊髄動脈，後脊髄動脈，後下小脳動脈などを分枝し，橋の下端で合して1本の脳底動脈となる．
　　脳底動脈：前下小脳動脈，迷路動脈，橋枝，上小脳動脈を分枝し，橋の前端で左右の後大脳動脈に分かれる．
c）脳底部の動脈
　内頸動脈は前大脳動脈と中大脳動脈に分かれる．左右の前大脳動脈は前交通動脈により吻合する．中大脳動脈と後大脳動脈は後交通動脈により吻合する．このように，左右の前大脳動脈，中大脳動脈，後大脳動脈，後交通動脈および前交通動脈が脳底でトルコ鞍をとり囲むように存在する環状（多くは7角形）の動脈の吻合を大脳動脈輪〔ウィリス（T. Willis）の動脈輪〕という．
　　① 前大脳動脈：大脳縦裂の前下端から曲がり，脳梁の背面を後に向かい，

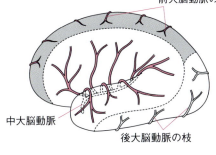
a. 大脳半球の外側面

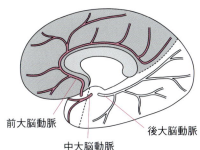
b. 大脳半球の内側面

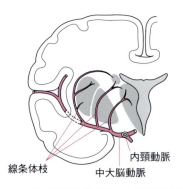
c. 大脳半球の前頭断：中大脳動脈の中心枝（脳底枝）

図4-16　前・中・後大脳動脈
破線は前・中・後大脳動脈の分布域の境界を示す．

大脳半球内側面前部に分布する．
② 中大脳動脈：大脳半球外側面の大部分に分布する．また大脳核や内包にも枝を与える．
③ 後大脳動脈：脳底動脈の終枝で大脳脚を越え後外方に走り，大脳半球内側面後部に分布する．

4．上肢の動脈系（図4-17）

鎖骨下動脈→腋窩動脈→上腕動脈→ ┌橈骨動脈⇄深掌動脈弓┐ →指の動脈
　　　　　　　　　　　　　　　　└尺骨動脈⇄浅掌動脈弓┘

① 鎖骨下動脈：前斜角筋と中斜角筋の間を通り，鎖骨の下をくぐり，第1肋骨外側縁から腋窩動脈となる．

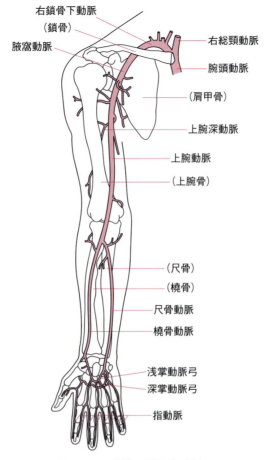

図4-17 上肢の動脈系（右）

② 腋窩動脈：腕神経叢とともに走り，大円筋の下縁（または大胸筋停止腱の下縁）で上腕動脈に移行する．
③ 上腕動脈：上腕の内側を上腕二頭筋の内側縁に沿って下り，上腕深動脈などの枝を出したのちに肘窩で橈骨動脈と尺骨動脈に分かれる．
④ 橈骨動脈：肘窩で上腕動脈から分枝し前腕の前面橈側を下行して，手根に達し手背におもむき，第1・第2中手骨底の間を通り，手掌の深部で母指主動脈と深掌動脈弓に分かれる．
⑤ 尺骨動脈：上腕動脈から分かれ，すぐに総骨間動脈（前・後骨間動脈に分岐する）を分枝し，下内方に走り手根に達して手掌に出て，その終枝は

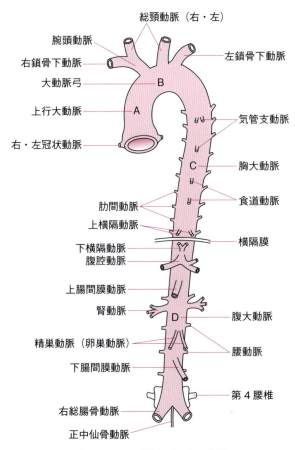

図 4-18 大動脈の区分と分枝

橈骨動脈の浅掌枝と吻合して浅掌動脈弓となる．

5．胸大動脈（図 4-18）

胸大動脈の枝は壁側枝と臓側枝に大別される．

a）壁側枝

第 3～11 肋間動脈，肋下動脈：胸大動脈からは第 3～第 11 肋間動脈，肋下動脈（第 12 肋間動脈に相当）が分枝する．第 1・第 2 肋間動脈は最上肋間動脈（鎖骨下動脈 ⟶ 肋頸動脈の枝）の枝である．鎖骨下動脈の枝の内胸動脈と合流し，肋間筋に分布する．

b）臓側枝

① 気管支動脈：2～3 本の枝で，気管支に沿って肺門に向かい，気管支樹

に沿って呼吸細気管支付近まで分布する. 気管支静脈となって戻り, 肺門
を出た後に奇静脈系に注ぐ. 肺の栄養血管である.

② 食道動脈: 2〜7本の枝で食道に分布する.

6. 腹大動脈 (図4-18)

腹大動脈の枝は, 壁側枝, 臓側枝に区分される.

a) 壁側枝

下横隔動脈 (上副腎動脈を分枝), 腰動脈 (4対), 正中仙骨動脈が分枝する.

b) 臓側枝

ⓐ中副腎動脈, ⓑ腹腔動脈, ⓒ上腸間膜動脈, ⓓ腎動脈 (下副腎動脈を分枝),
ⓔ精巣 (卵巣) 動脈, ⓕ下腸間膜動脈が分枝する.

ⓐⓓⓔは有対性であり, 泌尿生殖器系に分布し, 伴行静脈は下大静脈に流入する.

ⓑⓒⓕは不対性であり, 腹部消化器系, 脾臓に分布し, 伴行静脈は門脈系に流入する.

① 腹腔動脈: 長さ1〜2cmで, 直ちに, 左胃動脈, 脾動脈, 総肝動脈の3
枝に分かれる.

　　ⅰ) 左胃動脈: 胃の小弯を噴門側から分布する.

　　ⅱ) 脾動脈: 膵臓の後面を通過し (膵枝を出す), 脾枝 (脾臓に分布),
短胃動脈 (胃底に分布), 左胃大網動脈 (胃の大弯に分布) になる.

　　ⅲ) 総肝動脈: 右胃動脈 (小弯の幽門側に分布), 胃十二指腸動脈 (右
胃大網動脈と上膵十二指腸動脈に分岐) を分岐した後, 固有肝動脈に
なり, 右枝と左枝に分かれ肝臓に入る.

② 上腸間膜動脈: 下膵十二指腸動脈, 空腸動脈, 回腸動脈, 中結腸動脈,
右結腸動脈, 回結腸動脈に分岐し, 膵臓, 小腸, 大腸 (前半部) に分布す
る.

③ 下腸間膜動脈: 左結腸動脈, S状結腸動脈, 上直腸動脈に分岐し, 大腸
後半部 (直腸下部は中・下直腸動脈) に分布する.

7. 骨盤部の動脈系 (図4-19)

内腸骨動脈 (総腸骨動脈の枝) が骨盤部に分布する.

a) 内腸骨動脈

総腸骨動脈から分かれ小骨盤に入り前後の2枝に分かれる. 前枝からは閉鎖動
脈, 臍動脈 (上膀胱動脈を分枝: 分枝より後は出生後に臍動脈索となる), 下膀
胱動脈, 精管(子宮)動脈, 中直腸動脈, 内陰部動脈 (下直腸動脈, 会陰動脈, 陰
茎・陰核動脈などを分枝), 下殿動脈が, 後枝からは腸腰動脈, 外側仙骨動脈,

136　Ⅳ. 循環器系

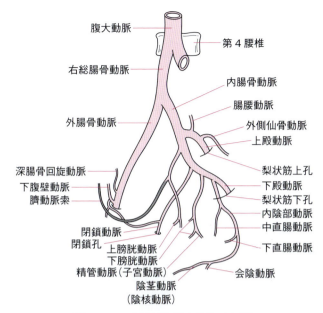

図 4-19 内腸骨動脈の分枝（右側）

上殿動脈が分枝する．

8．下肢の動脈系（図 4-20）

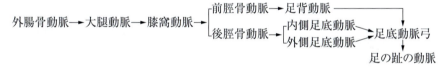

① 外腸骨動脈: 総腸骨動脈から分かれ，鼠径靱帯の下の血管裂孔を通過し大腿動脈となる．
② 大腿動脈: 内転筋管を下行し，内転筋腱裂孔を出て膝窩動脈に続く．その途中，最大の枝である大腿深動脈（内側大腿回旋動脈，外側大腿回旋動脈，貫通動脈に分岐）を分枝する．
③ 膝窩動脈: ヒラメ筋腱弓の下で前脛骨動脈と後脛骨動脈に分かれる．
④ 前脛骨動脈: 下腿前面を下行し足背動脈となる．
⑤ 後脛骨動脈: 途中腓骨動脈を分枝し，本幹は足底に出て内側足底動脈と外側足底動脈に分かれる．

9．拍動の触れる動脈（図 4-21）

動脈の大部分は深部を走行するが，一部の動脈は浅層を走行する．これらの動

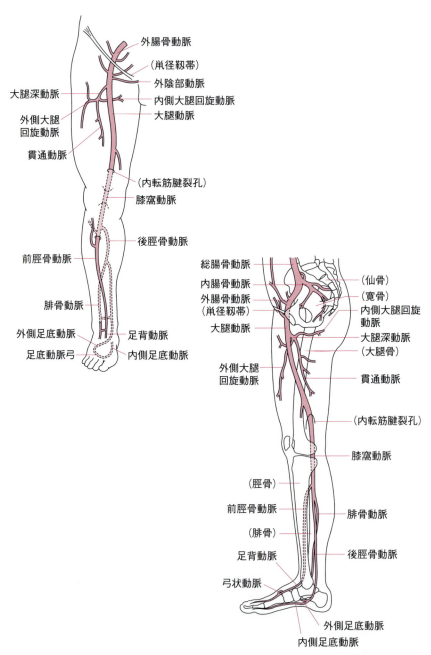

図 4-20 下肢の動脈系（右）

138　Ⅳ．循環器系

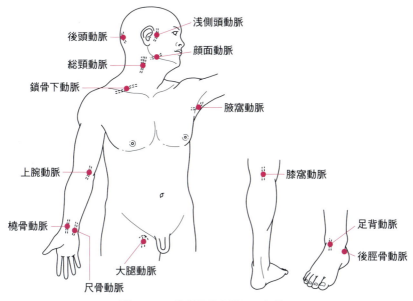

図 4-21 動脈拍動を触れる部位

は拍動を触れることができる．

① 浅側頭動脈：外耳孔の前上部（コメカミの部）
② 顔面動脈：咬筋の前縁と下顎骨底の交点付近
③ 後頭動脈：外後頭隆起の約 1～2 横指外側
④ 総頸動脈：頸動脈三角（顎二腹筋後腹，肩甲舌骨筋上腹，胸鎖乳突筋で囲まれる部分），小鎖骨上窩（胸鎖乳突筋の胸骨頭と鎖骨頭の間）
⑤ 鎖骨下動脈：鎖骨前凸部（内側 1/3 の点）より約 1cm 上方
⑥ 腋窩動脈：上腕の腋窩側
⑦ 上腕動脈：内側二頭筋溝，肘窩（血圧測定）
⑧ 橈骨動脈：橈骨下端外側部のすぐ内側で橈側手根屈筋腱と腕橈骨筋腱の間（脈拍測定），第 1 中手骨と第 2 中手骨の間の近位端
⑨ 尺骨動脈：手関節のやや上方で尺側手根屈筋腱と浅指屈筋腱との間
⑩ 大腿動脈：大腿三角〔スカルパ（A. Scarpa）三角〕（鼠径靭帯，縫工筋，長内転筋）内で鼠径靭帯から 2～3cm 下方まで
⑪ 膝窩動脈：膝窩
⑫ 後脛骨動脈：内果の後下方約 2cm
⑬ 足背動脈：足背の足関節部前方で長母趾伸筋腱と長趾伸筋腱との間

Ⅲ．血液の循環系

D．体循環の静脈系

1．上大静脈（図4-22）

　上大静脈は主として頭頸部，上肢などからの血液を集める静脈の本幹である．上大静脈は左右の腕頭静脈が右側の第1肋軟骨の高さで合し，上行大動脈の右側を下行して，右の第3肋軟骨下縁の高さで右心房に入る．

> ① 腕頭静脈：内頸静脈と鎖骨下静脈が合したもの（合流部を静脈角という）で，さらに左・右の腕頭静脈が合し，上大静脈となる．
>
> ② 外頸静脈：広頸筋のすぐ下層にある浅在性の静脈であり，主として鎖骨下静脈に注ぐ．

2．下大静脈（図4-22）

　下大静脈は下半身の血液を集める静脈の本幹であり，第4～5腰椎の高さで左右の総腸骨静脈が合流したものである．下大静脈は背柱の前を大動脈の右側に沿って上行し，肝臓の後部と横隔膜の大静脈孔を貫き右心房に入る．腹部内臓のうち，泌尿器，生殖器，副腎，直腸下部の静脈は下大静脈に入る．他の内臓からの静脈は門脈を経て下大静脈に入る．

> ① 肝静脈：肝臓から出る2～5本の静脈で，下大静脈が肝臓後面の大静脈溝を通るときに，これに入る．
>
> ② 腎静脈：腎門より出て腎動脈の前を走り，下大静脈に入る．左腎静脈は腹大動脈の前を横切り，左副腎静脈，左精巣静脈または左卵巣静脈が入る．

3．奇静脈系（図4-22）

　奇静脈系は総腸骨静脈から出る上行腰静脈に始まる．奇静脈系は上・下大静脈を結ぶ側副経路として重要である．その走行中に肋間静脈が合流する．

> ① 奇静脈：腹腔後壁にある右の上行腰静脈より始まり，横隔膜を貫いて胸腔中の胸椎前面を上行し，第3胸椎の高さで上大静脈に注ぐ．
>
> ② 半奇静脈：左の上行腰静脈に始まり，胸部に入ると胸椎左側を上行し，第9胸椎のあたりで脊椎を横切って奇静脈に入る．
>
> ③ 副半奇静脈：半奇静脈の上の部分で，上方は左腕頭静脈に，下方は奇静脈に注ぐ．

4．門脈（図4-23）

　肝臓の機能血管である門脈は，胃，小腸，大腸，膵臓，脾臓などからの静脈血を肝臓に送る静脈幹であり，肝門を通るのでその名がある．門脈の主根は脾静脈，上腸間膜静脈，下腸間膜静脈がある．副根は胆嚢静脈，左胃静脈，右胃静脈，臍傍静脈などがある．

> ① 脾静脈：4～5本の静脈で，脾門を出てまもなく1本に合し，膵臓の上

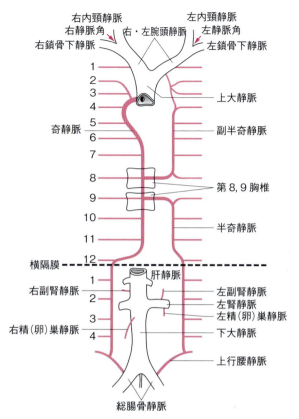

図4-22 奇・半奇静脈系の全景（1〜12は肋間静脈と腰静脈の番号を示す）

縁に沿って右方に走り，門脈に注ぐ．脾静脈は，短胃静脈，左胃大網静脈を受ける．
② 上腸間膜静脈：上腸間膜動脈と伴行して門脈に入る．上腸間膜静脈には空腸静脈，回腸静脈，右胃大網静脈，膵静脈，回結腸静脈，右結腸静脈，中結腸静脈，膵十二指腸静脈が開口する．
③ 下腸間膜静脈：膵臓の下方あるいは後方で右方に向かい，上腸間膜静脈，または脾静脈に注ぐ．また下腸間膜静脈には左結腸静脈，S状結腸静脈，上直腸静脈が開口する．

【側副循環】
　門脈の根は体循環の静脈と連絡しており，この部位は血流障害時（肝硬変など）の側副循環路として重要である．以下の3カ所がある．

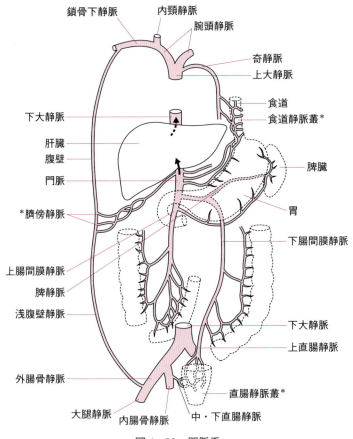

図 4-23 門脈系
＊は門脈圧亢進で，側副血行路となる．

① 食道噴門部側副路: 左胃静脈 ⟶ 食道静脈 ⟶ 上大静脈
② 肛門部側副路: 上直腸静脈 ⟶ 中・下直腸静脈 ⟶ 内腸骨静脈 ⟶ 総腸骨静脈 ⟶ 下大静脈
③ 前腹壁側副路: 臍傍静脈 ⟶ 前腹壁の皮静脈 ⟶ 上大静脈および下大静脈

　門脈圧亢進症では血液中の液体成分を腹腔内に放出するので腹水が生じ，腹部がボール状に膨らみ，前腹壁の皮静脈が臍を中心に放射状に怒張し，メドゥーサ（Medusa，メズサ）の頭を生じる．また，食道部では食道静脈瘤を生じる．

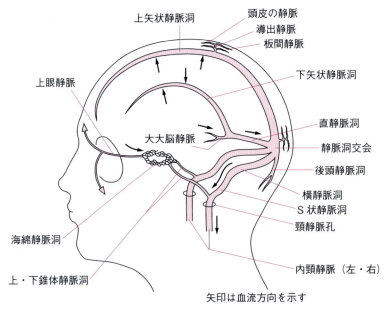

図 4-24 硬膜静脈洞

5．硬膜静脈洞（図 4-24）

硬膜静脈洞は脳硬膜の 2 葉間にある間隙で，その内面は血管内膜の続きでおおわれ，頭蓋内の静脈を集める．また導出静脈により頭蓋外静脈系と結合する．

下矢状静脈洞　上矢状静脈洞
大大脳静脈　　直静脈洞　→静脈洞交会→横静脈洞→S状静脈洞→内頸静脈

6．皮静脈

体温調節のため皮下に存在する静脈を皮静脈という．皮静脈の中膜（平滑筋）は他の静脈に比べ発達している．

a）上肢の皮静脈（図 4-25）

肘部の皮静脈は静脈注射や採血に利用される．

① 橈側皮静脈：母指と示指の間に始まり，前腕の外側上腕二頭筋溝を上行し，三角筋胸筋溝を通り，鎖骨の下で腋窩静脈に入る．
② 尺側皮静脈：手背静脈叢の尺側からおこり，前腕の尺側を上行し，上腕の下部 1/3 で上腕静脈に入る．
③ 前腕正中皮静脈：前腕の前面よりおこり，肘窩で肘正中皮静脈に注ぐ．肘正中皮静脈は斜めに橈側皮静脈と尺側皮静脈をつなぐ．

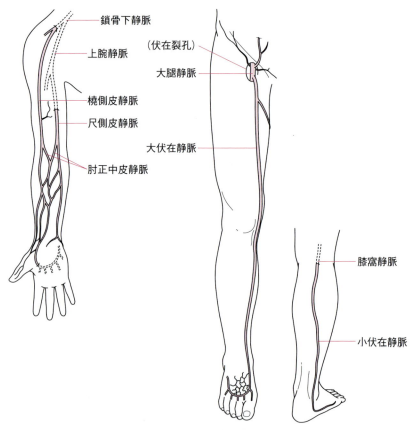

図 4-25　上肢・下肢の皮静脈（右）

b）下肢の皮静脈（図 4-25）
　① 大伏在静脈：下腿・大腿内側に位置する皮静脈で，足の内側縁の足背および足底静脈網から出て，下腿および大腿の内側を上行し，伏在裂孔を通り大腿静脈に流入する．
　② 小伏在静脈：足の外側縁で，足背および足底静脈網からおこり，下腿後側を上行して，膝窩で膝窩静脈に入る．

E．胎生期の循環系（図 4-26）

出生後は肺が酸素の受け入れ口であるが，胎児では胎盤でガス交換をおこなう．このような特殊な循環系を胎児循環という．

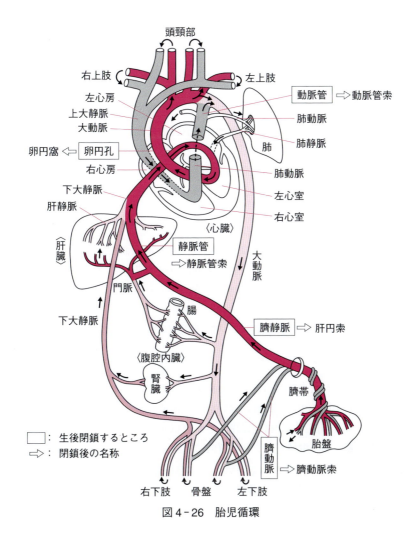

図 4-26 胎児循環

1. 出生前の血液循環

a) 胎盤

胎児は母体の子宮動脈の動脈血に満たされた胎盤腔から，血管壁を通して酸素および栄養を受ける．

b) 臍静脈

胎盤からの動脈血が流れる臍静脈（1本）は，臍帯を経て胎児の臍に返り，肝臓の下面にいたる．門脈と合する直前で静脈管を分枝する．門脈に合した血流は肝門より肝臓に入り，肝静脈を経て下大静脈に入る．

ｃ）静脈管〔アランチウス（JC. Arantius）管〕

　肝臓での酸素および栄養の消費を抑えるため，静脈管は臍静脈から分枝し，下大静脈（あるいは肝静脈を経て）に流入する．

ｄ）卵円孔

　動脈血を含む下大静脈は右心房に入る．この血液の大部分は心房中隔の卵円孔を経て左心房に入る．下大静脈は卵円孔に直線的に流入できるようになっているが，上大静脈はその上を通過するようになっており，あまり交じり合わない．卵円孔を通過した動脈血は左心室を経て頭部や上肢に分布する．

　卵円孔は構造的には弁状をしており，右心房から左心房に流れるが，逆流はおこなわれない．

ｅ）動脈管〔ボタロー（L. Botallo）管〕

　上大静脈は頭，頸部，上肢および奇静脈系から静脈血を集め，右心房に入る．右心室を経て肺動脈に入った血液の大部分は肺には流れず，動脈管を経て大動脈弓末端部に流入する．

ｆ）臍動脈

　下行大動脈に流入した静脈血は，内腸骨動脈の枝の臍動脈（1対）により胎盤に導かれる．

2．出生後の変化

　胎児循環でみられた血管系の構造物は出生後，臍帯の血管の閉鎖により呼吸中枢が刺激され呼吸が開始する．これに伴い肺への循環が始まり，左心房の内圧が右心房に対し高くなり卵円孔の弁構造は閉じられた状態を維持する．動脈管や静脈管も筋の収縮や内膜に細胞増殖がおこり器質的に閉鎖する．

胎生期の構造	臍静脈	静脈管	動脈管	卵円孔	臍動脈
遺残物	肝円索	静脈管索	動脈管索	卵円窩	臍動脈索

3．心臓発生と奇型

　ヒトの心臓は鳥類，他の哺乳類と同様に2心房2心室であるが，発生初期には1心房1心室の魚類型，2心房1心室の両生類・爬虫類型の心臓を経由する．この発生途中にて障害がおこると心臓の先天性異常が生じる．

ａ）心房中隔欠損

　左右の心房間の心房中隔にある卵円孔は弁状構造を呈する．出生後弁状構造は接合し，線維化して閉鎖する（卵円窩）．中隔の発生がおこらないと先天性異常を呈し心房中隔欠損という．このうち弁状構造を呈しない欠損を卵円孔開存症という．

146　　IV．循環器系

ｂ）心室中隔欠損

　心室中隔が発生せず，1 心室の形態を示す異常を心室中隔欠損といい，このなかで心室中隔の膜様部のみが欠損するのを膜様部心室中隔欠損という．

ｃ）動脈管開存症

　胎児循環において重要な意義をもつ動脈管は，生後まもなく閉鎖するが，なんらかの原因により動脈管の閉鎖がおこなわれなかった場合，動脈管（ボタロー管）開存症となる．

ｄ）ファロー（ÉLA Fallot）四徴候

　心室中隔欠損，肺動脈狭窄，大動脈騎乗および右心室肥大を伴う先天性心疾患をファロー四徴候という．

Ⅳ リンパ系（図 4-27）

　リンパ液の循環路をリンパ系という．リンパの流れは癌の転移の際に留意しなければならない．また腸リンパ本幹は消化管で吸収された脂肪分の運搬経路としても重要である．

Ａ．主要なリンパ本幹

　リンパ管は毛細リンパ管，リンパ管，リンパ本幹と順次太さを増し，その経過中に多数のリンパ節を経由し，静脈角（内頸静脈と鎖骨下静脈の合流点）で静脈に合流する．

1．右リンパ本幹

　右上半身の頸リンパ本幹，鎖骨下リンパ本幹，気管支縦隔リンパ本幹などを集め右リンパ本幹は右静脈角に注ぐ．

2．胸管（左リンパ本幹）

　胸管は下半身と左上半身のリンパ本幹を集める約 35 ～ 40cm の管である．第 1 ～ 2 腰椎の右前側にある乳び槽（腸リンパ本幹と左右の腰リンパ本幹が流入する囊状のふくらみ）から始まり，横隔膜の大動脈裂孔を通って胸腔に入り，食道の後ろを通って左静脈角に注ぐ．左静脈角に注ぐ直前に左上半身の頸リンパ本幹，鎖骨下リンパ本幹，気管支縦隔リンパ本幹などを受ける．

Ｂ．主要なリンパ節（図 4-27）

　個々のリンパ節群は特定の部位のリンパ管を集める．これらは体部または器官所属のリンパ節という．

　表在性のリンパ節：浅頸リンパ節，腋窩リンパ節，鼠径リンパ節など．

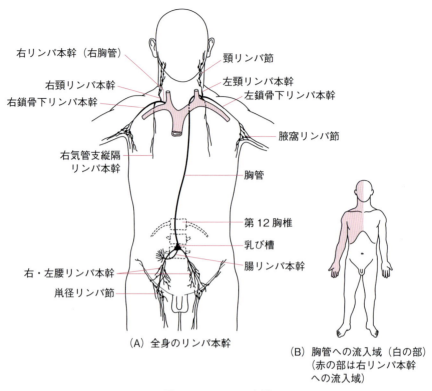

図 4-27 リンパ本幹

① 浅頸リンパ節：左側では胃癌の転移〔ウィルヒョー（R. Virchow）のリンパ節〕に関与
② 腋窩リンパ節：乳癌の転移に関与
③ 鼡径リンパ節：性病などの感染時に肥大

深部のリンパ節：気管・気管分岐部リンパ節，肺門リンパ節，胃リンパ節，上腸間膜リンパ節など．

C．リンパ節の構造（図4-28）

　リンパ節は独立した器官として存在するリンパ器官の1つである．凸面には輸入リンパ管が数本から十数本存在し，凹面（門）には2～3本の輸出リンパ管が存在し，これらのリンパ管よりなる網を形成する．
　リンパ節は皮質と髄質に区分され，皮質には，多くのリンパ小節が髄質を囲んで並び，髄質に髄索を突出させる．

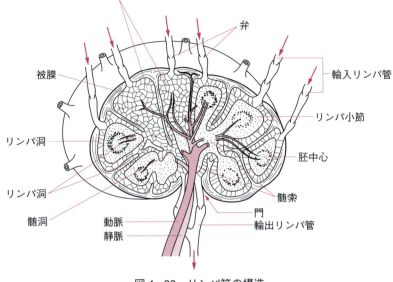

図 4-28　リンパ節の構造

D．リンパ小節

　リンパ小節はリンパ組織の塊であり，孤立して存在する孤立リンパ小節と，集合して存在する集合リンパ小節とがある．孤立リンパ小節は気管および気管支，空腸にみられ，集合リンパ小節は回腸〔パイエル（JK. Peyer）板〕，虫垂にみられる．また脾臓に散在する脾小体（白脾髄）もリンパ小節に属する．
　リンパ小節には中心に明るい部分である胚中心（反応中心，明中心）が存在する場合がある．胚中心は抗原刺激に応じてリンパ球が造成される場所である．

E．胸　腺（図 4-29）

1．胸腺の位置と大きさ

　胸腺は胸骨の後側で，縦隔の上部に位置し，左右両葉よりなる扁平なリンパ器官の1つであるが，リンパ小節は存在しない．胎生期から思春期にかけて発達し，新生児では約 10 〜 15g，思春期では約 30 〜 40g で，思春期以後は退縮して脂肪化していく．思春期以後も発達している場合は胸腺リンパ体質とよばれ，刺激に対して過敏になる．

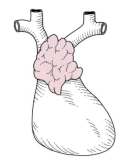

図 4-29　2 歳の幼児の胸腺

2．胸腺の構造

胸腺の構造は多数のリンパ球と細網組織よりなる皮質と，比較的リンパ球が少なく，多くの細網細胞よりなる髄質に区別される．髄質にはハッサル（AH. Hassall）小体という構造が認められる．胸腺では T リンパ球の分化がおこなわれている．この T リンパ球は胸腺由来のリンパ球とよばれ，細胞性免疫に関与する．胸腺退縮後はリンパ節の胸腺依存域（リンパ小節の周辺部と髄索）が T リンパ産生に関与する．

V　脾　臓

脾臓は赤血球の分解，リンパ球，単球の造血をおこなうほか，門脈圧の調整もおこなう．胎生期には脾臓でも造血作用がある．

A．脾臓の位置と形状（図 4-30）

腹腔内の左上腹部後面〔脾腹（ひばら）〕に位置し，長径は 10cm，短径は 5cm，厚さは 3cm，重さは 90〜120g である．その長軸は左第 10 肋骨（第 9〜第 11 肋骨）に沿う．その凸面をなす横隔面は横隔膜に接し，凹面をなす臓側面には左腎臓の前面，胃底，膵尾，左結腸曲が接する．

B．脾臓の実質（図 4-31）

脾臓は腹膜におおわれ，その下に厚い被膜がある．脾臓の内部の実質部は脾髄とよばれる．脾髄はリンパ球を造血する白脾髄と，赤血球を分解する赤脾髄に区分される．赤脾髄で分解された赤血球は脾静脈，門脈を経て肝臓に運ばれる．

① 白脾髄：中心動脈のまわりにあるリンパ組織で，リンパ球と単球の生成部位で，肉眼的には白くみえるのでこの名がある．白脾髄は脾小体または

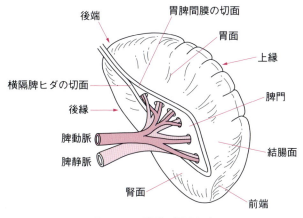

図 4-30　脾臓（臓側面）

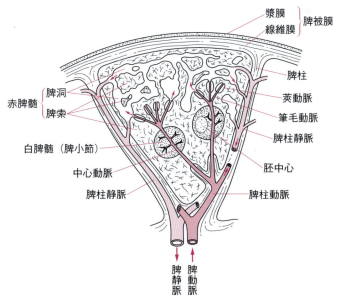

図 4-31　脾臓の構造（開放・閉鎖両循環を描く）

マルピギー（M. Malpighi）小体ともよばれる．
② 赤脾髄：実質の大部分を占めている．広い管腔をもつ脾洞とその間を埋める細網組織の脾索よりなる．脾洞中に多くの血液を含むために，肉眼的には赤褐色にみえる．脾索には大食細胞の一種である脾細胞があり，老化

V．脾　臓　151

あるいは変性した赤血球を取り込んで分解する.

C．脾臓の血管系

脾動脈 ──→ 脾柱動脈 ──→ 中心動脈 ──→ 筆毛動脈 ──→ 莢動脈 ──→ 脾洞 ──→ 脾柱静脈 ──→ 脾静脈

Ⅴ．消化器系

Ⅰ 総　論

A．臓器の一般構造

内臓は中腔性器官と実質性器官に大別される．

① 中腔性器官: 嚢状または管状の器官で，消化管がその代表である（図5-1a）．

② 実質性器官: 内部に細胞・組織が充実している器官で，肝臓，腎臓などがその代表である（図5-1b）．

消化管壁（食道壁，胃壁，小腸壁，大腸壁）は内層より外層に向かい粘膜，筋層，漿膜または外膜の3層構造をなす．

①粘膜
　1）粘膜上皮: 重層扁平上皮ないし単層円柱上皮
　2）粘膜固有層: 疎性結合組織
　3）粘膜筋板: 平滑筋の薄い層
　4）粘膜下組織: 疎性結合組織

②筋層
　1）輪〔筋〕層 ◀── 内層
　2）縦〔筋〕層 ◀── 外層
　　※胃壁の筋層は，内層―斜線維，中層―輪〔筋〕層，外層―縦〔筋〕層の3層構造をなす．

③漿膜（胃壁，小腸壁，直腸上部までの大腸壁）または外膜（食道壁，直腸の下部）

自律神経叢として，粘膜下組織中には粘膜下神経叢〔マイスネル（G. Meissner）

Ⅰ．総　論　　153

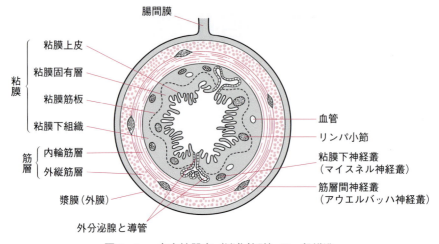

図5-1a 中空性器官（消化管壁）の一般構造

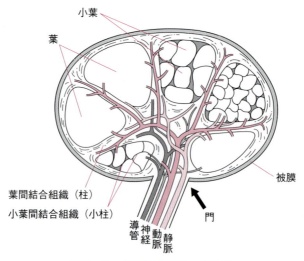

図5-1b 実質性器官の一般構造

神経叢〕，輪〔筋〕層と縦〔筋〕層との間には筋層間神経叢〔アウエルバッハ（L. Auerbach）神経叢〕がみられる（図5-1a）．

B．消化器系の構成

　消化器系は摂取した栄養分を消化・吸収し，廃物を排泄するための器官系であり，

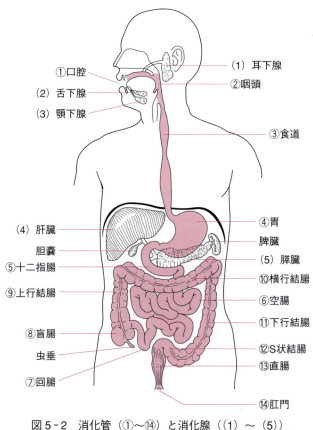

図 5-2 消化管（①〜⑭）と消化腺（(1)〜(5)）

食塊の通路となる消化管と消化液を分泌する消化腺よりなる（図 5-2）．

消化器系 ─┬─ 消化管
　　　　　└─ 消化腺

消化管：口腔 → 咽頭 → 食道 → 胃 → 小腸〔十二指腸 → 空腸 → 回腸〕→ 大腸〔盲腸 → 結腸（上行結腸 → 横行結腸 → 下行結腸 → S状結腸）→ 直腸〕→ 肛門

消化腺：唾液腺，肝臓，膵臓

II 口腔（図 5-3）

　口腔は上下歯列弓により，前方の口腔前庭と後方の固有口腔に分けられる．口腔前庭は馬蹄型をなす腔所で，哺乳類に特徴的にみられ母乳の吸引に必要である．左

II．口 腔　155

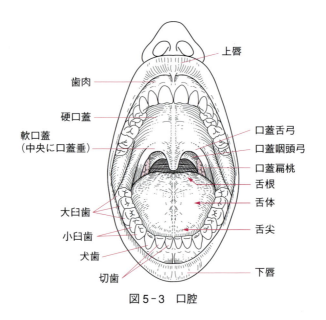

図5-3 口腔

　右・上下の大臼歯の後方において，口腔前庭と固有口腔を連絡する間隙（歯後隙）があり，開口不能時にチューブにより流動食を通すことができる．

A. 口　唇

　口唇は口裂により上唇と下唇に分けられ，口裂の両端を口角という．上唇の前面中央には人中とよばれる浅い溝がある．また，上唇と頬との間には鼻唇溝という八の字状の溝がみられる．

　口唇（上唇，下唇）は次の3部に分けられる．
　　①皮膚部：外側で皮膚におおわれた部をいう．
　　②中間部：移行部をいい，赤く唇紅とよばれる．
　　③粘膜部：内側で口腔粘膜におおわれた部をいう．

B. 口　蓋

　口蓋は固有口腔の天井をなし，前方の硬口蓋と後方の軟口蓋よりなる．
　　①硬口蓋：内部に上顎骨口蓋突起と口蓋骨水平板からなる骨口蓋を有し，その
　　　　　　　骨膜は硬口蓋の粘膜と密着している．
　　②軟口蓋：内部に骨を欠き，多くの横紋筋を含む．
　軟口蓋の後方正中部において口蓋垂という小円錐状の突起がみられる．口蓋垂か

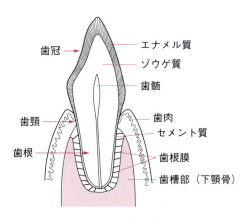

図5-4 歯の構造

ら両外側に前後2条よりなる弓状の粘膜ヒダがみられ，前方のヒダを口蓋舌弓，後方のヒダを口蓋咽頭弓といい，両者の間（扁桃窩）に口蓋扁桃がみられる．口蓋扁桃は俗に扁桃腺ともよばれ，生体防御に関与するリンパ組織よりなり，感染時には発赤，腫脹することがある．

C．歯

歯は歯根膜を介して上・下顎骨の歯槽突起の歯槽内にはまりこみ，上下の歯列弓を作っている．

歯は次の3部よりなる（図5-4）．

①歯冠：歯肉の外にあらわれた部をいい，エナメル質でおおわれる．
②歯根：歯槽中に埋まった部をいい，セメント質でおおわれる．歯の支柱はゾウゲ質よりなる．
③歯頸：歯冠と歯根との境の細い部をいう．

魚などでは同じ形の歯が並ぶが，人ではそれぞれの役割を有する異なった種類の歯（乳歯では3種，永久歯では4種）で構成される（図5-3）．

乳　歯	乳切歯	乳犬歯	乳臼歯	―
	8本	4本	8本	―
永久歯	切　歯	犬　歯	小臼歯	大臼歯
	8本	4本	8本	12本

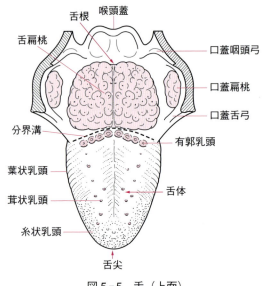

図 5-5　舌（上面）

【歯の萌出】
乳歯： 一般に約 6 カ月で第 1 乳切歯がはえ始め（多くは下歯），その後，第 2 乳切歯，第 1 乳臼歯，乳犬歯とはえ，最後に約 2 年で第 2 乳臼歯がはえ，乳歯がはえそろう．
永久歯： 約 6 年でまず第 1 大臼歯がはえ加わり，その後，乳歯とのはえ換わりがおこった後，第 2 大臼歯，さらに第 3 大臼歯（約 20 年）がはえる．

D．舌

舌は咀嚼，嚥下，味覚，発声などに関与する．舌は分界溝により前部約 2/3 の舌体と後部約 1/3 の舌根に分けられる．舌体の上面には舌乳頭とよばれる多数の小突起があり，舌根の上面にはリンパ組織よりなる舌扁桃がある（図 5-5）．

舌乳頭には次の 4 種がある（図 5-6）．
　①糸状乳頭： 舌体部の上面全体に白くビロード状にみられる．味蕾は有さない．糸状乳頭に混じ，形も似るが，尖端が分かれず円錐形をなすものを円錐乳頭とよび，糸状乳頭と区別することがある．
　②茸状乳頭： 舌尖や舌の外側に多く，赤い点状でみられる．味蕾は小児では比較的よく認められるが，成人ではまれである．

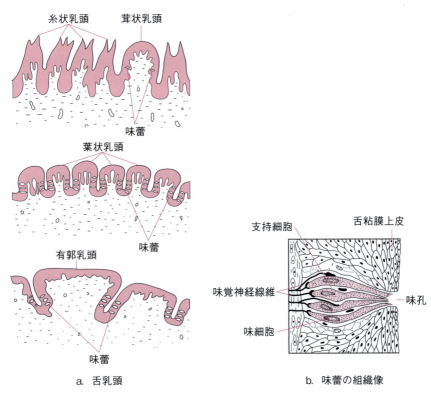

図5-6 舌乳頭と味蕾

③葉状乳頭：舌の外側縁の後部にある細長いヒダ状の乳頭でヒトでは一般的に発達は良くない．味蕾は溝に面する上皮内に存在する．

④有郭乳頭：分界溝の前に一列に並ぶ大きな舌乳頭で，その数は8〜15個である．乳頭のまわりには深い溝があり，溝に面する上皮内には多くの味蕾が認められ，また，溝の底には漿液腺〔エブネル（V. Ebner）腺〕がみられる．

　舌の運動をおこなう舌筋は，外舌筋と内舌筋に大別されるが，いずれも舌下神経の支配である．

外舌筋：舌外から起始し舌内に停止する筋で，舌の位置を変える働きがある．オトガイ舌筋，舌骨舌筋，小角舌筋，茎突舌筋よりなる．

内舌筋：起始，停止ともに舌内にある筋で，舌の形を変える働きがある．上・下縦舌筋，横舌筋，垂直舌筋よりなる．

　舌の知覚，一般知覚を伝える神経は，舌の前約2/3と後約1/3で異なる．

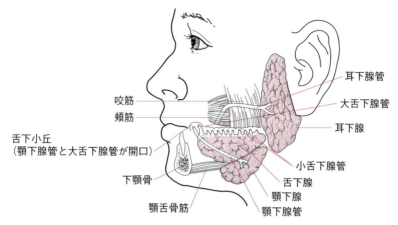

図5-7 大唾液腺の位置と導管の開口部

	舌の前約2/3	舌の後約1/3
味　　覚	顔面神経Ⅶ（鼓索神経）	舌咽神経Ⅸ
一般知覚	三叉神経Ⅴ（下顎神経）	舌咽神経Ⅸ

E．口腔腺（唾液腺）

唾液腺は唾液を分泌する腺で，小唾液腺と大唾液腺に大別される．分泌物の性状により漿液腺，粘液腺および混合腺（漿液腺部・粘液腺部）に分けられる．

唾液腺 ─┬─ 小唾液腺：口唇腺，頬腺，口蓋腺，舌腺など
　　　　└─ 大唾液腺：耳下腺（純漿液腺），顎下腺（混合腺），舌下腺（混合腺）

① 小唾液腺は口腔粘膜下にある小さな唾液腺で，口腔粘膜を潤すなどの働きがある．

② 大唾液腺は大きな腺体を有し，導管を通って特定の場所に開口する（図5-7，8）．その漿液腺部からは糖質分解酵素の1つであるプチアリンを分泌する．

大唾液腺	腺体の位置	導　管	開　口　部
耳下腺	耳介の前下方	耳下腺管	上顎第2大臼歯対向面の頬粘膜（口腔前庭）
顎下腺	顎下三角※	顎下腺管	舌下小丘（固有口腔）
舌下腺	口腔底（舌下ヒダの下方）	大舌下腺管 小舌下腺管	舌下小丘（固有口腔） 舌下ヒダ（固有口腔）

※顎下三角：顎二腹筋の前腹・後腹および下顎底で作られる三角をいう．

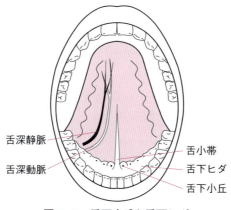

図 5-8 舌下小丘と舌下ヒダ

　ムンプスウイルスの感染によっておこる流行性耳下腺炎（おたふくかぜ）は，耳下腺部の腫脹と疼痛で初発することが多い．

Ⅲ 咽　頭

A．咽頭の区分
　咽頭は消化器系と呼吸器系の交叉部にあたり，後頭骨底部の下面から第6ないし第7頸椎の高さに位置する．咽頭は上方より鼻部，口部，喉頭部の3部に分けられる（図5-9）．
　　①鼻部（上咽頭）：鼻腔の後方，軟口蓋の上方にある部をいう．後鼻孔を介して鼻腔に連絡する．咽頭扁桃が存在し，両側壁には耳管咽頭口が開口し，耳管を介して中耳（鼓室）と連絡する．
　　②口部（中咽頭）：上方の軟口蓋と下方の喉頭蓋上縁（舌骨）の間にわたる部をいう．口峡を介して口腔に連絡する．扁桃窩に口蓋扁桃がある．
　　③喉頭部（下咽頭）：喉頭蓋上縁（舌骨）から輪状軟骨下縁の高さにわたる部をいう．喉頭口の両側に梨状陥凹があり，飲み込まれた食物などがここにとどまっていることがある．

B．ワルダイエルの咽頭輪
　咽頭の周囲は，リンパ組織よりなる以下の4つの扁桃が輪状に取り囲んでおり，リンパ咽頭輪〔ワルダイエル（W. Waldeyer）の咽頭輪〕（図5-10）とよばれる．

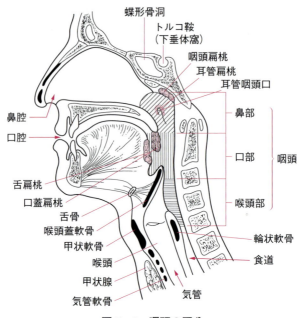

図 5-9　咽頭の区分

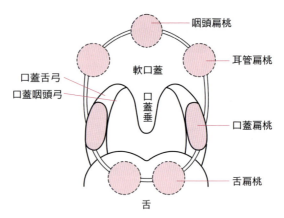

図 5-10　ワルダイエルのリンパ咽頭輪

①口蓋扁桃：口蓋舌弓と口蓋咽頭弓との間にある．
②咽頭扁桃：咽頭円蓋にある．
③舌扁桃：舌根部の上面にある．
④耳管扁桃：耳管咽頭口の周囲にある．

咽頭扁桃肥大はアデノイドとよばれ，後方の鼻腔を閉鎖することによる呼吸障害をきたすことがある．

Ⅳ 食　道

A．食道の区分

　食道は第6頸椎の高さで咽頭に続き，脊柱の前面，気管の後を下行し，横隔膜の食道裂孔を通過して腹腔に入り，第11胸椎の高さで胃（噴門）に連なる長さ約25cmの消化管である．内表面は重層扁平上皮でおおわれる．

　食道は頸部，胸部，腹部の3部に分けられる．
　　①頸部：咽頭に続き，胸郭内に入るまでの部分をいう．この部では食道は前方の気管と接して下行し，食道と気管の間を反回神経（迷走神経の枝）が上行する．約5〜6cm
　　②胸部：胸郭内の部分をいう．この部では食道は気管の後方をやや左側によって下行する．約15〜18cm
　　③腹部：横隔膜の食道裂孔を貫いてから胃に移行するまでの腹腔内にある約2〜3cmの短い部分をいう．

B．生理的狭窄部（図5-11）

　食道は全長にわたり太さが一様でなく，3カ所の生理的狭窄部がある．この部は

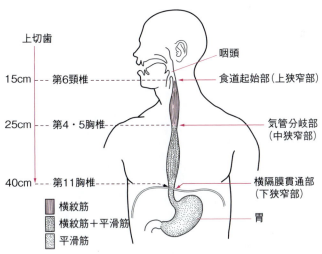

図5-11　食道の生理的狭窄部と食道壁の筋組織

異物が停滞しやすい部位であるとともに食道癌の好発部位となる．
  ①第1狭窄部（食道起始部）：咽頭から食道への移行部での狭窄
  ②第2狭窄部（気管分岐部）：気管分岐部の高さにあり，大動脈弓および左気管支による圧迫．
  ③第3狭窄部（横隔膜貫通部）：横隔膜の食道裂孔を貫通する部での狭窄．

C．食道壁の筋層（図5-11）
  ①上1/3：横紋筋よりなる．
  ②中1/3：横紋筋と平滑筋が混在する．
  ③下1/3：平滑筋よりなる．
 ただし，内層が輪〔筋〕層，外層が縦〔筋〕層であることは他の消化管と同様である．

V 胃

A．胃の各部の名称
 胃は上方では横隔膜の直下，第11胸椎の高さで食道に連なり，下方では第1腰椎の右前方で十二指腸に連なる．胃には次の各部がある（図5-12）．
  ①噴門：食道に続く胃の初部をいう．食道と胃底との間の切痕を噴門切痕という．噴門腺（粘液細胞のみからなる）がみられる．

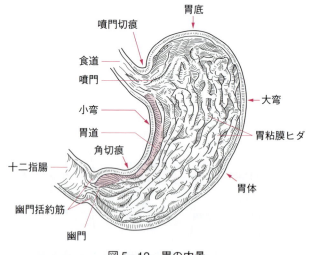

図5-12 胃の内景

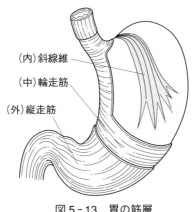

図 5-13　胃の筋層

②胃底：噴門の左上方で膨隆した部をいう．X線像において，胃底には嚥下した空気が胃泡としてみられる．
③胃体：胃底に続いて右下方部に向かう広い部で胃の大部分を占める．
④幽門部：胃体に続く胃の終部で，角切痕（胃の上縁にある切痕）より遠位の部をいう．幽門腺（主に粘液細胞からなる）がみられる．
⑤幽門：胃と十二指腸との境をいう．
⑥大弯：胃の左方下縁をいう．
⑦小弯：胃の右方上縁をいう．

B．胃の筋層（図 5-13）

　一般に消化管壁の筋層は，内層の輪走筋と外層の縦走筋の 2 層構造をなすが，胃壁の筋層だけは，内層に斜線維，中層に輪走筋，外層に縦走筋の 3 層構造をなす．中輪筋層が発達したものが幽門括約筋である．

C．固有胃腺（胃底腺）（図 5-14）

　胃底部から胃体部にかけての粘膜に固有胃腺（胃底腺）がみられ，胃液を分泌する．固有胃腺は 3 種の細胞よりなる．

固有胃腺 ─┬─①主細胞：ペプシノーゲン（分泌後，塩酸の作用によりペプシンとなる）を分泌
　　　　　├─②壁（傍）細胞：塩酸，内因子を分泌
　　　　　└─③副細胞：粘液を分泌

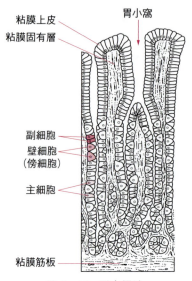

図 5-14　固有胃腺

Ⅵ 小　腸

　小腸は胃（幽門）に続き，盲腸に連なる長さ数 m の消化管で，十二指腸，空腸，回腸の 3 部よりなる．

　①十二指腸：長さ約 25cm，腸間膜をもたない．
　②空腸および回腸：長さ数 m，腸間膜をもつ（有腸間膜小腸）．

A．十二指腸

　十二指腸は膵頭を囲む C 字形をなし，次の 4 部に分けられる（図 5-15）．

　①上部：幽門に続き第 1 腰椎の前を右方に走る十二指腸の初部で，十二指腸球部ともよばれ，十二指腸潰瘍の好発部位となる．
　②下行部：第 2～3 腰椎の右側に沿って下行する部で，後内側壁には大十二指腸乳頭（総胆管及び〔主〕膵管が開口）および小十二指腸乳頭（副膵管が開口）がみられる．
　③水平（下）部：第 3 腰椎の前を左方に向かう部で，その前面を上腸間膜動・静脈が横切って下行する．
　④上行部：下部に続き斜めに左上方に向かう部をいう．十二指腸の空腸への移行部（十二指腸空腸曲）には，横隔膜の右脚周囲から起始する十二

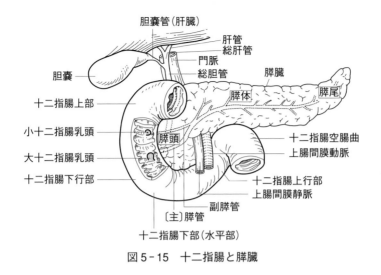

図 5-15　十二指腸と膵臓

指腸提筋〔トライツ（W. Treitz）靱帯〕がつき，この部をつり上げ固定している．

B．空腸および回腸

空腸と回腸は合わせて全長数 m で，空腸は初部の約 2/5，回腸は残りの約 3/5 を占め，空腸は腹腔内の左上部，回腸は右下部におおむね位置する．

C．小腸粘膜の特徴

小腸粘膜には以下の特徴がみられる．
　①輪状ヒダと腸絨毛（図 5-16）
　　腸管内腔に向かって隆起する輪状の粘膜ヒダを輪状ヒダといい，また，粘膜表面にある無数の小突起を腸絨毛という．両者は表面積を拡大し吸収効率を高める役目をはたしている．
　②孤立リンパ小節と集合リンパ小節（図 5-17）
　　粘膜固有層ではリンパ球が集まって球形の孤立リンパ小節を作る．また，回腸に限り孤立リンパ小節が多数集まってできた集合リンパ小節〔パイエル（JK. Peyer）板〕がみられる．
　③腸腺（腸陰窩）（図 5-16）
　　単層円柱上皮である小腸粘膜上皮は，粘膜固有層中に短い単一管状腺をつくり，これを腸腺〔リーベルキューン（JN. Lieberkuhn）腺〕という．

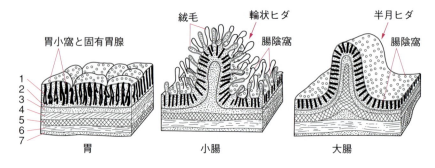

1. 粘膜固有層　2. 粘膜筋板　3. 粘膜下組織　4. 斜線維
5. 輪走筋　6. 縦走筋　7. 漿膜

図5-16　胃壁，小腸壁，大腸壁の構造比較

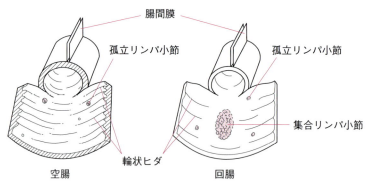

図5-17　孤立リンパ小節と集合リンパ小節

VII 大　腸（図5-18）

　大腸は小腸（回腸）に続く，長さ約1.5mの消化管で，盲腸，結腸，直腸の3部よりなる．

A．盲　腸（図5-19）

　回腸と大腸との連結部より下方の長さ約6cmの盲管部を盲腸といい，右腸骨窩に位置する．回腸末端が盲腸に入る部は弁状となり回盲弁〔バウヒン（G. Bauhin）弁〕とよばれ，大腸内容物が小腸に逆流するのを妨げる働きがある．盲腸下端の後内側壁からは虫垂とよばれる長さ6～8cmの細長い管が伸びている．虫垂の粘膜内にはリンパ小節が発達している．虫垂に発生する炎症性疾患を虫垂炎といい（社

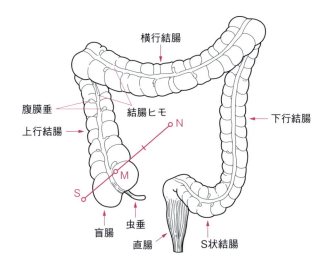

N: 臍　S: 右上前腸骨棘
M: マックバーネ点

図5-18　大腸の全景とマックバーネ点

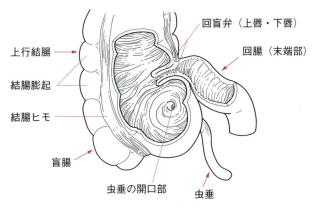

図5-19　回盲部（内腔を示す）

会一般ではまだ盲腸炎とよぶ者も多い），腹痛，悪心・嘔吐，発熱などの症状を呈し，マックバーネ（C. McBurney）点（臍と右上前腸骨棘を結ぶ線上で，外側1/3の点）などに圧痛がみられる（図5-18）．

B．結　腸

結腸は次の4部よりなる．

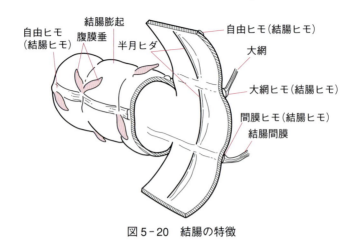

図 5-20 結腸の特徴

　①上行結腸：後腹壁に接着固定
　②横行結腸：結腸間膜を有する
　③下行結腸：後腹壁に接着固定
　④S 状結腸：結腸間膜を有する
結腸には次の特徴（①②④は外見上の特徴）がある（図 5-18, 20）.
　①結腸ヒモ：結腸の縦走筋層が 3 カ所で寄り集まったもので，大網ヒモ，間膜ヒモ，自由ヒモの 3 条からなる.
　②結腸膨起：結腸ヒモにより結腸が短縮し，外方に向かう膨らみが生ずる.
　③結腸半月ヒダ：結腸膨起が外面で生ずるのに対し，内腔では半月ヒダが生ずる.
　④腹膜垂：結腸ヒモにそって付着する漿膜からなる小嚢で，中に脂肪組織をいれる.

C. 直　腸

　直腸は S 状結腸に続き，仙骨と尾骨の前面（骨盤の後壁）を下行し，尾骨下端の前で肛門として外部に開く長さ約 20cm の消化管で，男性では膀胱の後方，女性では子宮および腟の後方に位置する.
　肛門のすぐ上方部は肛門管，その上方の拡張した部は直腸膨大部という．直腸膨大部の内面には半月状の 3 つのヒダ（右 1 つ，左 2 つ）があり，これを直腸横ヒダという．肛門管上部の粘膜には，6〜10 条の長さ約 1cm の隆起する縦走ヒダである肛門柱がみられ，肛門柱間は凹み，肛門洞といわれる．大腸壁の筋層の内輪層は肛門において肥厚して輪状の内肛門括約筋（平滑筋性）となり，その外層には外肛

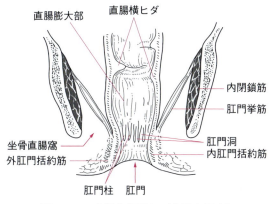

図 5-21　直腸と肛門部（内腔を示す）

門括約筋（横紋筋性）がある（図 5-21）．

VIII 肝　臓

A．肝臓の位置と形状

　肝臓は横隔膜直下の右上腹部に位置する人体最大の腺で，楔形を呈し，重さ約 1,200 g で暗褐色を呈する．肝臓は上面（横隔面）と下面（臓側面）の 2 面に分けられる．

　　上面（横隔面）：横隔膜の円蓋に応じた凸面をなす．
　　下面（臓側面）：全体として凹面をなし（局所的には小さな凹凸があり），諸器官と接する．

　横隔面は大部分が腹膜でおおわれているが，横隔面の後部は横隔膜に直接接着しているため腹膜をもたず，無漿膜野とよばれる．

　肝臓は肝鎌状間膜（横隔面を被う左右からの腹膜が正中線のやや右側で合してできる前後に走る腹膜ヒダ）により，右葉と左葉とに分けられる（図 5-22）．

　　右葉：肝臓の約 4/5 を占める．
　　左葉：肝臓の約 1/5 を占める．

B．肝臓の下面（臓側面）

　肝臓の臓側面には H 状の溝がみられる（図 5-23）．

　　横溝——肝門：門脈（肝臓の機能血管），固有肝動脈（肝臓の栄養血管），左右の肝管などが出入する．

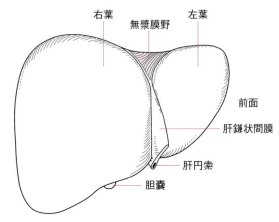

図 5-22　肝臓の上面（横隔面）

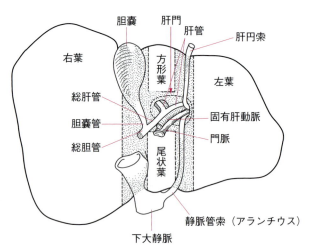

図 5-23　肝臓の下面（臓側面）

```
左側の縦溝 ─┬─ 前部 ── 肝円索裂：肝円索を容れる．
            └─ 後部 ── 静脈管索裂：静脈管索を容れる．
右側の縦溝 ─┬─ 前部 ── 胆嚢窩：胆嚢を容れる．
            └─ 後部 ── 大静脈溝：下大静脈を容れる．
```

　左右の縦溝にはさまれた部は，横溝（肝門）により前後2部に分けられ，前方の長方形の部を方形葉，後方の不規則な形をした部を尾状葉という．

【肝臓の機能的区分：カントリー（J. Cantlie）線】
　門脈および固有肝動脈の左右の主枝の分布領域により肝臓を右葉と左葉に分けるときの境界は，肝下面において胆嚢窩（胆嚢）と大静脈溝（下大静脈）とを結ぶカントリー線を含んだ矢状面に一致する．肝鎌状間膜による分類では方形葉および尾状葉は右葉に属するが，カントリー線による機能的区分では方形葉および尾状葉は左葉に属する．

C．肝臓の微細構造（図5-24）
　肝実質は六角柱状の肝小葉（直径1〜2mm）の集合体である．肝小葉の中央には中心静脈が縦走し，その周囲に放射状に肝細胞板（索）が配列する．肝細胞間には肝細胞で産生した胆汁を小葉間胆管に送る毛細胆管がみられる．肝細胞板の周囲には洞様毛細血管（類洞）とよばれる毛細血管網がみられる．小葉内毛細血管壁には食作用を有し，生体防御に関与するクッペル（KW. Kupffer）の星細胞がある．また，類洞と肝細胞板との間にある狭い間隙は類洞周囲隙〔ディッセ（J. Disse）腔〕とよばれ，ここに類洞周囲脂肪細胞（伊東細胞）がみられる．肝小葉間の結合組織〔小葉間結合組織，グリソン（F. Glisson）鞘〕中には，小葉間静脈（門脈の枝），小葉間動脈（固有肝動脈の枝），小葉間胆管の3つ組みがみられる．

D．肝内の血液循環
門脈（機能血管）──→ 小葉間静脈（小葉間結合組織中）──→ 洞様毛細血管（類洞）
固有肝動脈（栄養血管）──→ 小葉間動脈（小葉間結合組織中）──┘
　　　　　　　　　　　　　　　　　　　肝静脈 ←── 中心静脈

E．胆　路
肝細胞 ──→（胆汁）──→ 毛細胆管 ──→ 小葉間胆管 ──→
　　──→ 左右の肝管 ──→ 総肝管 ⇄ 総胆管 ──→ 大十二指腸乳頭
　　　　　　　　　　　　胆嚢管 ⇄ 胆嚢

IX 胆　嚢
　胆嚢は肝臓下面の胆嚢窩に位置するナス形をした長さ8〜10cm，幅2〜4cm，容量30〜70ml の嚢状の器官で，肝臓で産生され排出された胆汁を貯留・濃縮する働きがある．
　胆嚢は下端部の底，中央の大部分を占める体，後上端部で胆嚢管に続く頸の3部に分けられる．胆嚢頸から胆嚢管の内面にはラセンヒダとよばれる横走する著明な

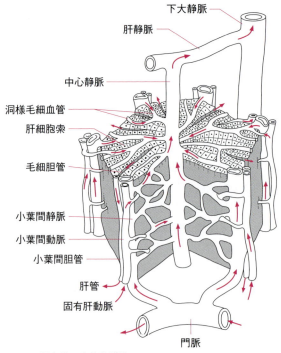

a．肝小葉の立体的構造

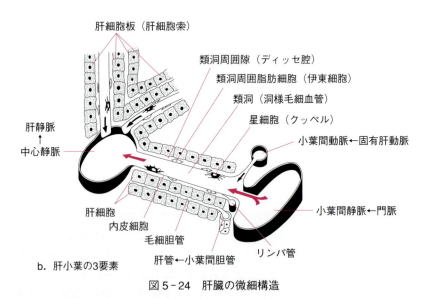

b．肝小葉の3要素

図 5-24　肝臓の微細構造

粘膜ヒダがみられる．

【カロー（JF. Calot）三角】
肝臓下面，総肝管および胆嚢管で作られる三角をカロー三角といい，胆嚢動脈がここを走る．

X 膵臓

膵臓は第1〜第4腰椎の高さに位置し，胃の後で後腹壁に癒着する腹膜後器官である．扁平で舌状の細長い臓器で，長さ13〜16cm，幅3〜5cm，厚さ約2cmで，重さは60〜70gである．膵臓は膵頭，膵体，膵尾の3部に区分される（図5-15）．

①膵頭：右端の膨大した部でC字状に弯曲した十二指腸に囲まれている．
②膵体：膵頭から続き左方に横走する部である．
③膵尾：左端の細い部でその先端は脾臓に接する．

膵臓は外分泌部（外分泌腺）と内分泌部（内分泌腺）よりなる（図5-25）．

外分泌部（外分泌腺）：消化液である膵液（3大栄養素の消化酵素を含む）を分泌する．

内分泌部（内分泌腺）：ホルモンを分泌する．

外分泌部の導管として主管である〔主〕膵管と細い副膵管がある．

〔主〕膵管：十二指腸下行部の大十二指腸乳頭に開口する．

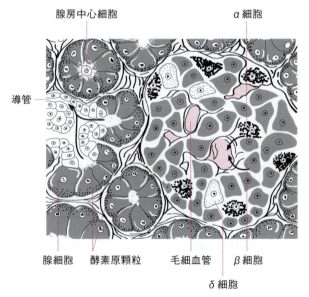

図5-25　膵臓の微細構造

副膵管: 十二指腸下行部の小十二指腸乳頭に開口する．

　膵臓に散在する内分泌性細胞群は膵島〔ランゲルハンス（P. Langerhans）島〕とよばれ，総数は約100万で膵尾に比較的多くみられ，α（A）細胞，β（B）細胞およびδ（D）細胞よりなる．

　　α（A）細胞: グルカゴンを分泌する．
　　β（B）細胞: インスリンを分泌する．
　　δ（D）細胞: ソマトスタチンを分泌する．

XI 腹　膜

A．組　織

　腹膜は腹壁の内表面および腹腔・骨盤腔にある臓器の表面をおおう人体最大の漿膜で，単層扁平上皮（漿膜上皮，中皮）とその下にある薄い疎性結合組織（漿膜下組織）よりなる．漿膜からは漿液が分泌され，その表面は常に滑らかに潤っている．

B．壁側腹膜，臓側腹膜，腹膜腔（図5-26）

　壁側腹膜: 腹壁の内表面をおおう．
　臓側腹膜: 腹腔・骨盤腔にある内臓の表面をおおう．
　腹膜腔: 壁側腹膜と臓側腹膜との間の腔所をいい，少量の漿液があり，臓器の運動による摩擦を防いでいる．

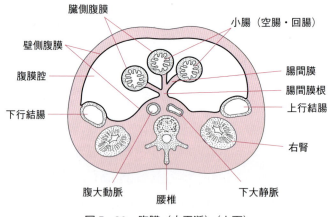

図5-26　腹膜（水平断）（上面）

C. 間　膜（図 5-26, 27）

　臓側腹膜は内臓の表面をおおった後に，壁側腹膜に移行するが，この移行部は腹膜が合わさって2重になっており，これを間膜という．間膜の間は，臓器に分布する血管，神経，リンパ管が通る．

　間膜はそれが包む臓器により，腸間膜，結腸間膜，卵管間膜，卵巣間膜などの名称がつけられている．

D. 大網と小網（図 5-27）

　胃の前後面をおおった腹膜は大弯および小弯で腹膜の二重層（間膜）を作り，それぞれ大網および小網となる．大網は脂肪組織を含んだ腹膜で大弯から垂れ下がり，横行結腸の前，さらに空腸，回腸の前を下行し，再び上行して横行結腸に癒着する．小網（肝胃間膜と肝十二指腸間膜よりなる）は，胃の小弯および十二指腸上部と肝

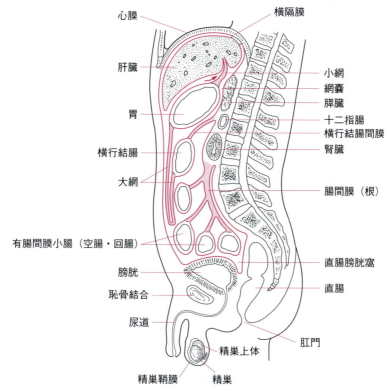

図 5-27　腹膜（男性，右正中断面）
矢印の先に網嚢孔がある．

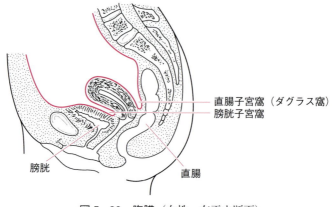

図 5-28　腹膜（女性，右正中断面）

門との間にある腹膜の二重層よりなる．

E．網　嚢（図 5-27）

　小網および胃の背側にある腹膜腔部を網嚢という．網嚢は小網の右端部（肝十二指腸間膜）の後側にある網嚢孔〔ウィンスロー（J.B. Winslow）孔〕により，他の腹膜腔部と交通している．

F．腹膜腔の陥凹部（図 5-27，28）

　腹膜腔の最底部をなす陥凹部は，男性では直腸膀胱窩（直腸と膀胱との間の腹膜腔の陥凹部），女性では直腸子宮窩〔ダグラス（J. Douglas）窩〕（直腸と子宮との間の腹膜腔の陥凹部）である．これらの窩は立位や臥位において，炎症などによる膿や血液の貯留しやすい部位であり，臨床上重要である．
　なお，女性では膀胱と子宮との間に膀胱子宮窩とよばれる腹膜腔の陥凹部がある．

G．臍ヒダ

　前腹壁の内面を被う壁側腹膜には，臍より下方で3種の腹膜ヒダ（正中・内側・外側臍ヒダ）がみられる．

H．腹膜後器官

　壁側腹膜より後側にある器官を腹膜後器官といい，腎臓，副腎，尿管，十二指腸，膵臓などがある．

VI. 呼吸器系

　呼吸器系とは酸素を取り入れ，代謝の結果生成する二酸化炭素を排出する肺呼吸（外呼吸）を営む一連の器官系統をいう．呼吸には空気と血液の間でおこなわれる肺呼吸（外呼吸）と，血液と全身の組織・細胞の間でおこなわれる組織呼吸（内呼吸）がある．一般に呼吸といった場合には肺呼吸を意味する．

　呼吸器系は，鼻（外鼻，鼻腔，副鼻腔），咽頭，喉頭，気管・気管支，肺の他に胸膜，縦隔を含む（図6-1）．また一般に喉頭までを上気道，気管以降を下気道とよぶ．

I 鼻

　鼻は外鼻，鼻腔，副鼻腔から構成される．

A. 外 鼻

　顔面の中央に突出した部分を外鼻といい，鼻骨と鼻軟骨からなる．鼻背（ハナスジ），鼻根（鼻背の上端部），鼻尖（鼻背の下端部・ハナサキ），鼻翼（鼻尖の両側の膨隆部・コバナ）に分けられる．鼻尖では寒冷時などに毛細血管の拡張により発赤がみられ，また鼻翼では呼吸困難時の吸息の際に鼻翼呼吸がみられる．

B. 鼻 腔 （図6-2, 3）

　鼻腔は外鼻孔から後鼻孔までで，鼻腔は鼻翼部に相当する鼻前庭と，その奥に続く固有鼻腔に分けられる．

1. 鼻前庭

　外鼻孔から鼻限までの約1cmの長さで，内壁は皮膚の続きで鼻毛，汗腺，脂腺

I. 鼻　179

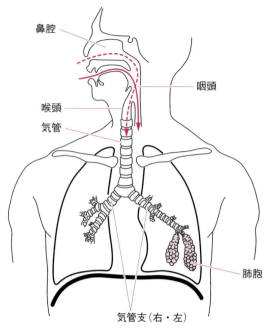

図6-1 呼吸器系の全景

がみられる．

2．固有鼻腔

　鼻限から後鼻孔までで，固有鼻腔の壁は鼻粘膜でおおわれ，粘膜の大部分は多列線毛上皮で杯細胞と鼻腺を有する．鼻中隔という正中の仕切りで左右の鼻腔に分けられる．鼻腔の上壁は篩骨（篩板），下壁は上顎骨と口蓋骨，外側壁は鼻甲介から構成される．

- a）鼻中隔：正中の仕切りで左右の鼻腔に分ける．鼻軟骨，篩骨，鋤骨からなる．鼻中隔の前下部は毛細血管が発達し鼻出血の好発部位でキーゼルバッハ（W. Kiesselbach）部位とよばれる．
- b）鼻甲介と鼻道：外側壁から骨棚様の3つの上・中・下鼻甲介が張り出し，各鼻甲介の下に上・中・下鼻道をつくる．鼻道は副鼻腔の開口部となる．上鼻道の上壁の粘膜には，嗅細胞（嗅覚受容細胞）が存在し，その神経突起が約20本集まって嗅神経となり，篩骨篩板の小孔を貫いて頭蓋内に入り脳（嗅球）に接続する．
- c）鼻甲介と鼻中隔の間の上下方向にのびた共通の腔所を総鼻道とよび後方の鼻

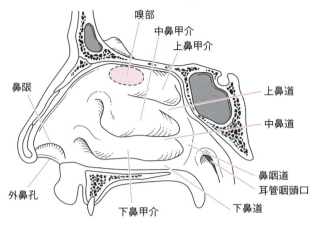

図6-2 鼻腔（右側壁の構成）

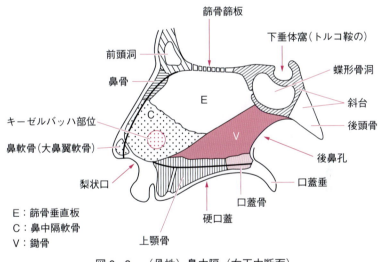

図6-3 （骨性）鼻中隔（右正中断面）

咽道に集合し，後鼻孔を通じて咽頭に続く．鼻中隔下部と鼻甲介の粘膜下は静脈叢が発達し，吸気時の空気に加温と加湿を与えて肺に送る役割をはたす．

C．副鼻腔（図6-4，5，図2-38，表6-1）

1．鼻腔壁を構成する骨のうち，上顎骨，前頭骨，篩骨，蝶形骨の骨体内部には含気洞があり鼻腔と交通する．この含気洞を副鼻腔という．

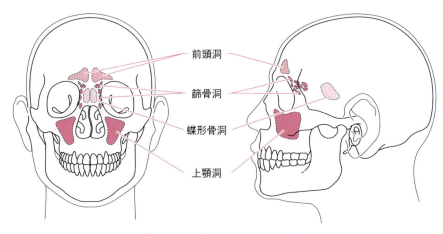

図 6-4 副鼻腔の位置（投影図）

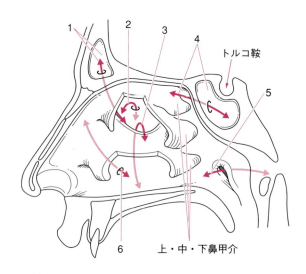

1. 前頭洞→中鼻道　　　　2. 篩骨洞（前方群）→中鼻道
3. 上顎洞→中鼻道　　　　4. 蝶形骨洞→上鼻道（蝶篩陥凹）
5. 耳管咽頭口 →咽頭鼻部
6. 鼻涙管→下鼻道
　（篩骨洞後方群は上鼻道に開口する）

図 6-5　副鼻腔の開口部（鼻涙管，耳管をも示す）（右）

2．副鼻腔には上顎洞，前頭洞，篩骨洞，蝶形骨洞の 4 つがある．
3．歯，眼窩，頭蓋と接しているので，炎症や癌のときに影響を及ぼす．

表6-1 副鼻腔

	位　置	開口部
1．上顎洞	副鼻腔中最大で，上顎の犬歯から第2大臼歯の範囲に存在する．下壁には上顎の歯根が突出するので，歯根の病変が波及する．	中鼻道に開口する．
2．前頭洞	前頭骨中央辺（眉間）のなかにある一対の空洞である．	中鼻道に開口する．
3．蝶形骨洞	蝶形骨体内のトルコ鞍（下垂体窩）の下に位置する．	鼻腔の後上方（蝶篩陥凹）に開口する．
4．篩骨洞	薄い骨壁に仕切られた蜂巣状の多数の小空洞で，鼻腔の外上壁に沿って存在する．	前方群（前部・中部）は中鼻道に，後方群（後部）は上鼻道に開口する．

4．鼻粘膜に炎症が生じると，容易に副鼻腔の粘膜に炎症が波及し副鼻腔炎をおこし，膿（炎症産物）がとどまりしばしば蓄膿症（慢性副鼻腔炎）をきたす．

5．上顎洞の開口部（上顎洞口）は洞の上部に存在するので膿の自然排膿は困難である．

Ⅱ 咽　頭 （図6-2）

（Ⅴ．消化器系の項を参照）

消化器系と呼吸器系の交差点である．咽頭は咽頭鼻部（上咽頭）・咽頭口部（中咽頭）・咽頭喉頭部（下咽頭）の3部に分けられる．気道として後鼻孔から連なる部位を咽頭鼻部（上咽頭）といい，喉頭とは咽頭喉頭部（下咽頭）で交通する．

1．耳管咽頭口: 咽頭鼻部には下鼻道の後方に耳管咽頭口がある．耳管は咽頭と中耳（鼓室）を連絡し，鼓室内の気圧を外気圧と等圧にし，鼓膜の働きに重要な働きをもつ．

2．咽頭扁桃: 咽頭鼻部の粘膜はリンパ組織が発達している（咽頭円蓋の後上壁には咽頭扁桃，耳管咽頭口の周囲には耳管扁桃）．

3．小児期には多数のリンパ小節の集団（咽頭扁桃）を形成し，その異常発育や炎症肥大をアデノイドといい，後鼻孔や耳管咽頭口をふさぎ，呼吸困難や耳管圧迫による聴覚障害をきたす．

Ⅲ 喉　頭 （図6-6, 7, 8, 9）

1．喉頭は気道の一部をなすとともに発声器としての重要な役割をはたす．

2．喉頭は舌骨の下方の咽頭喉頭部から気管に移行するまでの部位で，第4～6頸

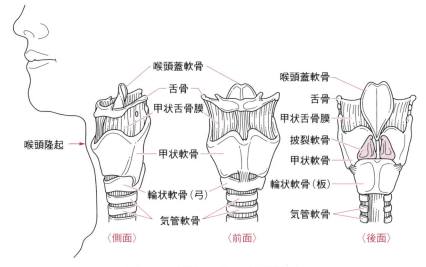

図 6-6 喉頭の骨組み（喉頭軟骨）

椎の高さに位置する長さ約 5 cm の管状器官である．
3．喉頭の前面は甲状軟骨におおわれ，男子では「のど仏」（アダムのリンゴ）として突出している．喉頭は軟骨性の支柱を有し（喉頭軟骨），各軟骨は靱帯と多くの小筋（喉頭筋）で結合される．
4．喉頭筋の作用で声帯ヒダの開閉・緊張がおこなわれ発声をおこなう．
5．喉頭軟骨は不対性の甲状軟骨，輪状軟骨，喉頭蓋軟骨および対性の披裂軟骨が主要なもので，その他に小角軟骨，楔状軟骨がある．

A．喉頭軟骨（図 6-6）

1．甲状軟骨

喉頭軟骨中最大で，喉頭の前・側壁に位置し，左右両板からなる．板が正中で合する縁は，男子では特に前方に突隆した喉頭隆起（のど仏）をつくる．正中部の内面には披裂軟骨からおこる一対の声帯ヒダが付着する．

2．輪状軟骨

甲状軟骨の下方にある指輪状の軟骨で，前壁，外側壁は細く弓状（軟骨弓）で，後部は広い四角板状（軟骨板）を呈する．外側面は甲状軟骨と，上縁は披裂軟骨と関節をつくる．

3．喉頭蓋軟骨

舌根の後上方に位置し，喉頭蓋の基礎をなすスプーン状の形状を呈する軟骨（弾

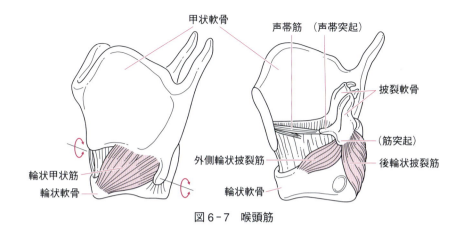

図6-7 喉頭筋

性軟骨）である．喉頭蓋は嚥下時に，反射的に喉頭が挙上して，舌根部が喉頭蓋を押し倒し，喉頭口を閉じ，食塊の気道内流入を防ぐ．

4．披裂軟骨

輪状軟骨板に乗る1対の小さな三角錐状の軟骨である．前端（声帯突起）からは，甲状軟骨に向かって声帯ヒダ（声帯筋と声帯靭帯）が張り，外方（筋突起）には喉頭筋（外側・後輪状披裂筋）が付着する．この軟骨の位置の変化が，発声と深い関係がある．

B．喉頭筋（図6-7）

声門の開閉，声帯の緊張・弛緩，喉頭口の開閉などに関与する．喉頭筋の支配神経は主に迷走神経からの反回神経である．反回神経は長い走行をとるので，途中で障害を受けやすい．この神経障害によって喉頭筋が麻痺し，声帯の運動が影響され，嗄声（しゃがれ声），失声をきたすことがある．

1．輪状甲状筋（前筋）

喉頭の外面にある唯一の筋で，甲状軟骨を前下方に引き下げ，声帯ヒダを緊張させる．思春期に男性ホルモンの作用を受けて急に弛緩すると「声変わり」がおこる．この筋のみが迷走神経の枝の上喉頭神経支配である．

2．後輪状披裂筋（後筋）

披裂軟骨の筋突起を後方に引き，軟骨を外転させ，声門を開く．声門を開く唯一の喉頭筋である．

3．外側輪状披裂筋（側筋）

披裂軟骨の筋突起を前方に引き，軟骨を内転させ，声門を狭める．

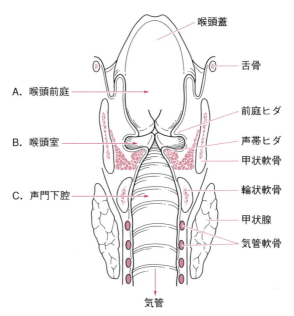

図 6-8　喉頭の前頭断面像（前半側を示す）

4．その他に，［斜・横］披裂筋（横筋）（声門を閉鎖），甲状披裂筋（内筋）（声帯を弛緩），甲状喉頭蓋筋（喉頭口を開く），披裂喉頭蓋筋（喉頭口を閉じる）などがある．

C．喉頭腔（図 6-8, 9）

1．喉頭腔の内部は甲状軟骨の裏にあり，側壁を前後に走る上下 2 対のヒダ（前庭ヒダ，声帯ヒダ）によって 3 部に区別される．
　　① 喉頭前庭: 喉頭口から前庭ヒダまでの部
　　② 喉頭室: 前庭ヒダと声帯ヒダの間の部
　　③ 声門下腔: 声帯ヒダから輪状軟骨下縁までの部
2．左右の声帯ヒダの間を声門裂といい，声帯ヒダと合わせて声門という．
3．発声は，披裂軟骨に付着する喉頭筋によって軟骨が運動し，声帯ヒダの緊張・弛緩や声門裂の閉鎖による空気の断続的放出によって声帯ヒダが振動音を生じておこなわれる．声量は気流の強さ，声の高さは振動の周波数に関係する．また発声音は鼻腔，口腔，咽頭などで共鳴して変化し，舌，軟口蓋，口唇の運動も影響される．
4．喉頭はポリープや扁平上皮癌の好発部位である．

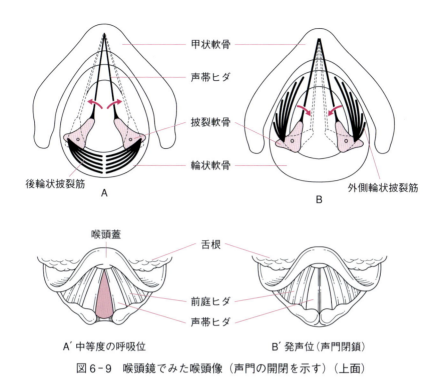

図 6-9　喉頭鏡でみた喉頭像（声門の開閉を示す）（上面）

Ⅳ 気管および気管支（図 6-10）

A．気　管

1. 気管は喉頭（声門下腔）の続きで，第 6 頸椎下縁（輪状軟骨の下縁）から，胸腔内の第 4 ～ 5 胸椎位（胸骨角）で左右の気管支（主気管支）に分岐するまでの長さ約 10 ～ 12cm，径約 1.5 ～ 2cm の管状器官である．
2. 気管壁の前・側壁は，硝子軟骨からなる約 15 ～ 20 個の馬蹄型の気管軟骨が輪状靱帯で連結されている．後壁は軟骨を欠き，膜性壁とよばれる平滑筋束（気管筋）からなる．
3. 気管内面は，多列線毛円柱上皮で気管腺を含む．

B．〔主〕気管支

1. 〔主〕気管支は気管分岐部から肺門までの部分で，成人の右〔主〕気管支は左〔主〕気管支よりも太く，短く，垂直に近い走行をとる．吸入された異物は右

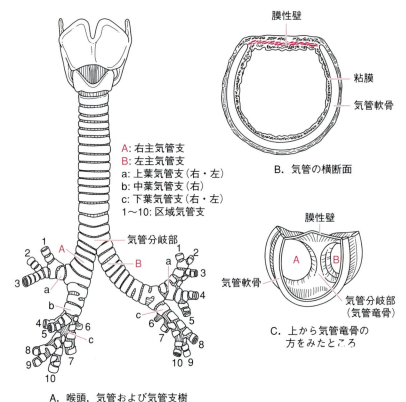

図 6-10 気管・気管支

表 6-2 左右の〔主〕気管支の比較（気管軸：気管の鉛直軸と気管支との角度）

	長さ	径	気管軸
右〔主〕気管支	約 25～30mm	約 12～15mm	約 25 度
左〔主〕気管支	約 40～50mm	約 10～13mm	約 45～50 度

〔主〕気管支に入りやすい．
2．気管支の粘膜は線毛上皮でおおわれ，杯細胞や気管支腺も存在する．
3．気管分岐部は竜骨状の高まりを呈し気管竜骨（気管カリナ）とよばれ，知覚が最も鋭敏な部位で，刺激されると反射的に激しい咳がおこる．

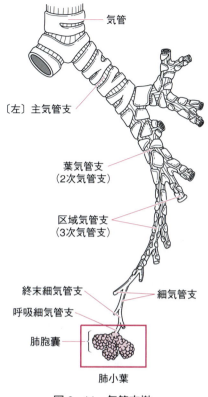

図 6-11 気管支樹

C. 気管支樹（図 6-11, 12）

1. 肺門から肺に達した気管支は樹枝状に分岐を繰り返し，徐々に細くなり，やがて管壁の軟骨や平滑筋などを失い，最終的には肺胞という直径 0.1〜0.2 mm の半球状の小さい嚢（袋）を呈する．肺胞の表面積は約 100 m^2 にも達する．
2. 肺胞壁は肺胞上皮細胞（呼吸上皮細胞），弾性線維，毛細血管からなる．毛細血管（血液空気関門）を通してガス交換をおこなう．
3. 肺胞上皮細胞には血液空気関門を構成するⅠ型細胞と，肺の表面張力を低下させるサーファクタント（界面活性剤）を分泌するⅡ型細胞がある．その他に感覚細胞としてのⅢ型細胞も存在する．
4. 気管支樹は以下のように分岐する．

  気管 → 〔主〕気管支 → 葉気管支 → 区域気管支 → 小葉間細気管支 → 細気管支 → 終末細気管支 → 呼吸細気管支 → 肺胞管 → 肺胞嚢 → 肺胞

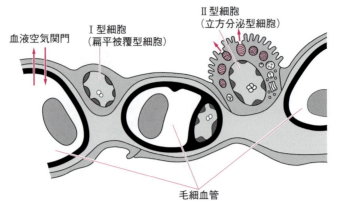

図 6-12 肺胞壁（肺胞中隔）の微細構造

① 〔主〕気管支は一次分岐で，終末細気管支は約 16 分岐，肺胞管は約 23 分岐である．
② 一般に終末細気管支までは気道部，呼吸細気管支以降は呼吸部とよばれる．
③ 組織学的には，気管から区域気管支までは軟骨（+）・平滑筋（+），細気管支から呼吸細気管支までは軟骨（-）・平滑筋（+），肺胞管以降は軟骨（-）・平滑筋（-）である．

【喘息】気管および気管支平滑筋の痙攣性収縮により気道の狭小化を示す呼吸困難状態をいう．

【肺気腫】肺胞壁の破壊的変化により終末細気管支や肺胞に空気がたまった状態で，ガス交換可能部位の面積の減少に伴い，酸素吸収量が減少する．

V 肺（図 6-13）

A．肺の形態

1．肺は胸腔内にある一対の半円錐状の器官である．心臓が左側に偏在するため左肺は右肺と比べてやや小さく，幅も狭い（右肺 600g，1,200ml：左肺 500g，1,000ml）．
2．肺の表面は肺胸膜におおわれ，平滑である．肺の上端はやや尖って肺尖とよばれ，鎖骨の上方約 2～3cm に及ぶ．
　① 肺の下面（肺底）は横隔膜に接しており（横隔面），そのドーム状に応じて全体に凹んでいる．

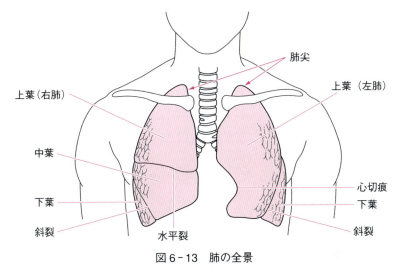

図6-13 肺の全景

　② 肺の外側面は肋骨と接する肋骨面で丸く，内側面（縦隔面）は心臓と接しており，心圧痕とよばれる凹みを生じ，特に左肺で著明である．
　③ 肺の内側面の中央には胸膜でおおわれない肺門があり，気管支，肺動・静脈，神経，リンパ管などが肺実質に出入りする．
3．肺の表面は深い切れ込みによって各肺葉に分けられる．右肺は水平裂，斜裂により上葉，中葉，下葉の3葉に分けられる．水平裂はおおむね第4肋骨に沿っている．左肺は斜裂のみにより上葉，下葉の2葉に分けられる．
4．これらの肺葉は，肺門に入る気管支においても同様で右肺で3本，左肺で2本の葉気管支に分岐する．さらに葉気管支は，右肺で10本，左肺で9本の区域気管支に枝分かれする．

B．肺区域（図6-14）

1．区域気管支（B）の占める分布域のことを肺区域（S）といい，肺の基本的な構成単位である．
2．左右の区域気管支は同じではなく，左肺の区域気管支は B^1 と B^2 は共通の幹をもち B^{1+2}，また左肺の B^7 は欠損する場合が多い（心臓の左方移動）．
3．区域気管支に相当して，肺区域は10区域に分かれる．左下葉の7は欠けることが多い．
4．左肺の上葉下部は小舌（上舌区・下舌区）とよばれ，右肺の中葉に相当する．
5．肺動脈の分岐は区域気管支と伴行することから，肺区域は肺切除の単位となり

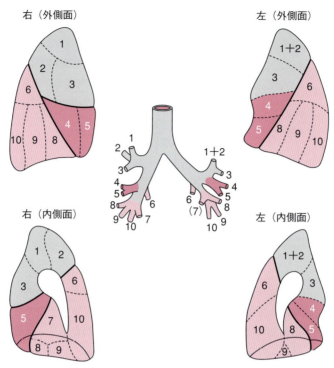

図6-14 区域気管支と肺区域

表6-3 肺区域

	右　肺	左　肺
上葉	肺尖枝（B^1）→肺尖区（S^1） 後上葉枝（B^2）→後上葉区（S^2） 前上葉枝（B^3）→前上葉区（S^3）	肺尖後枝（B^{1+2}）→肺尖後区（S^{1+2}） 前上葉枝（B^3）→前上葉区（S^3） 上舌枝（B^4）→上舌区（S^4） 下舌枝（B^5）→下舌区（S^5）
中葉	外側中葉枝（B^4）→外側中葉区（S^4） 内側中葉枝（B^5）→内側中葉区（S^5）	
下葉	上-下葉枝（B^6）→上-下葉区（S^6） 内側肺底枝（B^7）→内側肺底区（S^7） 前肺底枝（B^8）→前肺底区（S^8） 外側肺底枝（B^9）→外側肺底区（S^9） 後肺底枝（B^{10}）→後肺底区（S^{10}）	上-下葉枝（B^6）→上-下葉区（S^6） 内側肺底枝（B^7）→内側肺底区（S^7） 前肺底枝（B^8）→前肺底区（S^8） 外側肺底枝（B^9）→外側肺底区（S^9） 後肺底枝（B^{10}）→後肺底区（S^{10}）

（例えば右肺上葉において，区域気管支の1番目の枝である肺尖枝（B^1）が占める肺区域を肺尖区（S^1）という．また左7番はしばしば欠如する）

臨床的に重要視される（肺静脈の分岐は区域気管支と伴行しない）．

C．肺の血管

肺には2種類の血管系が分布する．機能血管としては，心臓から直接出入りする肺動・静脈が肺胞の毛細血管網を形成し，ガス交換の機能に関与する．栄養血管としては，胸大動脈から分岐する気管支動脈が肺組織に分布して栄養を与える．

Ⅵ 胸　膜（図6-15）

1. 肺の表面および胸郭の内面をおおう漿膜を胸膜という．
2. 肺表面をおおう肺胸膜（臓側胸膜）は肺門で折り返って壁側胸膜に移行する．壁側胸膜は肺表面の区分と同様に，肋骨胸膜，縦隔胸膜，横隔胸膜の3つの部位からなる．
3. 肺胸膜と壁側胸膜の間には狭い胸膜腔があり外気圧より陰圧となっており，胸郭や横隔膜の運動時に変動する．胸膜腔には少量の漿液（胸膜液）を含み，呼吸運動の際に摩擦を防ぐ．肺の病変や外傷などで胸膜腔に滲出液，血液，膿，空気などが貯留することがある（水胸，血胸，膿胸，気胸）．
4. 胸膜腔は肺の前縁と下縁で広くなっており胸膜洞（肋骨縦隔洞・肋骨横隔洞）とよばれる．

　　　【気胸】胸膜腔に空気が入り込んだ状態で，胸膜腔の陰圧化が不能とな

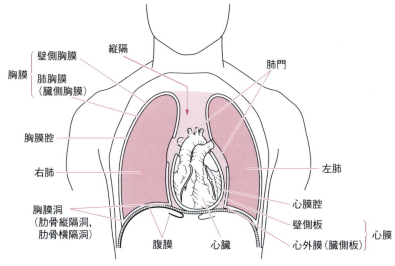

図6-15　胸膜・心膜・縦隔の構成（前頭断）

り，肺が収縮する状態．

VII 縦　隔（図6-16，表6-4）

1. 縦隔とは左右の肺の間にはさまれた胸腔の中央部をいう．具体的には，両側は肺（縦隔胸膜），前方は胸骨，後方は脊柱（胸椎），下方は横隔膜で囲まれ，上方は胸郭上口で開放している．
2. 縦隔は胸骨角と第4胸椎下縁を結ぶ線（心臓の上縁）によって縦隔の上部と下部に区分する．
3. 縦隔下部はさらに心臓（中部）を中心として前部と後部に区分する．

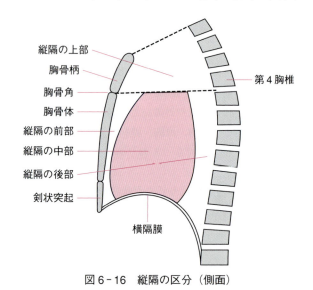

図6-16　縦隔の区分（側面）

表6-4　縦隔の区分と存在する器官

	存在する器官
縦隔の上部（上縦隔）	上大静脈，腕頭静脈，大動脈弓，胸管，気管，食道，胸腺，迷走神経，横隔神経
縦隔の前部（前縦隔）	胸腺の遺残，胸骨心膜靱帯，結合組織
縦隔の中部（中縦隔）	心臓，心膜，肺動・静脈，横隔神経
縦隔の後部（後縦隔）	気管支，食道，胸大動脈，奇静脈と半奇静脈，胸管，迷走神経，交感神経幹

Ⅶ. 泌尿器系

　泌尿器系は血中から尿成分などを排泄する器官系である．腎臓（濾過装置），尿
管（輸送），膀胱（貯蔵），尿道（排出）からなる．

Ⅰ 腎　臓

A．腎臓の位置と形状（図7-1）
　腎臓は，脊柱の左右両側において第12胸椎から第3腰椎の高さの腹膜後隙（腹
膜後器官）に位置する．右腎は左腎より0.5〜1椎体分（約1.5cm）低位にある．
長さは約10cm，幅は約5cm，厚さは約3cm，重さは約100〜150gである．外側
縁は凸状であるが，内側縁は凹状でそらまめ状を呈している．

B．腎臓の固定装置（図7-2）
　腎臓は，線維被膜，脂肪被膜，腎筋膜〔ゲロータ（D. Gerota）筋膜〕で順に包
まれ固定されている．さらにその表層を腹膜がおおっている．
　　①　線維被膜
　　　　腎臓の表面をおおう線維性結合組織である．
　　②　脂肪被膜
　　　　副腎（腎上体）をともに包む貯蔵脂肪からなる被膜である．飢餓状態で
　　　脂肪分解がおこると，腎臓が下垂したり可動性を示し，腎下垂症や遊走腎
　　　となる．
　　③　腎筋膜（ゲロータ筋膜）
　　　　脂肪被膜を前後から包み，腎臓をしっかり固定する．

Ⅰ．腎　臓　　195

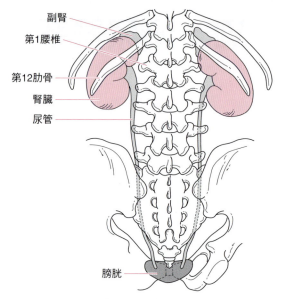

図7-1 泌尿器系（後面からみる）

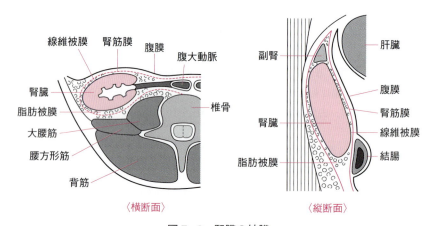

図7-2 腎臓の被膜

C. 腎臓に隣接する臓器（図7-3）
1. 右腎臓
    ① 内側上部: 右副腎
    ② 前面の大部分: 肝臓の右葉
    ③ 前面内側部: 十二指腸

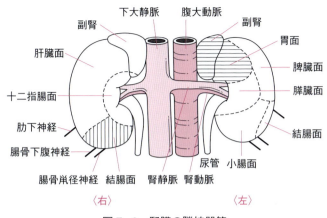

図 7-3　腎臓の隣接器官

　　④　前面下方: 右結腸曲
２．左腎臓
　　①　内側上部: 左副腎
　　②　前面上部の外側: 脾臓
　　③　前面上部の内側: 胃底
　　④　前面中部の内側: 膵臓
　　⑤　前面下部の外側: 左結腸曲
　　⑥　前面下部の内側: 空腸
３．左右の腎臓の後面
　　①横隔膜，②大腰筋，③腰方形筋に接する．

D. 腎臓の各部（図 7-4）
　　①　腎体: 壁の厚い，やや扁平な袋状を呈する腎臓の本体である．
　　②　腎門: 腎臓の内側縁中央部の陥凹部である．腹側（前）から背側（後）に向かって，腎静脈(V)，腎動脈(A)，尿管(U) の順（VAU）に存在する．
　　③　腎洞: 腎門から深くえぐれた部位を腎洞という．腎洞には血管，神経，腎盤が入り込む，他の腔所には脂肪組織で満たされている．
　　④　腎区域: 腎動脈の分枝（区域動脈）の分布領域により，上区，上前区，下前区，下区，後区に区分される．

I．腎　臓

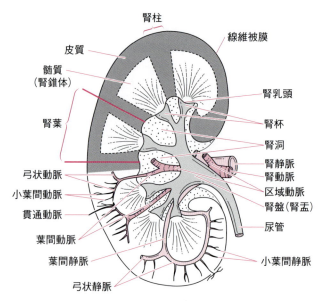

図7-4 腎臓（左）の前頭断面（後面から見る）

E．腎臓の前頭断面（図7-4）

1．実質

腎臓の実質は表層の皮質と深層の髄質に区別される．

a）皮質

皮質は表層部のみではなく，髄質間にも入り込み腎柱を作る．腎錐体とこれを囲む皮質（腎柱ではその半分）を合わせて腎葉という．腎臓（1側）は7～8個の腎葉からできている．腎臓の表面は腎葉に一致して隆起をしめすが，加齢とともに腎臓の表面は平滑化する．

b）髄質

髄質には放射状に並ぶ7～8個の腎錐体がある．腎錐体の先端部を腎乳頭といい，杯状の腎杯に包まれる．

2．腎杯と腎盤（腎盂）

腎杯は腎乳頭から漏出する尿を受ける．腎杯は内下方に集まって腎盤になる．腎盤は尿管に続いている．

F．腎臓の微細構造（図7-5，6）

腎臓の尿濾過システムは，構造上・機能上の単位である腎単位（ネフロン）が主

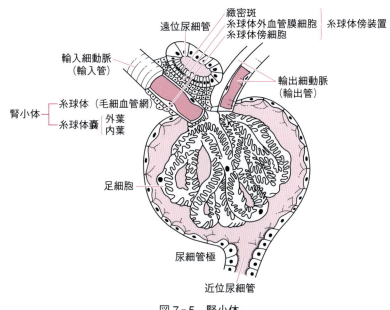

図7-5 腎小体

体である．腎単位は腎小体と尿細管からなり，片側で90万〜160万個ある．

腎単位（ネフロン）─┬─腎小体─┬─糸球体
　　　　　　　　　　│　　　　└─糸球体嚢
　　　　　　　　　　└─尿細管

1．腎小体〔マルピギー（M. Malpighi）小体〕

腎小体では原尿の生成をおこなっている．直径200〜300μmの大きさで，皮質に存在する．

腎小体は毛細血管網よりなる糸球体と，これを包む糸球体嚢〔ボーマン（W. Bowman）嚢〕よりなっている．

a）糸球体

太い輸入細動脈（輸入管）と細い輸出細動脈（輸出管）をつなぐ糸球体で濾過がおこなわれる．糸球体の本体は毛細血管（有窓毛細血管）である．毛細血管と毛細血管の間のスペースにはメサンギウム細胞（毛細血管を締めつけ，糸球体濾過量を調節する）が存在する．

b）糸球体嚢（ボーマン嚢）

糸球体嚢は糸球体より漏出した原尿（約200l/1日）を受ける嚢である．血管が出入りする極を血管極，尿細管（近位尿細管）が出る反対の極を尿〔細〕管極

I．腎臓　199

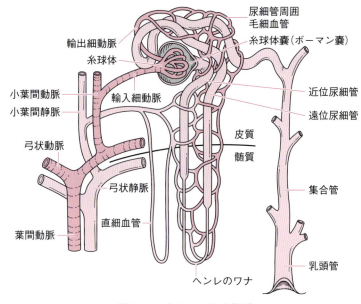

図7-6　ネフロンと血管系

という．

　糸球体嚢は内・外2枚の単層扁平上皮でできている．内側の上皮（タコ足細胞）は糸球体の毛細血管に密着し，血管極で折り返り外側の上皮となる．タコ足細胞は多数の偽足を伸ばして毛細血管の周囲を取り囲んでいる．濾過された尿が偽足と偽足の隙間から糸球体嚢に出られるようになっている．外側の上皮は糸球体嚢の外形をなし，尿〔細〕管極で尿細管の上皮に移行する．原尿は尿〔細〕管極から尿細管系へ送り込まれる．

2．尿細管

　尿細管は腎小体で濾過された原尿の約99%再吸収する．尿細管は糸球体嚢の尿〔細〕管極から続く1本の単層上皮の細い管で，集合管に続く．長さは約4〜7cmである．部位により①近位尿細管〔曲部（曲尿細管），直部（直尿細管）〕，②ヘンレ（FGJ. Henle）のワナ（下行脚，上行脚），③遠位尿細管〔直部（直尿細管），曲部（曲尿細管）〕に区別される．

3．集合管

　集合管系の最初は遠位曲尿細管と同じ太さで集合細管とよばれる．集合細管は合流して太さを増し集合管となる．さらに合流を繰り返して，乳頭管となり，腎乳頭の先端の腎乳孔から腎杯に開口する．

４．糸球体傍装置（血圧調節）

糸球体傍細胞（輸入細動脈の中膜にある類上皮細胞），緻密斑（遠位曲尿細管の輸入細動脈に接する部位），糸球体外血管間膜細胞（緻密斑と輸入細動脈との間にある細胞）は糸球体傍装置といわれる．糸球体傍細胞から血圧上昇ホルモンであるレニンが分泌され，血圧の調節に関与する．

G．腎臓の血管系

腎臓が機能を発揮するには大量の血流が必要であり，心臓から大動脈へ駆出される血流の約20％が腎臓へ流れ込む．

腎動脈 ⟶ 区域動脈（腎区域） ⟶ 葉間動脈（腎乳頭の間に入り，腎錐体間を走る） ⟶ 弓状動脈（皮質と髄質の間を走る） ⟶ 小葉間動脈（皮質を走る） ⟶ 輸入細動脈（輸入管） ⟶ 糸球体 ⟶ 輸出細動脈（輸出管） ⟶ 毛細血管（尿細管に分布し，尿を再吸収する） ⟶ 小葉間静脈 ⟶ 弓状静脈 ⟶ 葉間静脈 ⟶ 腎静脈

Ⅱ 尿管 （図7-7）

尿管は腎臓で作られた尿を膀胱に導く長さ約30cm，直径約5mmの管である．

腎盤から続き，大腰筋の前面を下行し，総腸骨動・静脈と交差して骨盤腔に入る．骨盤後壁に沿って下行し，膀胱底の後から膀胱壁を斜めに貫き膀胱に開く．尿管は腹部と骨盤部に２分される．

A．狭窄部

尿管には３カ所に狭窄部がある．狭窄部は尿管結石の通過障害をおこしやすい部位である．

①　第１狭窄部: 尿管の起始部（腎盤から尿管に移行する所）
②　第２狭窄部: 腹部と骨盤部の境界部（総腸骨動・静脈との交叉部）
③　第３狭窄部: 膀胱壁への貫通部

B．尿管壁

尿管壁は内層から粘膜，筋層，外膜の３層よりなる．

①　粘膜: 膀胱と同じく移行上皮でおおわれる．
②　筋層: 腹部では外輪，内縦の２層であるが，骨盤部では外縦，中輪，内縦の３層となる．蠕動運動により尿は膀胱に送られる．
③　外膜: 弾性線維を含む疎性線維性結合組織からなる．

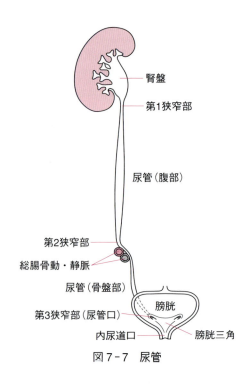

図 7-7　尿管

Ⅲ 膀胱（図 7-7, 8）

A．膀胱の形状

　膀胱は腎臓で作られた尿を一時ためる伸展性に富んだ袋状の器官である．その形状，大きさおよび壁の厚さはその中の尿量によって著しく影響される．貯尿量は通常約 500 〜 600ml であるが，最大で約 900ml である．また貯尿量が約 200ml になると求心性神経により尿意がおきる．

　膀胱は，小骨盤腔中にあり，恥骨結合の後側に位置し，上方から腹膜におおわれる．後方は男性では直腸，精嚢，精管に，女性では子宮および腟に接している．

B．膀胱の各部

　膀胱は膀胱尖，膀胱体，膀胱底の 3 部に区分される．
　　① 膀胱尖：恥骨結合上縁の後方に位置し，ここから索状の正中臍索（胎児期の尿膜管の遺残物で内腔は胎児期のうちに閉鎖）が臍に向け上行している．

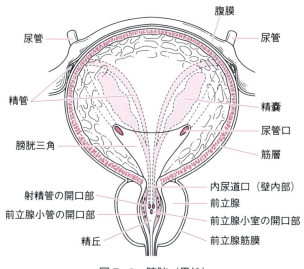

図7-8 膀胱（男性）

② 膀胱体: 膀胱尖と膀胱底との間であるが，境界は不明瞭である．
③ 膀胱底: 後方を向き男性では直腸に，女性では腟に向いている．膀胱底は逆三角形を示し，底辺の両側より尿管が斜めに貫き，尿管口は弁（裂隙）状を呈している．また頂点にある内尿道口（膀胱括約筋の囲まれる）から尿道が出る．

尿道に向かって細くなる部分を膀胱頸という．

【膀胱三角】
　左右の尿管口と内尿道口とによって形成される三角形を膀胱三角という．この部は粘膜が筋層と強く結合しているので，内容の充実度とは関係なくその表面はつねに平坦である．

C．膀胱壁

膀胱壁は内層から粘膜，筋層，外膜の3層よりなる．
① 粘膜: 移行上皮におおわれている．
② 筋層: 外縦筋層，中輪筋層，内縦筋層の3層構造である．いずれも平滑筋であり，自律神経支配である．

外縦筋層	排尿筋	副交感神経支配
中輪筋層	膀胱括約筋	交感神経支配
内縦筋層	排尿筋	副交感神経支配

IV 尿道（図7-9）

尿道は尿を膀胱から体外に送る管で，内尿道口から外尿道口までをいう．
尿道は2つの括約筋によって調整されている．

① 膀胱括約筋（交感神経支配）：内尿道口の周囲をとりまく平滑筋性の括約筋（膀胱の中輪筋）である．自動的に尿を止めている（生理学では内尿道括約筋）．
② 尿道括約筋（陰部神経支配）：尿道が通過する尿生殖隔膜にある骨格筋性の括約筋（深会陰横筋）である．自分の意思で尿を止める（生理学では外尿道括約筋）．

A．男性尿道

男性尿道は膀胱内の尿を体外に排出する管（尿路）と同時に精路を兼ねている．膀胱内の内尿道口に始まり，亀頭先端の外尿道口に開口する．全体的な走向はS字状を呈し，恥骨下曲と恥骨前曲という2つの弯曲がみられる．長さは約15～20cmであり，順に壁内部，前立腺部，隔膜部，海綿体部の4部に区分される．

① 壁内部（約0.5cm）：内尿道口に始まり膀胱壁内にある．
② 前立腺部（約2.5cm）：前立腺の中を貫く部位であり，ここには射精管と前立腺管が開口する．
③ 隔膜部（約1cm）：尿生殖隔膜を貫いている．

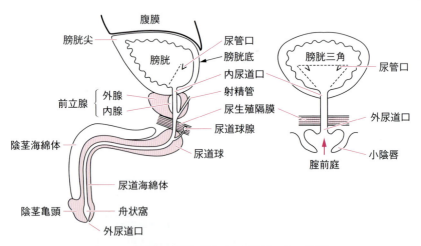

図7-9 男女の尿道（男：正中断面，女：前面）

④ 海綿体部（10 〜 15cm）：陰茎の尿道海綿体を縦走する部であり，最も
長く，尿道球を貫く部位と亀頭内の 2 カ所で内腔に広がりをみせる．亀頭
内の広がりは尿道舟状窩といい重層扁平上皮におおわれている．

B．女性尿道

　女性尿道は長さ約 3 〜 4cm と男性に比べきわめて短い．壁内部と隔膜部に区分
される．

　その走行は腟の前方に位置し，腟前庭において腟口の 5 〜 10mm ほど前方に開
口する．処女，未経産婦，経産婦によりその距離は異なる．経産婦においては腟内
に開口するようになる場合も認められる．

【膀胱炎】

女性尿道は距離も短く，また開口部が高温多湿な腟前庭であるので，膀
胱炎になりやすい．

【尿失禁】

尿路の解剖学的異常なしに，意思に反し，または無意識下に尿が漏れる
現象を尿失禁という．尿失禁のうち腹圧性尿失禁は特に女子に多く，尿
道括約筋や骨盤底筋の弛緩で生ずる．

Ⅷ. 生殖器系

　生殖器系は子孫の増殖をつかさどる器官で，生殖腺を主体とする．生殖管，付属生殖腺，交接器などが付属する．

Ⅰ 生殖器の分化（表8-1）

　男性生殖器と女性生殖器は大きく異なっているが，発生初期においては共通原基より発生し，一部は特化し，一部は退化する．

Ⅱ 男性生殖器（図8-1）

　男性生殖器は精子の生産とその輸送をおこなう器官である．
　　① 生殖腺：精巣
　　② 生殖管：精巣上体，精管，精囊，射精管
　　③ 付属腺：前立腺，尿道球腺
　　④ 外生殖器：陰茎，陰囊

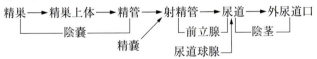

A．精巣と精巣上体（図8-2）

1．精巣

　精巣は精子形成と男性ホルモンの分泌をおこなう．
　　a）精巣の位置と形状
　　　精巣は精巣上体とともに陰囊中に存在する．重さは10～20gであり，扁平な

表 8-1　男女生殖器の分化（太字は重要な相当器管）

発生原基		男性生殖器	女性生殖器
性腺堤		**精巣**	**卵巣**
生殖靱帯		精巣導帯	子宮円索
			固有卵巣索
			卵巣堤索
中腎管〔ウォルフ（K. Wolff）〕管		精巣上体	（卵巣上体）
		精管	〔ガートナー（HT. Gätner）管〕
		射精管	——
		精囊	——
中腎傍管〔ミュラー（JP. Müller）管〕		（精巣垂）	卵管
		——	子宮
		（前立腺小室）	腟
尿生殖洞		前立腺	尿道腺
		尿道球腺〔カウパー（W. Cowper）腺〕	**大前庭腺**〔バルトリン（C. Bartholin）腺〕
		尿道腺	小前庭腺
生殖隆起	生殖茎	**陰茎**	**陰核**
		陰茎海綿体	陰核海綿体
		陰茎亀頭	前庭球
		尿道海綿体	
	生殖ヒダ	陰茎の尿道面	小陰唇
	生殖堤	**陰囊**	**大陰唇**

　楕円形の実質器官である．精巣の上端より後縁にかけて精巣上体と精索が接し，下端は精巣導帯により陰囊壁に固定される．精巣の表面は腹膜に由来する精巣鞘膜の臓側板におおわれる．臓側板は精巣後縁でおりかえり壁側板に移行する．両板の間に鞘膜腔がある．

　b）精巣の発生

　精巣は後腹壁の腎臓の近くに発生し，胎生後期頃から下降し始め，鼡径管を通って陰囊中に下降する．

　　【精巣停留】

　　精巣が下降経路中にとどまり，陰囊中に入らない状態を精巣停留という．

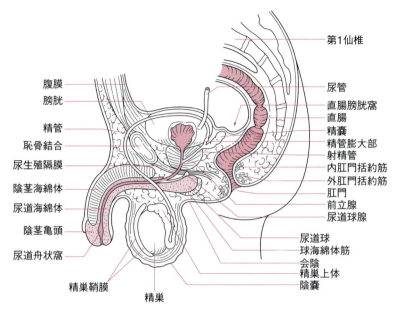

図8-1　男子骨盤内臓と外陰部の正中断面（右）

c）精巣の内部構造（図8-3）

　精巣の表面は白膜という平滑筋を含む線維性結合組織におおわれ，また精巣中隔により内部は多数の精巣小葉に分けられる．

　精巣の組織は間質と精細管に区分される．

　① 間質：男性ホルモンを分泌するライディッヒ（F. Leydig）の間細胞が存在する．

　② 精細管：造精子系列の細胞〔精祖細胞，1次精母細胞（精母細胞），2次精母細胞（精娘細胞），精子細胞，精子〕とこれらを支持するセルトリ（E. Sertoli）細胞（支持細胞）が存在する．セルトリ細胞は形成された精子の支持および栄養を与えている．精細管は精巣網に移行し，精巣網は10数本の精巣輸出管となり，精巣の上端から後縁に接する精巣上体に入り，相合して1本の精巣上体管となる．

d）精子（図8-3）

　精子は曲精細管の上皮である精上皮より形成される．その形成は精祖細胞→1次精母細胞→2次精母細胞→精子細胞→精子の順となる．精子は頭部，中間部，尾部より構成され，頭部の大部分は遺伝に関係するDNAを含有する核とその先端に帽子状になっている先体(尖体)よりなり，尾部は鞭毛よりなる．

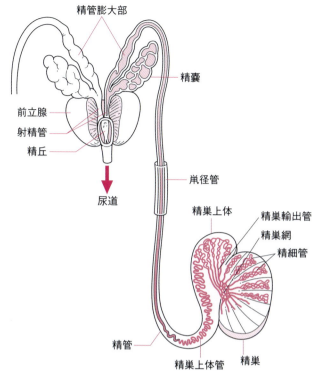

図8-2 精巣，精巣上体，精管，精嚢

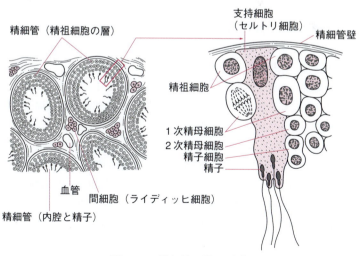

図8-3 精細管，精子形成

Ⅱ．男性生殖器

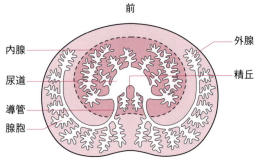

図8-4 前立腺（水平断面）

2．精巣上体

精巣上体は生殖管の始部をなし，精巣からの精子を精管へ輸送する．

精巣上体（長さ約5〜6cm）は三角錐体形を呈し，頭部，体部，尾部に区分され，精巣の上端から後縁にかけて密接する．

B．精管，精索，精嚢，射精管（図8-2）

1．精管

精管は精巣上体管の続きで，生殖管の主要部をなし，射精管につづく．全長は40〜50cm，外径は3〜3.5mm，内径は0.5mmである．筋層は内縦，中輪，外縦の3層で厚い．その走行は，精巣上体部，精索部，鼠径部，骨盤部の4部に区分できる．

① 精巣上体部：精巣上体の下端で始まる→精巣の後方で陰嚢の中を上行．
② 精索部：精索中に含まれて上外側に進む．
③ 鼠径部：鼠径管（長さ約4cm）を通過．
④ 骨盤部：血管，神経から分かれる．膀胱後面下部に達する．ここで精管は紡錘状に膨らみ精管膨大部となる．精管膨大部の下端は細くなり，精嚢の導管と合して射精管となる．

2．精索（図8-6）

精索は精管，血管，神経，リンパ管をおおう3層の被膜に包まれた，直径は約1cmの索状構造である．精索の上部は皮下に近く，この部位で男性避妊術であるパイプカットがおこなわれる．精索をおおう被膜は，外層から順に外精筋膜，精巣挙筋，内精筋膜であり，各々外腹斜筋の筋膜，内腹斜筋，腹横筋の筋膜が移行したものである．

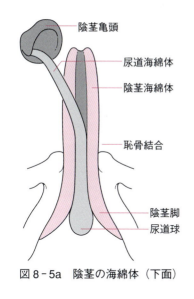
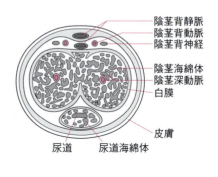

図 8-5a　陰茎の海綿体（下面）　　図 8-5b　陰茎（横断面）

3．精囊

精囊は膀胱後面で精管膨大部の外下方にある長さ約 3cm の囊状器官で，内腔は大小多くの室に分かれる．精囊は淡黄色の粘稠なアルカリ性の液体を分泌し，この液は果糖に富み精子の活動を盛んにする．精囊の分泌液は精液の 40〜80％を占める．

4．射精管

射精管は前立腺を貫き，尿道前立腺部の後壁にある精丘に開口する．

C．前立腺（図 8-2，4）

1．前立腺の位置と形状

前立腺は倒立した栗の実状の腺（外分泌腺）で，膀胱の下に位置し，腹側では恥骨（1.5〜2cm 後方にある），外側および尾側では肛門挙筋，下端では尿生殖隔膜，背側では直腸および精囊に接する．腹膜にはおおわれていない．肛門から直腸に指を入れることにより約 5cm 上方で前立腺に触れることができる．

2．前立腺の構造

内部には膀胱からつながる尿道が貫通する．また，精管と精囊が合した射精管が後方から入り，前下方に斜走して尿道に開口する．

腺質は分枝管状胞状腺で，前立腺管として 15〜30 本の導管がみられ，尿道に開口する．臨床的に内腺と外腺に区分される．

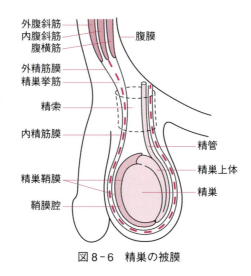

図 8-6　精巣の被膜

① 内腺：内腺は尿道粘膜と粘膜下にある小型の腺で，粘液を分泌する．内腺は女性ホルモンの影響を受け，40代以降で男性ホルモンが低下すると肥大（前立腺肥大）がおこる．
② 外腺：外腺は内腺を取り巻き，腺組織の主要な部位（主部）をなす．外腺から乳白色で栗花臭の粘性の低いアルカリ性分泌液である精液の一部（15〜30％）を分泌する．外腺は男性ホルモンの影響を受ける．前立腺癌は外腺に多く発生する．

D．尿道球腺〔カウパー（W. Cowper）腺〕

　尿道球腺（カウパー腺）は前立腺の下方で尿生殖隔膜内にある左右1対の小腺で，導管は尿道の海綿体部に開口する．これは女性の大前庭腺（バルトリン腺）に相当する．
　尿道球腺の分泌液はアルカリ性の透明な粘稠液で，尿道の粘膜表面を潤滑にする．分泌は性的興奮によって反射的におこる．

E．陰　茎（図8-5）

　陰茎は男性の泌尿器（尿路）であるとともに交接器（精路）でもある．陰茎は陰茎根，陰茎体および亀頭の3部に区別される．陰茎体後面の皮膚には陰茎縫線がみられる．
　① 陰茎根：陰茎の基部で，坐骨，恥骨の下部に固定される．

② 陰茎体: 陰茎の主体をなし，恥骨結合の前下方に懸垂する．陰茎体の長さは，平常時では約8cmであるが，勃起時では約12〜15cmとなる．

③ 陰茎亀頭: 陰茎体の前端につく鐘状の肥厚部で，その先端には外尿道口が開口する．

陰茎体をおおう皮膚は亀頭先端で折り返り亀頭をつつむ．この部分の皮膚を包皮という．

1．海綿体

陰茎には左右1対の陰茎海綿体と1本の尿道海綿体がある．

a）陰茎海綿体

陰茎体背側にある左右1対の海綿体で，白膜によって包まれる．左右1対の陰茎海綿体は正中部で合して陰茎中隔を作る．陰茎海綿体の中央部にはおのおのの陰茎深動脈が通り，性的興奮時などには副交感神経の働きにより，大量の血液が海綿体洞に流れ込み，陰茎体は通常の3倍ほどの体積になる．これを勃起という．

b）尿道海綿体

尿道球から始まり，陰茎体部で陰茎海綿体の下部に位置し，陰茎亀頭で終わる．尿道海綿体の中には尿道が通り，外尿道口として開口する．外尿道口より約1cm手前は尿道舟状窩といい重層扁平上皮におおわれる．

2．陰茎の血管と神経

a）血管

内陰部動脈の枝の陰茎背動脈と陰茎深動脈が分布する．陰茎深動脈の枝は海綿体洞に入り勃起に関係する．

b）神経

主として陰部神経からの陰茎背神経が分布する．

F．陰　嚢

陰嚢は精巣，精巣上体，精索などを包む皮膚で，真皮の深層と皮下組織は肉様膜とよばれ，脂肪を欠き，平滑筋が発達している．肉様膜は正中面では深く入り込み，陰嚢中隔に連続する．肉様膜が作る平滑筋の収縮により陰嚢の皮膚には細かいシワができる．陰嚢周辺の温度（気温）が高いと平滑筋は弛緩し，陰嚢皮膚は伸び，温度（気温）が低いと平滑筋が収縮し陰嚢皮膚は縮む．正中部の表面はやや隆起する暗褐色の陰嚢縫線をなし，その内部は陰嚢中隔につづいている．

G. 精液

精液は弱アルカリ性の粘稠な白濁液で，1回に射精される量は約 3ml である．精液は主に精子と前立腺，精嚢の分泌液よりなり，前立腺は精液の 15 ～ 30%，精嚢は 40 ～ 80%を占める．その他，精巣上体，尿道球腺（カウパー腺）からの液を含む．精液 1ml 中に含まれる精子の数は約 1 億個である．

III 女性生殖器（図 8-7）

女性生殖器は卵子の生産とその輸送，受精，胎児の育成に備える器官である．
 ① 生殖腺: 卵巣（排卵）
 ② 生殖管: 卵管（受精），子宮（着床），腟（交接&産道）
 ③ 外生殖器: 外陰部（交接&産道）
生殖腺と生殖管は体内に存在する内生殖器である．

A. 卵 巣

卵巣は男性の精巣に相当し，卵子形成と女性ホルモンの分泌をおこなう．

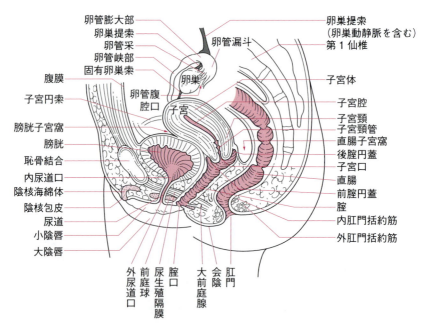

図 8-7 女性骨盤内臓と外陰部の正中断面（右）

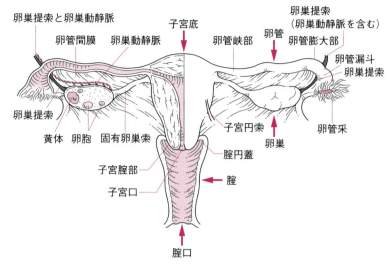

図 8-8　女性生殖器系全景

1．位置と形状（図 8-8）

卵巣は大・小骨盤腔の境にある卵巣窩に位置する実質性器官で，大きさは母指頭大（3×2×1cm）である．更年期以降の女性では卵巣は退縮（結合組織化）し，本来の機能を失う．

2．固定装置

卵巣提索，固有卵巣索により固定される．また，子宮広間膜（腹膜の延長で，子宮間膜，卵管間膜および卵巣間膜の総称）により包まれ，一端は卵巣間膜となり卵管と固定される．

3．実質（皮質と実質）（図 8-9）

卵巣の実質は皮質と髄質とに区分されるが，その境界は不明瞭である．

　　皮質：卵巣支質で構成され，卵胞を含む．
　　髄質：疎な結合組織で構成され，血管やリンパ管を含む．

4．卵胞

原始卵胞は新生児の段階で約 40 万個存在しているが，その後，排卵されるのは約 400 個である．思春期になり休眠中の卵母細胞はいくつかが発育を開始し，卵巣周期が始まる．

卵胞は卵胞上皮および卵胞腔の発達状態によって，1 次卵胞，2 次卵胞，胞状卵胞に区分される．

　　① 1 次卵胞：卵胞上皮細胞（立方状）におおわれる．

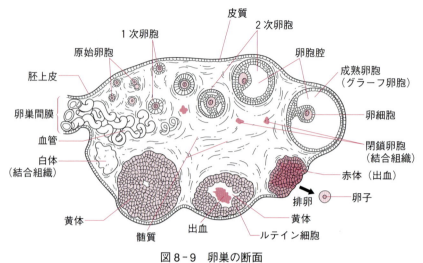

図 8-9　卵巣の断面

　　② 2次卵胞: 卵胞腔が出現する．
　　③ 成熟卵胞〔グラーフ（R. Graaf）卵胞〕: 胞状卵胞の成熟形で直径 1.5〜2cm になる．卵巣より突出する．

5．卵巣周期

卵巣周期は卵巣内の卵胞の成熟，排卵，黄体形成，黄体の結合組織化（白体）の周期であり，月経周期に伴っている．

　　① 排卵: 卵胞の成熟は月経出血の 2〜3 日前に始まり，排卵直前には直径 1.5〜2cm の成熟卵胞となる．卵胞の成熟および排卵は，卵巣周期に従い周期的におこなわれるが，両側卵巣内でほぼ交互に 1 個のみが優勢になる（他は閉鎖卵胞となる）ために排卵されるのは通常 1 個である．
　　② 赤体: 排卵時に破裂部は出血（赤体）を伴う．
　　③ 黄体: 出血部に黄体ルテイン細胞の増殖がおこり，黄体が形成される．黄体からは黄体ホルモン（プロゲステロン）が分泌され，妊娠維持（子宮内膜の維持と卵胞成熟の阻害）に関与する．
　　④ 白体: 受精がおこなわれなかったときには黄体は退縮し，結合組織化（白体）する．このときに次の卵胞の成熟が始まる．
　　⑤ 閉鎖卵胞: 排卵にいたらなかった卵胞は結合組織化し，閉鎖卵胞となる．

B．卵　管（図 8-8）

卵管では卵子と精子とで受精がおこなわれる．

1．卵管の一般構造

卵管は子宮広間膜の上縁を走行する筋性の細管で，その外側端は卵巣に接触し，内側端は子宮底で子宮に連なる．全長は 7 ～ 15cm である．

外側から，卵管漏斗，卵管膨大部，卵管峡部，卵管子宮部の 4 部に分けられる．

a）卵管漏斗

腹膜腔に開口する卵管腹腔口があり，そのまわりに軟らかい房状の卵管采が放射線状に 10 数本突出し，そのうちの 1 本は長く卵巣采といい卵巣外側端に達する．

b）卵管膨大部

卵巣に近い 2/3 の部で，太くかつうねりつつ走り，その外側端はラッパ状に太くなり卵管漏斗をなす．受精は通常卵管膨大部でおこなわれる．

c）卵管峡部

子宮寄りの約 1/3 の部で，水平に走る細い部である．

d）卵管子宮部

子宮壁を貫く子宮壁内の部で卵管子宮口により子宮腔に開口する．この部位により子宮は底部と体部に区分される．

2．卵管の壁構造

卵管は粘膜，筋層，外膜の 3 層構造である．粘膜上皮は単層線毛円柱上皮である．筋層は外縦，中輪，内縦であり，この筋層の蠕動運動と上皮の線毛運動で受精卵は子宮側に運ばれる．

卵管内部には縦走する卵管ヒダがあり，膨大部では複雑な形態を示す．

C．子 宮

子宮は受精卵を着床させ，これを養って胎児を育成する．さらに胎児が成熟すると収縮して分娩現象をおこす．

1．子宮の形状（図 8-8）

子宮は，長さ約 7cm，幅約 4.5cm，厚さ約 3cm であり，西洋梨型（逆二等辺三角形）を呈する．中腔性器官であるが，筋層がよく発達している．

a）子宮の部位

子宮は子宮体および子宮頸の 2 部に区別する．

① 子宮体: 子宮の上 2/3 を占める．両側角で左右の卵管が結合するところより上部を子宮底といい，やや丸く突隆している．子宮体が子宮頸に移行する短い部分は両側から軽度のくびれを示し，子宮峡部という．

② 子宮頸: 下端の円柱状部であり，腟につづく．子宮頸はさらに腟上部，

Ⅲ．女性生殖器　217

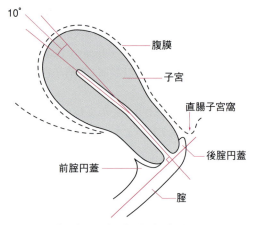

図 8-10　子宮の位置（正中断面）（前傾・前屈を示す）

　　　膣部（膣内に突出）に区分される．
　b）子宮の内腔
　　子宮の内腔は狭く，子宮腔と子宮頸管に区分される．
　　　① 子宮腔: 子宮体内にあり，前後の両面はほとんど接触する．扁平な三角形を呈し，その底辺の両端には卵管子宮口があり卵管が開口する．子宮峡部の部位では子宮狭管という．
　　　② 子宮頸管: 子宮頸内で管状を呈し，上方は子宮腔に移行し，下方は膣部で子宮口として膣に開く．
2．子宮の位置（図 8-10）
　小骨盤腔の中央で膀胱と直腸との間に位置する．
　子宮を側方からみると，膣の長軸に対し子宮頸（下方約 1/3）は約 90°前方に傾き（前傾），また子宮頸の長軸に対し子宮体の軸も約 10°前方に屈曲している（前屈）．これらの形状のため，子宮の正常位は前傾前屈位である．
3．子宮と腹膜の関係
　子宮は膀胱と直腸との間にあって腹膜はこの 3 者の間に 2 つの陥凹を作る．
　　　① 膀胱子宮窩: 膀胱と子宮との間の陥凹
　　　② 直腸子宮窩〔ダグラス（J. Douglas）窩〕: 直腸と子宮との間の陥凹，深く後膣円蓋の後側に達する．
4．子宮の固定装置
　子宮の位置を固定するものには，子宮広間膜，子宮円索，子宮頸横靱帯，仙骨子宮靱帯などがある．

ａ）子宮広間膜

子宮の前後両側から骨盤側壁にわたって走る腹膜の一部である．さらに子宮の両側で卵管，卵巣を包んでいる．子宮広間膜は子宮間膜，卵巣間膜，卵管間膜から構成される．

ｂ）子宮円索

結合組織性索状物で，子宮前面の上部におこり，鼡径管を通って大陰唇の皮下にいたる．子宮を前傾位に固定する．

５．子宮壁

子宮壁は，子宮外膜，子宮筋層，子宮内膜の３層で構成される．

ａ）子宮外膜

子宮をおおっている部位の子宮広間膜が，子宮の外膜である．

ｂ）子宮筋層

1cm を超える平滑筋層である．内縦，中輪，外縦の３層からなっているが，境界は不明瞭である．子宮筋層を構成する平滑筋から発生する良性腫瘍を子宮筋腫という．

ｃ）子宮内膜

基底層と機能層よりなる．

① 基底層: 周期的に変化はほとんどみられない固定された層である．

② 機能層: 月経周期に伴い，増殖期に厚みを増し，分泌期に一定を保ち，月経期に脱落する．受精卵が着床するとその厚みは増し，一部は胎盤を構成する．

ｄ）子宮周期（月経周期）（図 8-11）

思春期から更年期に至る期間，子宮内膜の機能層が周期的（26 〜 32 日）に変化する．これを子宮周期といい，卵巣周期とあわせて性周期ともよぶ．この周期は下垂体から分泌される卵胞刺激ホルモンと黄体形成ホルモンによって支配されている．月経周期は子宮内膜の変化に伴い増殖期（月経後期），分泌期（月経前期），月経期に区分する．月経開始日を第１日として，排卵は通常 28 日周期の場合は 14 日目におこる．

① 増殖期（6 〜 14 日）: 子宮内膜の機能層が増殖する時期であり，子宮腺やラセン動脈の発達がみられる．

② 分泌期（15 〜 28 日）: 排卵後におこり，子宮内膜の増殖は止まり，卵巣に生じた黄体から分泌されるプロゲステロンの作用により，着床の準備および妊娠の維持をする．

③ 月経期（1 〜 5 日）: 着床がおこなわれないとラセン動脈が閉塞し，子

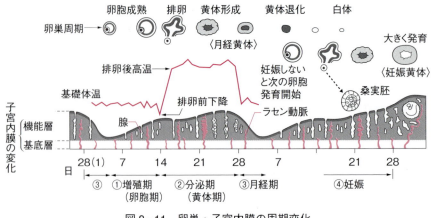

図 8-11 卵巣・子宮内膜の周期変化

宮内膜の壊死を生じ，小出血（約 50ml）とともに子宮内膜の脱離がおこる．

6．胎盤（図 8-12）（図 1-17 も参照）

胎盤は胎盤胎児部と胎盤子宮部とで構成され，出産とともに後産として出てくる胎盤は直径 20〜25cm，厚さ約 3cm で，重さは臍帯を含め 300〜500g である．

受精卵（桑実胚）が子宮に着床すると，子宮内膜を破壊し埋没する．胚子の表面にある栄養膜は多数の小突起を出し，絨毛膜絨毛となる．子宮内膜は脱落膜となる．

	脱落膜（母体側）(※)	絨毛膜（胎児側）
胎盤	基底脱落膜	絨毛膜有毛部
	被包脱落膜	絨毛膜無毛部
	壁側脱落膜	

（※）脱落膜(母体)は基底脱落膜，被包脱落膜，壁側脱落膜からなる(図 1-17)

絨毛には臍動・静脈の分枝が分布し，絨毛間腔の母体血液との間でガス交換，栄養物と代謝産物との交換がおこなわれる．羊膜の嚢（羊膜腔）は羊水を入れ，羊膜腔の拡大とともに，栄養膜と胚をつなぐ付着茎は腹茎となり，胎盤形成後に臍帯となる．臍帯は膠様組織からなり，その中に 2 本の臍動脈と 1 本の臍静脈および尿膜管遺残物を含んでいる．

D．腟（図 8-8）

腟は交接器であるとともに産道の一部である．長さが約 7cm の管状器官で，尿

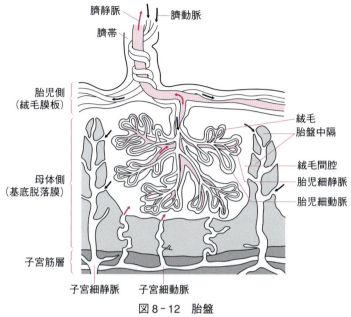

図 8-12 胎盤
（胎児の血液と母体の血液の流れが，矢印で示される）

道の後方，直腸の前方に位置する．その上端は子宮腟部の周囲を囲み，腟円蓋を作っている．この円蓋は腟部の後方で特に奥深く，直腸子宮窩（ダグラス窩）に接する．腟下端は腟口をもって腟前庭に開口する．

腟の粘膜上皮は重層扁平上皮よりなるが，粘膜内には腺はない．腟下部において大前庭腺および小前庭腺が開口し，粘液が分泌される．腟粘液は主に子宮頸腺および大前庭腺から分泌される粘液である．

E．外陰部（図 8-13）

縦に走る裂溝状構造とその周囲を外陰部という．外陰部には恥丘，陰核，大陰唇，小陰唇，大前庭腺，腟前庭などが含まれる．

1．恥丘

恥丘は恥骨結合周囲で皮膚が隆起する部分をいう．思春期になると陰毛が生える．

2．大陰唇

陰唇は尿生殖洞の両側にあり，縁の大きい皮膚のヒダを大陰唇といい，大陰唇によって生じる間隙を陰裂という．大陰唇は男性の陰嚢に相当する皮膚のヒダである．思春期以降に発育し外側面に陰毛を生じる．

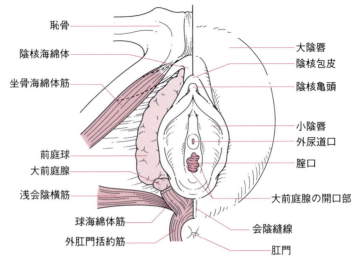

図 8-13　女性の外陰部

3．小陰唇
　小陰唇は大陰唇の内側にあり，腟前庭を囲んでいる．小陰唇は前方にて陰核を包み，後方では陰唇小帯に移行する．

4．陰核
　陰核は1対の陰核海綿体よりなる男性の陰茎海綿体に相当する器官であり，性的に興奮すると勃起する．陰核包皮におおわれる．陰核包皮の下層には陰核亀頭があり，陰核亀頭は陰核体に続く．陰核体は左右に分かれ，左下方に向かい，陰核脚となる．

5．腟前庭
　腟前庭は左右の小陰唇に囲まれた部分で，中央に外尿道口，後方に腟口が開く．

6．前庭球
　前庭球は腟前庭の左右両側にある．男性の尿道海綿体の一部に相当するが女性では2つに分かれる．性的興奮で勃起し，大前庭腺を圧迫し，その分泌液を腟前庭に排出させる．

7．大前庭腺〔バルトリン（C. Bartholin）腺〕
　大前庭腺はエンドウ豆大の球状の腺で，男性の尿道球腺（カウパー腺）に相当する．腟口後壁の左右両側の深部に位置し，小陰唇の内側で腟口との間の溝に導管が開口する．粘稠なアルカリ性の液を分泌する．

Ⅳ 会陰 (図8-14)

A. 会陰の区分

会陰は狭義では外陰部と肛門の間をさすが，広義では左右の大腿と殿部で囲まれる骨盤の出口全体をさし，恥骨結合と左右の坐骨結節，尾骨を結ぶ菱形部となる．

前者（狭義）は男で5〜6cmであるが，女は2.5〜3cmと短い．分娩時にはよく伸び産道口が広げられる（裂傷をおこす可能性もあるので切開する）．

会陰のほぼ中央正中線上には会陰腱中心（会陰体）という強い腱様組織があり，肛門挙筋などの筋線維が集まる．会陰腱中心（会陰体）は特に女性で発達がよく，腟を支持する上で重要である．

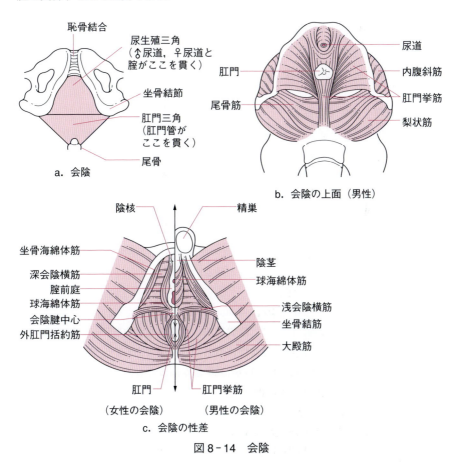

図8-14 会陰

会陰は左右の坐骨結節を結ぶ線で前方の尿生殖三角と後方の肛門三角に分けられる.

1. 尿生殖三角（尿生殖部）

尿生殖三角の深層には浅会陰筋膜と尿生殖隔膜がある. 尿生殖隔膜は骨盤隔膜の前部浅層にあり, 恥骨弓の間に張っている三角形の線維膜である. 尿生殖隔膜は上・下 2 枚の筋膜よりなり, それぞれ上・下尿生殖隔膜筋膜といい, 特に下尿生殖隔膜筋膜は比較的厚く強靱なので会陰膜ともいう.

尿生殖隔膜は男性では尿道が, 女性では尿道と腟とが貫いている.

2. 肛門三角（肛門部）

肛門三角の正中線上には肛門があり, 深部には骨盤隔膜がある. 肛門の周囲の皮膚はメラニン色素に富み, また放射状のシワがみられる.

B. 尿生殖隔膜を構成する筋

尿生殖隔膜は尿生殖三角をふさぐ. 深会陰横筋（尿生殖三角の主体をなす）, 浅会陰横筋, 尿道括約筋, 球海綿体筋, 坐骨海綿体筋からなる.

C. 骨盤隔膜を構成する筋

① 肛門挙筋: 恥骨上枝内面と閉鎖筋膜の腱弓からおこり, 漏斗状をなし, 肛門, 尾骨につく. 尾骨筋は肛門挙筋の一部である.

② 外肛門括約筋: 肛門挙筋の肛門部を輪状に取り囲む. 肛門の随意的括約筋である.

D. 陰部神経管〔アルコック（B. Alcock）管〕

坐骨直腸窩の側壁をおおう内閉鎖筋筋膜の間隙で, 坐骨結節から約 4cm 上方を前後に走る. 内陰部動・静脈, 陰部神経が通る.

E. 縫 線

陰茎の尿道面に陰茎縫線, 陰嚢には陰嚢縫線, 陰嚢後端から肛門にかけて会陰縫線がある. これらのうち会陰縫線は女性にも共通な縫線であるが, 陰茎縫線と陰嚢縫線は男性外生殖器の発生の過程において裂構造が閉じたものである.

224 Ⅷ. 生殖器系

IX. 内分泌系

I 総 論

A．内分泌系に属する器官 （図9-1）

内分泌器官は特定の生理作用をもつホルモンを産生，分泌する器官である．下垂体，松果体，甲状腺，上皮小体，副腎は独立した内分泌器である．膵島が点在する膵臓，精巣，卵巣のように特定の部位にのみ内分泌機能をもつものもある．また，胸腺，腎臓，胃，小腸，胎盤などにも内分泌腺としての機能が存在する．

B．内分泌腺と外分泌腺

① 内分泌腺: 血管系を介して内に分泌する．
② 外分泌腺: 導管を介して外（消化管，気道，皮膚）に分泌する．

C．内分泌腺の機能

内分泌腺から分泌される化学物質をホルモンという．内分泌器はホルモンを介し身体の代謝，発育，成長，生殖などの調節をおこなう．

内分泌系はホルモンが調節因子となる液性調節因子であり，血流を介して目的とする臓器に送り届けられる．ホルモンが作用する臓器を標的器官とよび，標的器官の細胞膜表面にはホルモンと特異的に結合するレセプター（受容体）が存在する．また，神経系も身体の調節をつかさどるが，神経細胞が調節作用をもつ細胞性調節因子となり神経線維により伝達される．

I．総 論　　225

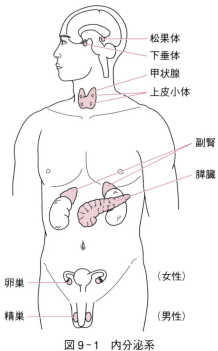

図 9-1　内分泌系

D．ホルモンの種類

　化学構造上，ホルモンは大きく分けて，カテコールアミン系，ペプチド系，ステロイド系に区分される．

　① カテコールアミン系：アミノ基（-NH$_2$）を有するホルモンで，副腎髄質，甲状腺（サイロキシン，トリヨードサイロニン），松果体から分泌される．

　② ペプチド系：アミノ酸がペプチド結合したホルモンで，下垂体，甲状腺（カルシトニン），上皮小体，膵島から分泌される．

　③ ステロイド系：ステロイド骨格をもつホルモンで，副腎皮質，性腺から分泌される．

II 下垂体

A．位置と形状（図 9-2, 3）

　下垂体は蝶形骨トルコ鞍（下垂体窩）に存在する．大きさは小指頭大で重さ約 0.7g である．

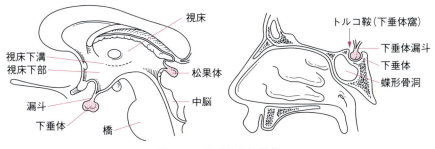

図 9-2　下垂体と松果体

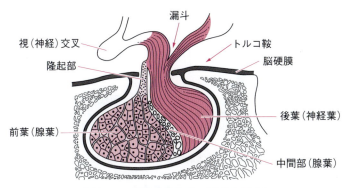

図 9-3　下垂体の全景（区分を示す）

　下垂体は脳の視床下部と下垂体漏斗を介してつながっている．腺下垂体と，神経下垂体の2部に分けられる．

　腺下垂体の発生は内胚葉性とされてきたが，腺下垂体は口腔上皮由来の外胚葉性，神経下垂体は神経（脳）由来の外胚葉性であり，ともに外胚葉性由来である．
- ①　腺下垂体（75%）：前葉，隆起部，中間部からなる．
- ②　神経下垂体（25%）：後葉，漏斗からなる．

B．腺下垂体

1．前葉と隆起部（図 9-4）

　下垂体前葉は腺細胞が索状に並び，染色性により色素好性細胞（色素に染まる）と色素嫌性細胞（γ細胞，色素に染まらない）に分類される．さらに色素好性細胞は酸好性細胞（α，ε細胞）と塩基好性細胞（β，δ細胞）に分類される．これらの細胞群は特有のホルモンを分泌する．隆起部は色素嫌性細胞に占められている．

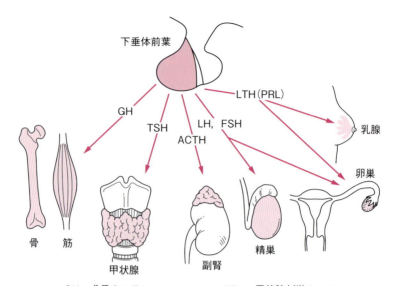

GH：成長ホルモン　　　　　　TSH：甲状腺刺激ホルモン
ACTH：副腎皮質刺激ホルモン　LH：黄体形成ホルモン
FSH：卵胞刺激ホルモン　　　　LTH：乳腺刺激ホルモン
PRL：プロラクチン

図9-4　下垂体前葉ホルモンと標的器官

表9-1　前葉から分泌されるホルモンと作用

		細胞	分泌されるホルモン	ホルモンの作用
色素好性	酸好性	α細胞	成長ホルモン(GH, STH)	骨の成長
		ε細胞	乳腺刺激ホルモン(LTH) プロラクチン(PRL)	乳腺発達, 乳汁分泌
	塩基好性	β細胞	甲状腺刺激ホルモン(TSH)	甲状腺の分泌促進
		δ細胞	卵胞刺激ホルモン(FSH)	(女性)卵胞成熟 (男性)精子の成熟
			黄体形成ホルモン(LH, ICSH)	(女性)排卵・黄体形成促進 (男性)男性ホルモン産生促進
色素嫌性		γ細胞	副腎皮質刺激ホルモン(ACTH)	副腎皮質の分泌促進

※ACTHはβ細胞から分泌されるという考えもある.

【巨人症と小人症】
　成長ホルモンが発育時に過剰分泌されると巨人症（身長2m以上）となる．また，骨端軟骨閉鎖後の分泌過剰は末端肥大症をひきおこす．一方，不足すると下垂体性小人症（身長130cm以下）をひきおこす．

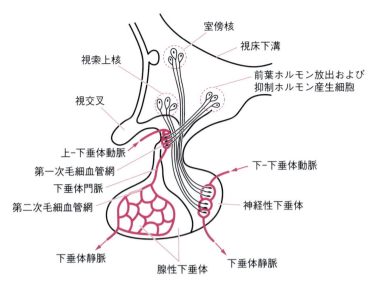

図 9-5 視床下部漏斗系-下垂体門脈系と視床下部下垂体系（矢印は血流）

2．中間部

　中間部はヒトでは発達が悪い．中間部には色素嫌性細胞と塩基好性細胞の2種類がある．これらの細胞が集まり，中にコロイドを入れた濾胞を形成する．中間部からはメラニン細胞刺激ホルモン（MSH）（メラニン合成促進）が分泌される．しかし，ヒトに対する機能は不明である．

C．神経下垂体（後葉）

　後葉は脳の視床下部から伸びる無髄神経線維とその間に散在する神経膠細胞（グリア細胞）よりなる．後葉に存在する神経膠細胞を後葉細胞とよぶことがある．

　後葉で分泌されるホルモンは視床下部の視索上核と室傍核で作られ，軸索内を下降して後葉に達し（軸索輸送），そこから分泌される（図9-5）．神経線維において分泌物が蓄積されて生ずる小体をヘリング小体という．このように神経細胞が分泌作用を営むことを神経分泌とよぶ．オキシトシンとバソプレッシンが分泌される．

　① オキシトシン: 子宮筋を収縮（陣痛促進），射乳
　② バソプレッシン（ADH): 抗利尿作用と血圧上昇作用
　　【尿崩症】
　　バソプレッシンの抗利尿作用により腎臓内で原尿の濃縮が能動的におこなわれている．分泌不足になると，多尿，多飲，口渇などの症状があら

われる．

D．前葉ホルモンの分泌調節（図9-5）

前葉のホルモンは主として他の内分泌腺などを支配する刺激ホルモンであり，下位の内分泌腺に対する分泌調節機能を有している．支配する内分泌腺からのホルモンの血中濃度が低下すると分泌が盛んになり，反対に血中濃度が上昇すると分泌は抑制される．また，下垂体前葉の分泌細胞も分泌促進と分泌抑制が視床下部にある神経細胞により調節される（視床下部漏斗系）．この伝達は血流を介しおこなわれる（下垂体門脈系）．

1．視床下部漏斗系

視床下部起始核などの神経細胞からは，下垂体前葉ホルモンの分泌促進（放出ホルモン），分泌抑制（抑制ホルモン）をおこなうホルモンが放出される．これらのホルモンは神経分泌細胞の軸索を経て下垂体漏斗の毛細血管網（一次毛細血管網）に分泌される．この神経分泌路を視床下部漏斗系という．

2．下垂体門脈系

下垂体には大脳動脈輪からおこる上-下垂体動脈と，内頸動脈からおこる下-下垂体動脈が分布する．

① 上-下垂体動脈: →正中隆起と漏斗柄で毛細血管網（一次毛細血管網）→数本の静脈（下垂体門脈）→下垂体前葉で毛細血管網（二次毛細血管網）→静脈

② 下-下垂体動脈: 後葉で毛細血管を形成→静脈

上-下垂体動脈からの血管系は "動脈"→"毛細血管"→"静脈"→"毛細血管"→"静脈" となり，肝臓の門脈系に似ているため下垂体門脈系という．

Ⅲ 松果体

A．位置と形状（図9-2）

松果体は脳の後方，視床上部にある無対性の小器官で，長さ8〜10mmの卵円形の器官である．

松果体は神経細胞由来の松果体細胞，神経膠細胞由来の間質細胞および無髄神経線維よりなる．間質内には "脳砂" といわれる桑実状のカルシウム塩類の沈着物が存在し，加齢とともに増加する．脳砂は脳のX線検査の際，脳内位置の同定に利用される．

230　Ⅸ．内分泌系

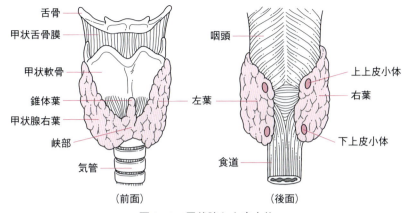

図9-6　甲状腺と上皮小体

B．分泌ホルモン

　松果体からはメラトニンが分泌される．メラトニンは下垂体中間部より分泌されるMSHとは拮抗し，下等脊椎動物の体色を退色させる．ヒトでは下垂体前葉の性腺刺激ホルモンの分泌を抑制し，性腺機能の抑制作用が知られている．また，松果体は交感神経を介して外界の日照リズムに影響を受けており，これが生物時計（体内時計）のセンターとして機能するといわれている．

IV 甲状腺

A．位置と形状（図9-6）

　甲状腺は重さ15〜20gで，左右2葉とその間をつなぐ峡部からなっている．また錐体葉という葉が峡部の上方/下方に認められることもある（約50%）．両葉は甲状軟骨をおおい，峡部は気管上部（第2〜4気管軟骨の高さ）で気管の前面をおおっている．上・下甲状腺動脈に栄養される．

B．分泌ホルモン（図9-7）

1．濾胞（小胞）のホルモン

　甲状腺の各小葉は球形の濾胞（小胞）で構成されている．濾胞は単層の立方〜低円柱の上皮に取り囲まれており，その内部にはコロイド状物質（主体は濾胞細胞から分泌されたサイログロブリン）が蓄えられている．サイログロブリンは毛細血管に放出される際，濾胞細胞を再度通過し，この時グロブリン（タンパクの1種）が濾胞細胞に再吸収され，サイロキシンとして毛細血管中に放出される．サイロキシ

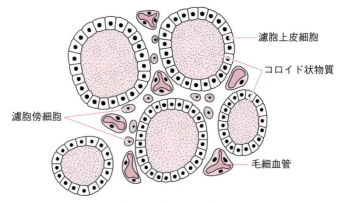

図9-7　甲状腺の組織像

ンの生成と分泌は，下垂体前葉から分泌される甲状腺刺激ホルモン（TSH）によって促進される．

【バセドウ病】
　甲状腺の機能亢進症としてバセドウ（グレーブス）病がある．神経過敏，心悸亢進，多汗，疲労感などの症状を呈する．一方，機能低下は粘液水腫をひきおこす．発育時の機能低下は身体発育の阻害と知能低下を生じ，甲状腺性小人症（クレチン病）とよぶ．

2．傍濾胞細胞（傍小胞細胞）のホルモン
　濾胞と濾胞の間（濾胞間結合組織：小胞間結合組織）には傍濾胞細胞（傍小胞細胞）が存在する．この細胞はカルシトニンとよばれるホルモンを分泌する．カルシトニンは血中カルシウム濃度を低下させる働きをもち，パラトルモン（上皮小体のホルモン）と拮抗する．

V 上皮小体（副甲状腺）

A．位置と形状（図9-6）
　上皮小体は副甲状腺ともよばれ，甲状腺の後面に通常上下2対，計4個存在する米粒大の器官である．上皮小体は結合組織の被膜により甲状腺と分けられている．上皮小体は主細胞（色素嫌性細胞）と酸好性細胞よりなっている．酸好性細胞の働きは，不明である．

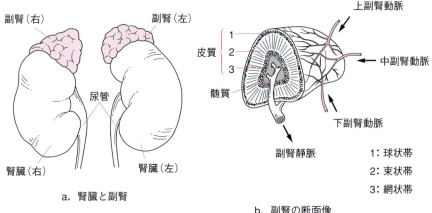

図 9-8 副腎（腎上体）

B．分泌ホルモン

　主細胞からはパラトルモンとよばれるホルモンを分泌する．その作用は，①骨からのカルシウムの動員，②腎臓でのリン酸の排泄促進，③腸管からのカルシウムの吸収促進によって，血中カルシウム濃度を高める働きがある．

　上皮小体の機能亢進により骨内のカルシウムが減少し，骨が軟らかくなる．これを線維性骨炎という．一方，機能低下により血中カルシウム濃度が減少することにより，神経筋接合部のカルシウム濃度も減少し，筋痙攣（テタニー）をひきおこす．

Ⅵ 副腎（腎上体）

A．位置と形状（図 9-8）

　副腎は腎臓の上部内側面に位置する三角形〜半月形の器官で，腎上体ともよばれる．重さは 7〜8g である．副腎は腎臓と共通した脂肪被膜によってつつまれている．

　副腎は皮質（表層）と髄質（中心部）よりなり（図 9-9），これらは発生学的に異なっている．皮質は中胚葉に，髄質は外胚葉に由来する．上副腎動脈（下横隔動脈の枝），中副腎動脈（腹大動脈の枝），下副腎動脈（腎動脈の枝）が分布している．静脈は副腎静脈で右は下大静脈に，左は左腎静脈に注ぐ．

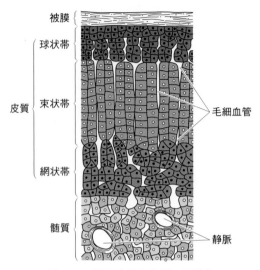

図9-9 副腎皮質と髄質の組織像

B. 皮 質
1. 構造（図9-9）
副腎皮質は細胞群の形状から3層に分けられる．表層から球状帯，束状帯，網状帯である．

① 球状帯：円柱状細胞が球状の細胞塊を形成する．電解質コルチコイド（アルドステロンなど）を分泌する．
② 束状帯：立方形細胞が縦（表面に垂直）にならんで柱状をなし，皮質の中では最も厚い．糖質コルチコイド（コルチゾルなど）を分泌する．
③ 網状帯：細胞が不規則にならび網状を呈し，リポフスチン顆粒を含む．性ホルモン（アンドロゲンなど）を分泌する．

2. 分泌ホルモン
皮質から分泌されるホルモンはステロイド系のホルモンである．

① 電解質コルチコイド：電解質代謝に関与し，腎臓における Na^+ の再吸収などに関連する．
② 糖質コルチコイド：糖の形成（タンパク質から）に関与し，血糖値を上昇させる．下垂体前葉からの副腎皮質刺激ホルモン（ACTH）の影響を受ける．副腎皮質刺激ホルモンはストレスにより増加し，束状帯に働き（増大させる），糖質コルチコイドの分泌を亢進し，血糖値を上昇する．
③ 性ホルモン：男女とも男性ホルモンを分泌している．

C. 髄 質（図9-9）

　副腎髄質は，発生途上に交感神経節から分離したもので，交感神経節前線維が進入している．髄質中には髄質細胞（クロム親和細胞）と交感神経節細胞が認められる．髄質細胞（2種類ある）から，カテコールアミン系ホルモンのアドレナリン（明細胞）とノルアドレナリン（暗細胞）が分泌される．

　　　　【パラガングリオン（傍節）】
　　　　交感神経節や副交感神経節から分離した細胞群で胎生期に大動脈などの近傍に分節的に配列したものである．生後これらの多くは退化する．交感神経性傍節として副腎髄質が，副交感神経性傍節として頸動脈小体がある．

Ⅶ 膵島（ランゲルハンス島）

A. 位置と形状〔図はⅤ．消化器系（p.175）を参照〕

　膵臓の内分泌部で外分泌部（大海）中に小島状に点在している．外分泌部とは疎性結合組織で境され，直径が $100 \sim 200\mu m$ の球状構造を示す．膵島は膵臓全体に広く散在するが，特に膵尾に多い．全体としては約100万個（20 〜 200万個）あり，総量は約2.5gである．発生学的に膵島は外分泌腺と同様で，消化管壁から膨出した膵臓原基より生じる（膵臓の構造は消化器系を参照）．

B. 分泌ホルモン

　膵島は α（A）細胞，β（B）細胞，δ（D）細胞の3種類に分けられる．β 細胞が最も数が多い．

　　　① α 細胞（15 〜 20%）：グルカゴン（血糖値を上昇）
　　　② β 細胞（60 〜 70%）：インスリン（血糖値を下降）
　　　③ δ 細胞（10 〜 20%）：ソマトスタチン（グルカゴン・インスリンの分泌を抑制する）

Ⅷ 精 巣

　精細管の間（間質）に存在する間細胞（ライディッヒ細胞）から男性ホルモン（アンドロゲン）であるテストステロンが分泌される（精巣の構造は生殖器系を参照）．

Ⅸ 卵　巣

　卵胞を取り巻く卵胞膜細胞からは，女性ホルモンの一種であるエストロゲンが分泌される．また，排卵後卵胞は黄体に変わりプロゲステロンが分泌される．

　卵胞の成熟は下垂体前葉から分泌される卵胞刺激ホルモン（FSH）によって促進され，排卵および黄体形成は黄体形成ホルモン（LH）によって促進される（卵巣の構造は生殖器系を参照）．

Ⅹ その他

① 胸腺: チミンが分泌される（胸腺の構造は循環器系を参照）．
② 腎臓: 糸球体傍細胞よりレニン（腎内血圧上昇）が分泌される（腎臓の構造は泌尿器系を参照）．
③ 胃: G細胞よりガストリン（ペプシンと胃酸の分泌を刺激）が分泌される（胃の構造は消化器系を参照）．
④ 小腸: 膵液分泌を刺激するセクレチンやコレシストキニンが分泌される（小腸の構造は消化器系を参照）．
⑤ 胎盤: 胎盤絨毛で大量生産される胎盤性ゴナドトロピン（胎盤性性腺刺激ホルモンの一種）は妊娠早期より多量に分泌され，妊娠の早期診断に用いられる（胎盤の構造は生殖器系を参照）．

X．神経系

I 神経系総論

神経系は長い突起をもつ神経細胞から構成されている．神経細胞の突起が身体諸器官を連絡し，外部・内部環境の情報を受け取り，それを処理・統合して諸器官に伝えることで全身的な調整をおこなっている．

神経系の区分

神経系は，中枢神経系と末梢神経系からなる（図10-1）．

1．**中枢神経系**: 高次神経機能をつかさどる．脳（頭蓋腔にある）と脊髄（脊柱管中にある）からなる．

2．**末梢神経系**: 中枢神経系と末梢器官とを連絡する．次のものがある．

 a）脳・脊髄神経 ┬脳神経: 脳と末梢を連絡する．
        └脊髄神経: 脊髄と末梢を連絡する．

 b）末梢神経は，その機能により，次のようにも分類される．

  ① 体性神経系: 身体の運動や感覚をつかさどる．次の神経で構成される．

     求心性神経（感覚神経）: 神経興奮を中枢神経に伝える．

     遠心性神経（運動神経）: 神経興奮を末梢に伝える．

  ② 自律神経系: 身体内部の循環・呼吸・消化などをつかさどる．

    求心性線維——内臓求心性神経

    遠心性線維┬交感神経系
        └副交感神経系

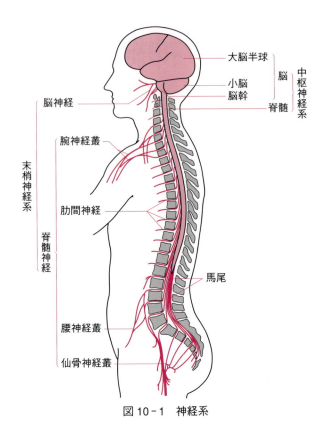

図 10-1　神経系

Ⅱ 神経組織の構成

神経組織を構成する細胞は，神経細胞と支持細胞である（図 10-2）．

A．神経細胞（ニューロン）

神経細胞は長い突起をもち，次の3つの部分からなる．

1. 細胞体
    a）ニッスル（F. Nissl）小体：細胞体にある青い色素で染まる物質で，長い突起の維持に必要なタンパク質を合成する．
    b）神経興奮の受容：細胞体の表面には，他の神経細胞の神経終末がシナプス結合を形成する．したがって，細胞体は神経興奮を受容する．
2. 樹状突起：細胞体から出る複数本の突起である．
    神経興奮の受容：樹状突起は他の神経細胞の神経終末を受けるために，樹状

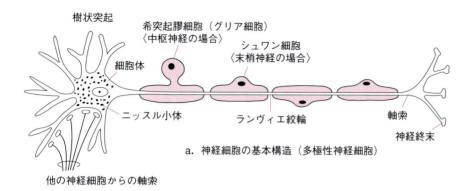

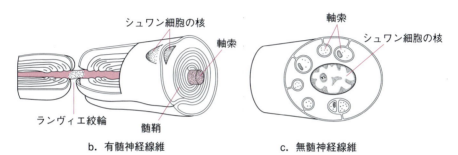

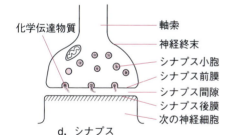
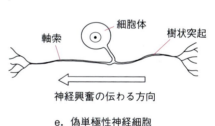

図10-2 神経細胞（ニューロン）と支持細胞

突起は神経興奮を受容する．
3. **軸索**：細胞体から出る1本の長い突起（長さは1mに達するものがある）である．軸索の末端部は神経終末とよばれ，他の神経細胞や筋細胞とシナプス接合する．

　　神経興奮の伝達：神経興奮は，通常軸索のはじめの部分などからおこって，それが軸索を伝わり神経終末に達する．したがって，軸索は神経興奮を他の神経細胞などに伝える．

B．シナプス

　神経終末と他の神経細胞・筋細胞との接合をシナプスとよぶ．神経興奮が神経終末に達すると，そこにあるシナプス小胞中に含まれる化学伝達物質が放出され，それが次の神経細胞・筋細胞の細胞膜に含まれる受容体に受容されることにより，次の細胞の興奮がおこる．

C．神経細胞の種類

　神経細胞はその形により数種類に分類されるが，次の2種類は重要である（図10-2）．

　　① 多極性神経細胞: 中枢神経系を構成するほとんどの細胞がこれに分類される．複数の樹状突起と1本の軸索をもつ．

　　② 偽単極性神経細胞: 末梢神経の感覚神経節（脳・脊髄神経節）を構成するほとんどの細胞がこれに属する．細胞体から1本の突起が出て，やがて2本に分かれる．1本は末梢に向かって末梢からの神経興奮を導き（樹状突起の役割をはたす），他の1本は中枢神経に向かい神経興奮を中枢に伝える（軸索の役割をはたす）．

D．支持細胞

　神経細胞は，支持細胞によって囲まれている．中枢神経系の支持細胞はグリア細胞（神経膠細胞），末梢神経系ではシュワン（T. Schwann）細胞とよばれる（図10-2）．

　　① 髄鞘: 中枢神経の希突起膠細胞（グリア細胞の1種）と末梢神経のシュワン細胞は，軸索を包む鞘を形成する．特に，それらの細胞の細胞膜が，神経細胞の軸索を幾重にも取り巻いたものを髄鞘とよぶ．髄鞘と髄鞘の間をランヴィエ（L.A. Ranvier）絞輪とよぶ（図10-2）．

　　② 神経線維: 軸索とそれを包む細胞や髄鞘を含めた名称である．

　　③ 有髄神経線維: 髄鞘をもつ神経線維である．髄鞘は電気的に絶縁体であるために，神経興奮はランヴィエ絞輪の間を "とびとび" に伝わるために，伝導速度が速い（跳躍伝導）．

　　④ 無髄神経線維: 髄鞘をもたない神経線維であり，伝導速度が遅い．自律神経の節後線維がこれに属する．

E．神経系に特有な名称

　　① 灰白質と白質: 中枢神経系において，神経細胞体が集合したところを灰白質，有髄神経線維が集まったところを白質とよぶ．これらの名前は，

240　　X．神経系

脳・脊髄の断面が，灰白色や白色にみえるところから名づけられた．
② 核と皮質: 灰白質のうち，神経細胞の塊状の集団を核とよぶ．例えば，顔面神経核である．また，神経細胞の集団が脳の表面にあるところを皮質とよぶ．例えば，大脳皮質や小脳皮質である．
③ 神経節: 末梢神経系において，神経細胞体が集まったところの名前である．例えば，脊髄神経節，自律神経節である．
④ 根: 中枢神経系に出入りする末梢神経の部位を指す．

III 神経系の発生

神経系は外胚葉由来の器官である．胎生第3週に，脊索中胚葉の誘導により，胚（胎児）の背部外胚葉が肥厚して神経板となる．ついで，神経板の両端が癒合して神経管を形成する．また，神経板の左右端にある表皮外胚葉と接する部分の細胞は，神経管から離れて神経堤となる（図10-3）．

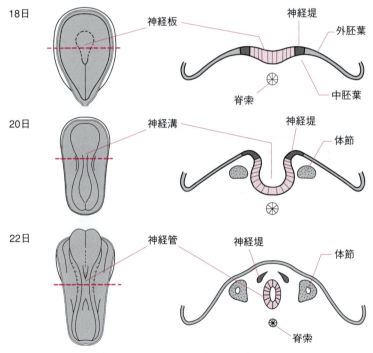

図10-3　ヒトの神経系の発生過程
胎生18日に神経板が発生する．やがて，神経管と神経堤が形成される．右図は左側の点線部分の横断面を示す．

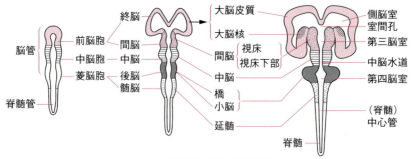

a．神経管の発達（背側観）

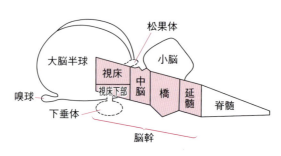

b．中枢神経系の模式図（側面観）

図10-4　神経管の発達

1．神経管からは，次のように脳と脊髄が発生する（図10-4）．

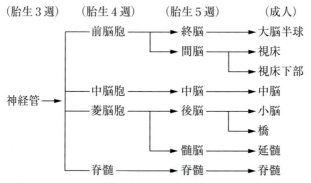

発生途上において，間脳の外側部は終脳と癒合する．
　完成した中枢神経系は，①左右の大脳半球，②脳幹（頭側から，間脳，中脳，橋，延髄の順），③小脳，④脊髄に分けて考えると理解しやすい．脳幹の定義は，大脳核から延髄まで，間脳から延髄まで，中脳から延髄までと著者によりさまざまであ

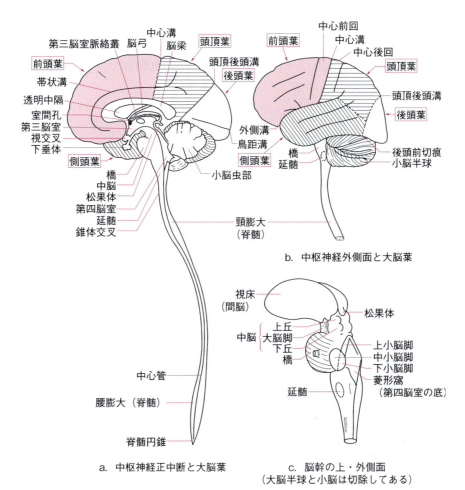

a. 中枢神経正中断と大脳葉

b. 中枢神経外側面と大脳葉

c. 脳幹の上・外側面
（大脳半球と小脳は切除してある）

図 10-5　中枢神経（大脳半球，脳幹，小脳，脊髄）の構造

る．本著では，脳を簡潔に理解するために，間脳から延髄までと定義する（図10-4）．

2．神経堤からは，脳・脊髄神経節，自律神経節，シュワン細胞が発生する．

IV 脳室系と髄膜

A．脳室系と脳脊髄液

神経管の内腔は，脳室系となる．

1．脳室系がある部位は次のとおりである（図 10-6）．
　　a）側脳室: 左右の大脳半球内にある．側脳室は，前角（室間孔より前方にある
　　　　部分で前頭葉の内部にある），中心部（前頭葉と頭頂葉内にある），後角（後頭
　　　　葉内にある），下角（側頭葉内にある）に分かれる．
　　b）室間孔〔モンロー（A. Monro）孔〕: 左右の側脳室と第三脳室を連絡する 1
　　　　対の孔である．
　　c）第三脳室: 左右の間脳の間にあり，中脳水道に続く．
　　d）中脳水道: 中脳を貫き，第四脳室に続く．
　　e）第四脳室: 橋・延髄の背側と小脳との間にあり，中心管に続く．
　　f）中心管: 延髄下部と脊髄内にある．
2．**脈絡叢**: 脳脊髄液を産生する部位である．側脳室，第三脳室，第四脳室にある．
3．脳室系とクモ膜下腔を連絡する孔
　　a）第四脳室正中口〔マジャンディー（F. Magendie）孔〕: 第四脳室後部の天井
　　　　にある 1 個の孔である．
　　b）第四脳室外側口〔ルシュカ（H. von Luschka）孔〕: 第四脳室の左右にある
　　　　1 対の孔である．
4．脳脊髄液の通過経路は次のとおりである．
　　　　側脳室（脈絡叢あり）──→室間孔──→第三脳室（脈絡叢あり）──→中脳水道──→
　　　　第四脳室（脈絡叢あり）──→第四脳室正中口と外側口──→クモ膜下腔──→クモ
　　　　膜顆粒（──→硬膜静脈洞──→内頸静脈）
　　　　　なお，第四脳室──→中心管の経路もある．ただし，成人中心管はしばしば脱
　　　　落細胞により閉鎖される．

B．髄　膜
　脳と脊髄をおおう 3 層の結合組織性膜を髄膜とよび，外から硬膜，クモ膜，軟膜
の順に分けられる（図 10-6）．
1．硬膜
　　a）脳硬膜
　　内・外 2 葉からなる厚い膜である．外葉は，頭蓋骨の骨膜に当たり，内葉は脳
の外形にそって包み大脳半球や大脳半球と小脳の間に入り込む．
　　　　①　大脳鎌: 左右の大脳半球間の大脳縦裂に入る脳硬膜のヒダである．
　　　　②　小脳テント: 大脳半球と小脳の間に入り込む 1 対の脳硬膜のヒダであ
　　　　　る．左右の小脳テント間の開口部を，テント切痕とよび，ここを脳幹が通
　　　　　過する．

244　　X．神経系

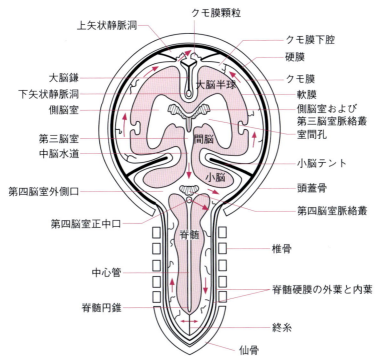

a．髄膜と脳脊髄液の関係

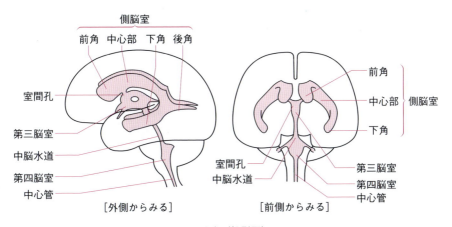

b．脳室（投影図）

図 10-6　髄膜と脳室系

Ⅳ．脳室系と髄膜　245

③　硬膜静脈洞: 脳硬膜の内・外 2 葉はほとんどの部位では密着している
が，特定の部位では解離して硬膜静脈洞をつくる．硬膜静脈洞は，脳の静
脈血と脳脊髄液を集めて，最終的には内頸静脈に続く．上矢状静脈洞は代
表的な硬膜静脈洞である．

b）脊髄硬膜: 内・外葉は離れており，その間に椎骨静脈叢を入れる．

2．クモ膜

硬膜の下の薄い膜であり，無数の細い柱状線維により軟膜に付着する．クモ膜と
軟膜の間をクモ膜下腔とよび，脳脊髄液で満たされている．

a）最大のクモ膜下腔: 脊髄下端（成人では第 1 腰椎の高さ）以下のレベルで脊
髄神経の馬尾を包む部位にある．この部位を利用して，腰椎穿刺がおこなわれ
る（図 10-20）．

b）クモ膜顆粒: クモ膜が硬膜静脈洞に突出した顆粒状の構造であり，脳脊髄液
の吸収部位である．

3．軟膜

軟膜は，脳・脊髄と密着しており，脳の溝の中に入り込んでいる．

Ⅴ 終脳（大脳半球）

成人の脳重量（約 1300g）の約 80%を占め，頭蓋腔中で小脳テントより上に存在
する．終脳は，大脳縦裂とよばれる深い溝により左右の大脳半球に分かれる．また，
外側溝の深部には，島とよばれる大脳皮質がある．大脳半球は，大脳皮質，大脳白
質，大脳核からなりたっている（図 10-5，14）．

A．大脳皮質

大脳皮質は大脳の表面をおおう灰白質である．大脳の表面には，大脳溝とその間
の高まりである大脳回があり，半球の表面積を広げている（図 10-5）．

1．おもな大脳溝: 中心溝（前頭葉と頭頂葉の境），外側溝（側頭葉と前頭葉・頭
頂葉の境），頭頂後頭溝（頭頂葉と後頭葉の境），鳥距溝（後頭葉）などがある
（図 10-7，9）．

2．おもな大脳回: 中心前回，中心後回，下前頭回，上側頭回，帯状回，海馬傍回
などがある（図 10-7，9）．

3．四葉: 大脳皮質は，前頭葉，頭頂葉，側頭葉，後頭葉に分かれる．

4．大脳皮質の構造: 大脳皮質の大部分を占める新皮質では，種々の形の神経細胞
が 6 層に配列している．すなわち，分子層（第Ⅰ層），外顆粒層（第Ⅱ層），外錐
体細胞層（第Ⅲ層），内顆粒層（第Ⅳ層），内錐体細胞層（第Ⅴ層），多形細胞層

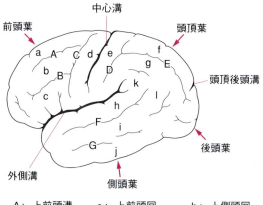

A:	上前頭溝	a:	上前頭回	h:	上側頭回
B:	下前頭溝	b:	中前頭回	i:	中側頭回
C:	中心前溝	c:	下前頭回	j:	下側頭回
D:	中心後溝	d:	中心前回	k:	縁上回
E:	頭頂間溝	e:	中心後回	l:	角回
F:	上側頭溝	f:	上頭頂小葉		
G:	下側頭溝	g:	下頭頂小葉		

図 10-7　大脳溝と大脳回（左・外側面）

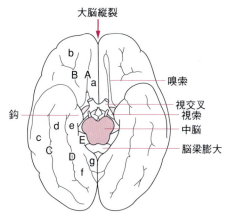

A:	嗅溝	a:	直回
B:	眼窩溝	b:	眼窩回
C:	後頭側頭溝	c:	下側頭回
D:	側副溝	d:	外側後頭側頭回
E:	海馬溝	e:	海馬傍回
		f:	内側後頭側頭回
		g:	帯状回

図 10-8　大脳溝と大脳回（脳底）

V．終脳（大脳半球）　　247

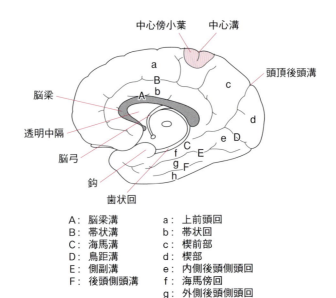

図10-9　大脳溝と大脳回（右・内側面）

A：脳梁溝
B：帯状溝
C：海馬溝
D：鳥距溝
E：側副溝
F：後頭側頭溝

a：上前頭回
b：帯状回
c：楔前部
d：楔部
e：内側後頭側頭回
f：海馬傍回
g：外側後頭側頭回
h：下側頭回

（第Ⅵ層）である．

特に，運動野の第Ⅴ層にあるベッツ（V.A. Betz）の巨大錐体細胞の軸索は，錐体路を形成することで有名である（図10-10）．

5．大脳皮質の機能局在

大脳皮質の各領域はそれぞれ異なった働きをする．これを機能局在とよび，各機能は次の領域にある（図10-11）．

a）運動野：反対側半身にある骨格筋の随意運動をつかさどる錐体路がおこる領域である．前頭葉の中心前回にある．身体各部の支配領域は，大脳半球内側面から中心前回の下方部に向かって，下肢，体幹，上肢，頭部の順に並んでいる（図10-12）．

b）感覚野

① 体性感覚野：反対側半身の体性感覚（触覚，温度覚，痛覚，深部感覚）が入る領域である．頭頂葉の中心後回にある．身体各部からの感覚は，半球内側面からの中心後回の下方部に向かって，下肢，体幹，上肢，頭部の順に並んでいる（図10-12）．

② 味覚野：頭頂葉にある体性感覚野の下方部，すなわち中心後回の下方部

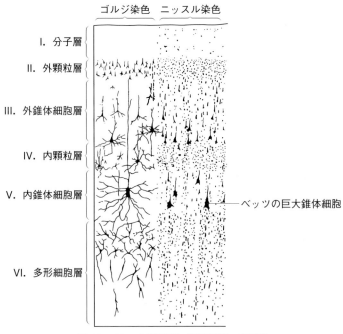

図 10-11 大脳皮質（新皮質）の構造

にある．
③ 聴覚野: 側頭葉の外側溝に面する横側頭回にある．聴覚伝導路は，視床の内側膝状体を経由して，この部位に入る．
④ 嗅覚野: 側頭葉内側面の前方部にある．
⑤ 視覚野: 半球内側面の鳥距溝の周囲から後頭葉後端にかけて存在する．視覚伝導路は視床の外側膝状体を経由して，この部位に達する．

c) 言語野: 約95%のヒトでは，左半球にある（図10-11）．
① 運動性言語中枢〔ブローカ（PP. Broca）中枢〕: 左半球の前頭葉外側面の下方部（下前頭回の後部）にある．この部位の障害では，言葉の理解はできるが，意味ある言語を発声できなくなる．この状態を運動性失語症（ブローカ失語症）とよぶ．
② 感覚性言語中枢〔ウェルニッケ（K. Wernicke）中枢〕: 左半球側頭葉の上後部（上側頭回後部）にある．この部位の障害では，聴覚は保たれているが，聞いた言葉の内容が理解できなくなる．これを感覚性失語症とよぶ．
③ 視覚性言語中枢: 左半球頭頂葉の下後部（角回）にある．この部位の障

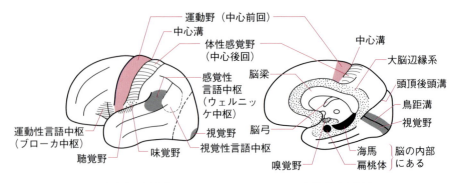

a. 大脳半球外側面　　　b. 大脳半球内側面

図10-11　大脳皮質の機能局在

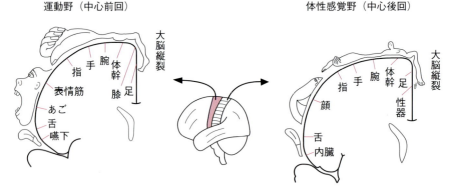

図10-12　運動野（左）と体性感覚野（右）の身体再現

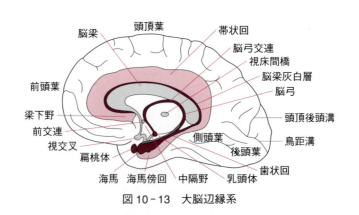

図10-13　大脳辺縁系

害では，視覚は保たれるが，書いた文字を理解できなくなる．これを失読症とよぶ．

なお，感覚性失語症（ウェルニッケ失語症）では，言葉と文字の両方の理解ができなくなる場合が多い．したがって，側頭葉の上後部と頭頂葉下後部を併せて，感覚性言語中枢（ウェルニッケ中枢）とすることもある．

d）連合野

感覚野や運動野は，ヒトの大脳皮質全体からみればごく一部にすぎない．その他の広い領域は，種々の感覚情報を総合し，過去の経験と照合して意志を決定し，複雑な運動をおこすなどの高度な神経情報処理をおこなっている．特に，前頭葉の前方部は，思考，意欲，計画性などに関与する．なお，言語野は連合野に属するが，言語機能は重要なので別に記した．

e）大脳辺縁系

下等哺乳類で発達している古い皮質である．ブローカ（PP. Broca）は当初，脳梁を取り込む脳回，すなわち梁下野，帯状回，海馬傍回を大脳辺縁葉として分類した．その後，この領域が情動と関連のあることが判明し，辺縁葉に海馬体，扁桃体，乳頭体，中隔核などを加えた部分は大脳辺縁系とよばれるようになった．大脳辺縁系は古皮質によって構成され，その機能は情動（喜怒哀楽），本能行動（摂食・摂水，性行動），記憶などに関連するといわれている．これらの機能は，また自律神経機能と深い関係をもつ．自律神経機能の調節は視床下部でも行われるが，視床下部による調節は多くの場合反射的であるものに対し，大脳辺縁系では過去の経験や学習に基づいて行われる（図10-11，13）．

B．大脳白質

大脳皮質の深部にあり，大脳皮質に出入りする有髄神経線維からなる（図10-14）．

1．大脳白質の線維は，3種類に分類される．

a）連合線維: 同一半球間を結合する線維である．

b）交連線維: 左右の半球を結ぶ線維である．

c）投射線維: 大脳皮質と脳幹・脊髄などを結ぶ線維である．

これらの線維のうち，次のものが重要である．

2．脳梁: 左右の大脳半球を結ぶ強大な交連線維であり，大脳縦裂の底部に存在する．左右の大脳半球が協調して活動するために重要である．

3．内包: 尾状核，レンズ核，視床に囲まれた投射線維の集団である．大脳水平断では，尾状核とレンズ核，レンズ核と視床に囲まれた"く"の字形を呈する．

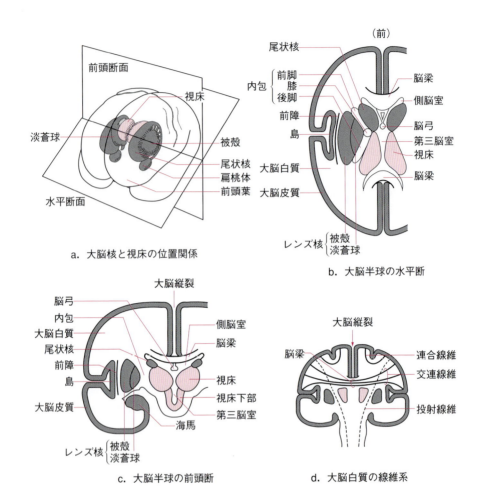

図 10-14　大脳核，視床，内包の位置（a－c）と大脳白質の線維系

　随意運動の伝導路である錐体路と体性感覚路などが内包を通過する．内包に分布する動脈（レンズ核線条体動脈）は，破裂して脳出血をおこしやすい．内包に脳出血がおこると，病巣と反対側半身の運動麻痺（片麻痺）および体性感覚障害がおこる．

C．大脳核（大脳基底核）

　大脳白質の中にある大きな灰白質の塊であり，視床の前外側部にある（図 10-14）．

1．大脳核を構成するおもな核群は次のとおりである．

  a）尾状核: 側脳室のすぐ外側に位置する．

  b）レンズ核: レンズ核は，外側の被殻，および内側の淡蒼球からなる．

  c）前障: 島皮質とレンズ核の間にある．

  d）扁桃体: 発生学的には大脳核に分類されるが，機能的には大脳辺縁系に属する．

  e）線条体: 尾状核と被殻との総称である．両者は，発生学的および機能的に似ているので，しばしば線条体として一括する．

2．大脳核の機能

  大脳核は，視床，大脳皮質，中脳の黒質と連絡している．大脳核は，外界の情報，短期記憶，内的な動機などを大脳皮質から送られると，すでに蓄えられている運動プログラムの中から特定なものを発現して，それを視床を介して大脳皮質に送る役割をしていると考えられている．この経路を通じて，姿勢の制御や円滑な自動運動の遂行に関与する．

3．大脳核の障害症状

  さまざまな不随意運動がおこる．代表的な病気には次のものがある．

    パーキンソン（J. Parkinson）病: 黒質から線条体に神経線維を送るドーパミンニューロンが変性・脱落することによりおこる病気である．安静時振戦，固縮，無動などを特徴とする．

Ⅵ 間　脳

  間脳は中脳の前方部に位置する灰白質である．左右の間脳の間には第三脳室があり，また間脳の外側部は終脳に癒合する．間脳は，上方の視床と下方の視床下部に分けられる．間脳の上後部には松果体（Ⅸ．内分泌系の項を参照）がある（図10-4，5，15）．

A．視　床

  視床は第三脳室に接する卵形の灰白質であり，外側は内包によって境される．視床の機能は次のとおりである．

1．感覚伝導路の中継核: すべての感覚（嗅覚を除く）は，脊髄・脳幹などから視床に至り，ここでニューロンを代えて大脳皮質に達する．視覚の中継核は外側膝状体，聴覚の中継核は内側膝状体とよばれる（上行性伝導路の項を参照）（図10-22，23，24，25）．

2．意識水準の調節: 視床の内側部は，中脳，橋，延髄の網様体からの神経線維を

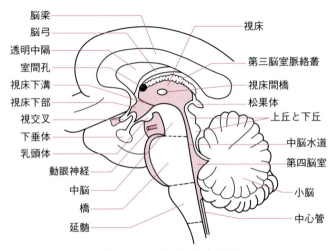

図 10-15　大脳の正中断面

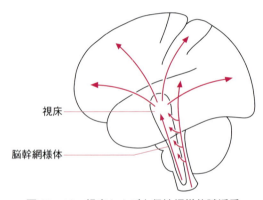

図 10-16　視床および上行性網様体賦活系

受け，大脳皮質の広い領域に神経線維を投射する．この系は上行性網様体賦活系といわれ，この系が活性化すると覚醒がおこるといわれる（図 10-16）．
3．運動系の中継核：小脳や大脳核からの運動情報を受け取り，大脳皮質運動野に送る（図 10-26）．

B．視床下部

　視床下部は，視床の下で第三脳室の底部にある重さ約 4g の灰白質である．視床下部の下方からは下垂体が突出しており，前方には視交叉がある（図 10-15）．視

床下部には，自律神経系と内分泌系へのおもな指令中枢となる神経核群が集まっている（図10-43，図9-5，p.229参照）．視床下部のおもな機能は次のとおりである．

1．下垂体ホルモンの産生と分泌の調節〔図はⅨ．内分泌系（p.229）を参照〕

 a）隆起下垂体路（隆起漏斗路）：視床下部の弓状核などで産生された下垂体前葉ホルモン放出ホルモンや抑制ホルモンを下垂体漏斗に伝える経路である．これらのホルモンが伝わる経路を矢印で示す．

  視床下部——（下垂体前葉ホルモン放出・抑制ホルモン）——→下垂体漏斗——→下垂体門脈——→下垂体前葉

 b）視床下部下垂体路：視床下部の視索上核・室傍核にある神経細胞体で産生されたバソプレッシンやオキシトシンは，軸索を伝わり下垂体後葉に到達する．すなわち，

  視床下部の視索上核と室傍核——（バソプレッシン・オキシトシン）——→下垂体後葉

  なお，神経細胞がホルモンを分泌する現象は，この経路で初めて解明された．この現象を神経分泌とよぶ．

2．体温調節：皮膚や視床下部にある温度受容器からの情報を受け取り，体温の維持をおこなう．

3．摂食中枢：食欲・摂食行動の調節中枢である．末梢から血中グルコース濃度に関する情報を受け取り，血糖値を維持する．

4．飲水中枢：体内の水分量を調節する．

5．概日リズム形成に関係する中枢：睡眠と覚醒などの日内リズムの形成に関与する．

Ⅶ　中脳，橋，延髄

 間脳に続く中脳，橋，延髄は，全体として円柱状構造をしており，後頭蓋窩中にある．中脳はテント切痕をつらぬいて橋につながり，延髄は大後頭孔（大孔）を通り脊髄に連なる．本書では，脳幹を間脳，中脳，橋，延髄を含むと定義したが，脳幹を中脳，橋，延髄のみとより狭い範囲に定義する著書も多い（図10-4b，17，18）．

 中脳，橋，延髄には次の機能が存在する．

1．12対の脳神経のうち，第Ⅲ脳神経から第Ⅻ脳神経の核がある．脳神経核は，運動神経がおこる起始核と感覚神経が入る停止核に分けられる．

2．上行性および下行性伝導路がこの部位を通過する．

 ①　脊髄から上行して視床や小脳にいたる感覚性上行路が通る．

Ⅶ．中脳，橋，延髄　　255

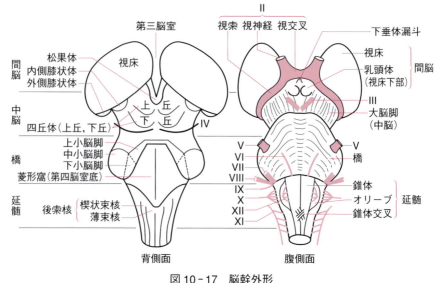

図 10-17 脳幹外形
終脳を除去して視床を露出させた．小脳も切除してある．

② 大脳皮質などから脊髄に下る運動性下行路が通る．
3. 自律神経系の反射中枢がある．
　a）対光反射中枢：中脳の上部や動眼神経副核〔エディンガー（L. Edinger）・ウエストファール（AKO. Westphal）核〕にある．光が眼に入ると，動眼神経を経由する副交感神経の活動が高まり，瞳孔が収縮する．
　b）呼吸中枢：延髄にある．動脈の化学受容器，肺の伸展受容器，および橋の呼吸調節中枢からの情報を受け，横隔膜や肋間筋の運動を調節する．
　c）循環中枢：延髄にある．頸動脈洞や大動脈弓にある（血）圧受容器からの情報を受け，迷走神経や交感神経を介して，心臓の活動と血管の収縮・拡張を調節する．
　d）嚥下中枢：延髄にある．口腔と咽頭の情報を受け，嚥下反射をおこす．
4. 意識水準の調節：網様体にあり，上行性網様体賦活系（視床の項を参照）の一部をなす（図 10-16）．
5. 中脳，橋，延髄の各部にある構造（図 10-18）
　a）中脳
　　① 中脳の背側部：上丘（視野に入った物体の方向に眼球と頭部を向ける反射中枢），下丘（聴覚の中継核）

a. 中脳（上丘）

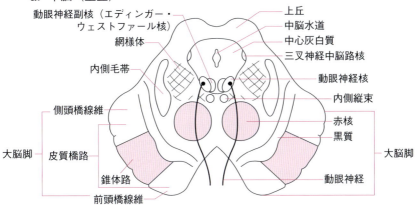

b. 橋

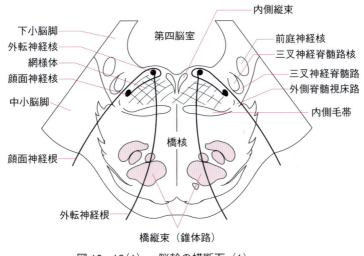

図 10-18(1) 脳幹の横断面（1）

② 中脳水道が通る．
③ 脳神経核：動眼神経核（第Ⅲ脳神経核），滑車神経核（第Ⅳ脳神経核）
④ 赤核：上丘レベルにある錐体外路系の神経核である．
⑤ 黒質：上丘から下丘レベルにある錐体外路系の神経核である．この核のドーパミンニューロンが変性・脱落するとパーキンソン病となる．
⑥ 大脳脚：中脳腹側部の1対の構造であり，錐体路が通る．

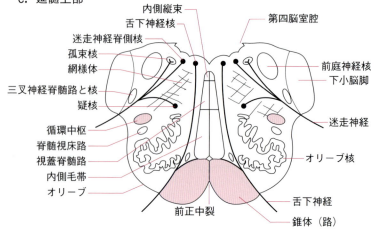

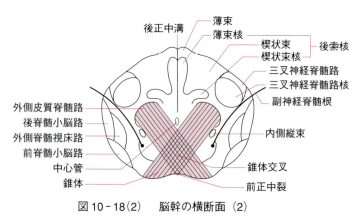

図10-18(2)　脳幹の横断面(2)

b）橋にある構造
　① 菱形窩: 橋の背側はくぼんでおり，第四脳室の底となっている．
　② 橋背側部: 三叉神経核（第Ⅴ脳神経核，核の一部は延髄まで続く），外転神経核（第Ⅵ脳神経核），顔面神経核（第Ⅶ脳神経核），前庭・蝸牛神経核（第Ⅷ脳神経核，核の一部は延髄まで続く）
　③ 橋腹側部: 橋核（大脳皮質の情報を受け取り，中小脳脚を介して小脳皮質に伝える）錐体路は橋腹側部を貫き，延髄の錐体に続く．

c）延髄にある構造:

① 延髄上部の背側部はくぼんでおり（菱形窩），すなわち第四脳室底である．延髄下部には，後索核（薄束核と楔状束核）がある．

② 延髄の背側部: 舌咽神経核（第Ⅸ脳神経核），迷走神経核（第Ⅹ脳神経核），副神経核（第Ⅺ脳神経核，脊髄上部まである），舌下神経核（第Ⅻ脳神経核）

③ オリーブ核: 赤核と小脳を連絡する．

④ 錐体: 延髄の腹側部にあり，錐体路が通る．延髄下端には錐体交叉がある．大部分の錐体路線維はここで反対側に交叉して脊髄にいたる．内包において脳出血のために錐体路が遮断された場合，錐体交叉があるために，病巣と反対側半身の骨格筋が麻痺（片麻痺）する．

Ⅷ 小 脳

成人の小脳は重さ 130 〜 150g の後頭蓋窩中にある構造である．小脳は橋と延髄の背側部にあり，第四脳室の天井をつくっている（図 10-5，19）．

1．小脳の外景と機能区分

小脳は，前葉（小脳第一裂の吻側），後葉（小脳第一裂の尾側），片葉小節葉〔後葉の腹側，片葉（外側）と小節（内側）からなる〕の3部位に区分される．前葉と後葉は正中部にある虫部と，左右の小脳半球となる．また，小脳の表面には，多数の小脳溝と小脳回がある．

a）新小脳（大脳小脳）: 小脳半球の外側部．ヒトで最も発達している部位．大脳皮質から入力を，皮質橋路・橋小脳路にて受け，運動の計画と感覚情報など精巧な運動調節に関与する．

b）旧小脳（脊髄小脳）: 小脳半球の内側部（前葉全域と後葉第2裂より腹側部）と虫部．三叉神経，視覚系，聴覚系，脊髄小脳路を含む脊髄後索からの入力にて，筋・腱・関節などの深部感覚を受け，体幹と四肢の運動制御に関与する．

c）原小脳（古小脳，前庭小脳）: 片葉小節葉．ヒトでは痕跡的である．半規管と前庭神経核からの入力，上丘，視覚野からの入力を受け，身体平衡と眼球運動調節に関与する．

2．小脳の構造

a）小脳皮質: 表層の灰白質である．表面から，分子層，プルキンエ（J.E. Purkinje）細胞層，顆粒層の3層からなる．

b）小脳髄質: 皮質の下の白質である．

c）小脳核: 小脳髄質中にある灰白質である．歯状核，球状核，栓状核，室頂核

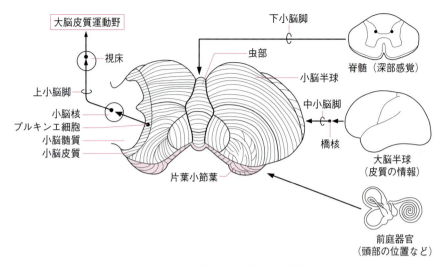

図 10-19 小脳下・外側面と線維結合

の4つの核からなる．
3．小脳脚：小脳と脳幹を連絡する構造
　　　ⅰ）上小脳脚：小脳と中脳を結合する．小脳視床路，小脳赤核路が通る．
　　　ⅱ）中小脳脚：小脳と橋を結合する．橋小脳路が通る．
　　　ⅲ）下小脳脚：小脳と延髄を結合する．脊髄小脳路が通る．
4．小脳の機能
　小脳は運動の調節に関与する．小脳は，ⅰ)大脳皮質の運動指令（皮質橋路と橋小脳路を経由する），ⅱ)末梢の感覚受容器からの平衡感覚（前庭小脳路を経由する）・深部感覚情報（脊髄小脳路を経由する）に基づいて，ⅲ)小脳は出力を視床を経由して大脳皮質に出す（小脳視床路を経由する）．この経路により，小脳は筋緊張の調節，身体の平衡や姿勢の保持，運動の精巧な調整をおこなう．小脳障害では，運動失調がおこる．

Ⅸ 脊 髄

　脊髄は長さ約 40cm の細長い円柱状構造であり，脊柱管のなかにある．上端は環椎上縁の高さにある．下端は円錐状に細くなり，成人では第1〜2腰椎の高さで終わる（脊髄円錐）（図 10-20）．

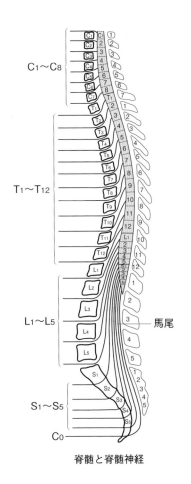
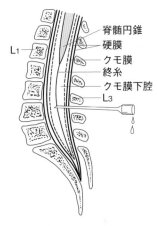

脊髄と脊髄神経　　　　　脊髄円錐の位置とクモ膜下腔
　　　　　　　　　　　　　　（腰椎穿刺の位置）

図 10-20　脊髄と脊髄神経

A. 脊髄と脊髄神経の関係

　脊髄からは 31 対の脊髄神経が出ている．脊髄神経は，各レベルの椎間孔から出るために，頸神経（8 対），胸神経（12 対），腰神経（5 対），仙骨神経（5 対），尾骨神経（1 対）とよばれる．脊髄は連続した内部構造をもっているが，脊髄神経により頸髄（第 1-8 頸髄，C_{1-8}），胸髄（第 1-12 胸髄，T_{1-12}），腰髄（第 1-5 腰髄，L_{1-5}），仙髄（第 1-5 仙髄，S_{1-5}），尾髄（Co）に区分される．また，各レベルの脊髄神経は，それに対応する椎間孔から出る．したがって，脊髄下端のレベル以下では，脊髄神経のみが脊柱管の中を下降することになる．これを馬尾とよぶ．

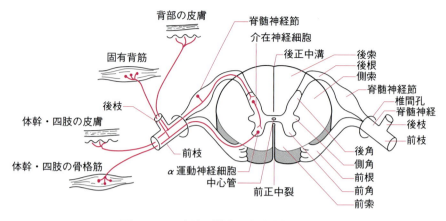

図 10-21　脊髄の構造と脊髄神経
ベル・マジャンディーの法則（前根は運動性，後根は感覚性）

B．脊髄の内部構造

　脊髄の横断面では，中心に脳室系である中心管があり，その周囲にH字形の灰白質，さらに外側を白質が取り囲む（図10-21）．

1．灰白質

　H字形の灰白質のうち，前方に突出する部分を前角，後方に突出する部分を後角，その中間を中間質とよぶ．さらに，第1胸髄から第3腰髄には，外側に突出する側角が発達する．

　　a）前角：運動性神経細胞があり，軸索を脊髄神経前根に出す．運動神経細胞は，大形な α 運動神経細胞（軸索を骨格筋の運動終板に出す），および小形な γ 運動神経細胞（軸索を筋紡錘の筋線維に出す）に分けられる．

　　b）後角：脊髄後根から進入する感覚性神経線維を受ける神経細胞が集まっている．

　　c）側角：第1胸髄―第3腰髄にあり，ここには交感神経節前ニューロンの細胞体がある．なお，第2-4仙髄にも側角に相当する領域（側方に突出していないが）があり，副交感神経仙骨部の節前ニューロンの細胞体が存在する．

2．白質

　灰白質の周囲にある白質は，脊髄神経前根と後根の出る部位を境として，前索，側索，後索に分かれる．白質には，次の上行性伝導路と下行性伝導路が通る．次の伝導路は特に重要である（伝導路の項を参照）．

ａ）上行性伝導路

　　① 脊髄視床路: 前索から側索を通る.

　　② 後索路: 後索を通る.

　　③ 脊髄小脳路: おもに側索を通る.

ｂ）下行性伝導路

　　① 皮質脊髄路（錐体路の1つ）: 前索と側索を通る.

Ⅹ 伝導路

　中枢神経系の情報伝達経路を伝導路とよぶ. 伝導路は, ①反射路, ②感覚を伝える上行性伝導路, ③運動情報を伝える下行性伝導路に分類される.

Ａ．反射路（反射弓）

　受容器の刺激が一定の無意識的な運動をひきおこす神経回路である. 反射路は, 受容器→求心性（感覚）神経→反射中枢（中枢神経にある)→遠心性（運動）神経→効果器から構成される. 反射には, 運動反射〔精巣挙筋反射（挙睾筋反射）や膝蓋腱反射など〕や自律神経が関与する反射〔対光反射, 圧受容反射, ヘーリング（EH. Hering）・ブロイエル（J. Breuer）反射, 化学受容器による呼吸反射など〕がある（表 10-1）.

Ｂ．上行性伝導路

　上行性伝導路とは, 末梢の感覚受容器からの情報を, 末梢神経系や脊髄・脳幹を経由して小脳や大脳皮質に伝える経路である.

１．体性感覚伝導路

　体性感覚は, 表在感覚（痛覚, 温度覚, 触覚などの皮膚感覚）と深部感覚（骨格筋, 腱, 関節包からの情報を伝える感覚）を含み, その受容器は全身の皮膚や筋肉などに分布している. 深部感覚は, 内臓からの感覚ではないことに注意する. 主な体性感覚伝導路は, 3種類のニューロンを介して受容器から大脳皮質まで伝わる. 以下の記述では, 伝導路の出発部位と到着部位の間を矢印で結ぶことにする（図 10-22）.

ａ）脊髄視床路

　　体幹と四肢の痛覚と温度覚（温覚, 冷覚）を伝える伝導路である.

一次ニューロン: 感覚受容器の情報――後根――➤脊髄後角

二次ニューロン: 脊髄後角――反対側に交叉――脊髄前側索――➤視床

三次ニューロン: 視床――➤大脳皮質体性感覚野（中心後回）

表 10-1　主な反射路（弓）

		受容器と求心性神経	反射中枢	遠心性神経と効果器
1	対光反射路	網膜→視神経	中脳	動眼神経（副交感神経）→瞳孔括約筋
2	角膜反射路	角膜の触覚受容体→三叉神経	橋と延髄	顔面神経→眼輪筋
3	[血]圧受容器反射	頸動脈洞・大動脈弓の[血]圧受容器→舌咽神経・迷走神経	延髄など	1) 迷走神経→心(徐脈)，2) 交感神経→心(頻脈)，血管(収縮)，副腎髄質(ノルアドレナリン分泌)
4	ヘーリング・ブロイエル反射	肺の伸展受容器→迷走神経	延髄など	横隔神経・肋間神経→横隔膜・肋間筋
5	化学受容器による呼吸反射	頸動脈小体・大動脈弓の化学受容器CO_2濃度など)→舌咽神経・迷走神経	延髄など	横隔神経・肋間神経→横隔膜・肋間筋
6	精巣挙筋反射（挙睾筋反射）	大腿上部内側の触覚受容体→陰部大腿神経大腿枝	脊髄 (T_{12}-L_2)	陰部大腿神経陰部枝→精巣挙筋
7	膝蓋腱反射	大腿四頭筋の筋紡錘→大腿神経（求心性神経）	脊髄 (L_{2-4})	大腿神経（遠心性神経）→大腿四頭筋

b）後索―内側毛帯系

　体幹と四肢の触覚と意識にのぼる深部感覚（眼を閉じても，手足の位置や曲がり具合やその動きを感じることができる）を伝える伝導路である．

　一次ニューロン：感覚受容器の情報――後根――脊髄後索―→延髄下部の後索核

　二次ニューロン：後索核――反対側に交叉――内側毛帯―→視床

　三次ニューロン：視床――大脳皮質体性感覚野（中心後回）

　c）三叉神経視床路

　顔面の痛覚，温度覚，触覚，深部感覚の伝導路である．

　一次ニューロン：感覚受容器の情報―→橋・延髄の三叉神経核

　二次ニューロン：三叉神経核――反対側に交叉―→視床

　三次ニューロン：視床―→大脳皮質体性感覚野（中心後回）

2．視覚路（図 10-23）

　一次ニューロン：網膜の視細胞の視覚情報―→網膜の双極細胞―→網膜の視神経細胞

　二次ニューロン：視神経細胞――視神経，視交叉，視索を経由―→視床の外側膝状体

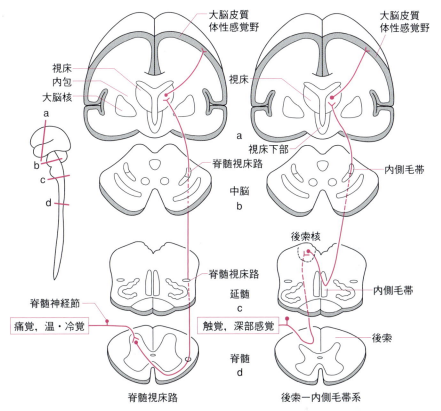

図 10-22 痛覚，温・冷覚伝導路（左）と触覚，深部感覚伝導路（右）

三次ニューロン：視床の外側膝状体 ⟶ 大脳皮質後頭葉の視覚野（鳥距溝の周囲）

視交叉では，網膜の鼻側半からの線維のみが交叉する半交叉である．このために，両眼の左側視野の物体は右の視覚野に達する．

3．聴覚路（図 10-24）
　一次ニューロン：内耳のラセン器（コルチ器）の情報 ⟶ 蝸牛神経（内耳神経の一部）⟶ 橋の蝸牛神経核
　二次ニューロン：蝸牛神経核 ⟶（大部分の線維は反対側に交叉）⟶ 橋の上オリーブ核
　三次ニューロン：橋の上オリーブ核 ⟶ 下丘核
　四次ニューロン：下丘核 ⟶ 視床の内側膝状体
　五次ニューロン：視床の内側膝状体 ⟶ 側頭葉の聴覚野（横側頭回）

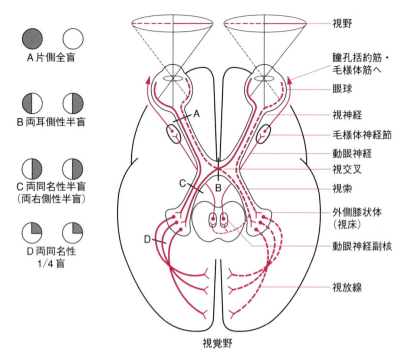

図10-23 視覚伝導路と視覚路の切断症状,および対光反射路

4. 平衡覚伝導路
　一次ニューロン:内耳の前庭器官の情報──前庭神経→橋・延髄の前庭神経核
　二次以上のニューロン:前庭神経核→［外］眼筋の運動核,小脳,脊髄
　この経路により,眼球運動や姿勢調節の反射をひきおこす.

5. 味覚伝導路(図10-25)
　一次ニューロン:舌前2/3の味覚──顔面神経(鼓索神経)→延髄の孤束核
　　　　　　　　　舌後1/3の味覚──舌咽神経────────┘
　二次ニューロン:延髄の孤束核→視床
　三次ニューロン:視床→大脳皮質味覚野(中心後回の下方部)

6. 嗅覚伝導路(図11-12参照)
　一次ニューロン:鼻腔上部の嗅上皮の情報─嗅神経→嗅球
　二次ニューロン:嗅球→嗅索→側頭葉内側部の嗅皮質

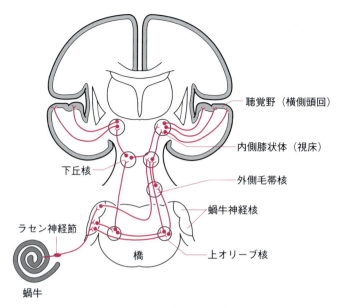

図 10-24　聴覚伝導路

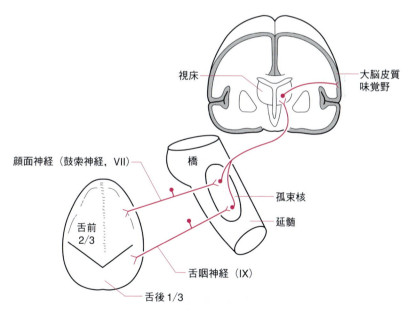

図 10-25　味覚伝導路（ただし，正確には，有郭乳頭は舌咽神経が分布する）

X．伝導路　267

C. 下行性伝導路

運動性伝導路であり，上位中枢の運動指令を下位の脳幹や脊髄に伝える．

1. 錐体路

    a) 随意運動の伝導路であり，次のように区分される（図 10-26, 27）．

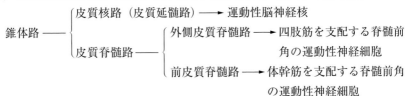

    b) 錐体路の起始部位

    主に大脳皮質の運動野（中心前回）である．起始細胞として有名なのは，運動野のベッツの巨大錐体神経細胞である．この細胞などの軸索が集まって錐体路を形成し，脳神経核や脊髄前角まで下る．したがって，軸索の長さは，大脳皮質から腰・仙髄まででは 1m に達するものもある．

    c) 錐体路の通過経路：起始部位と終止部位の間を矢印で結ぶ．その間の通過経路は括弧内に示す．なお，延髄までの経路は，皮質核路（皮質延髄路）と皮質脊髄路ともほぼ同じである．

    ①皮質核路（皮質延髄路）

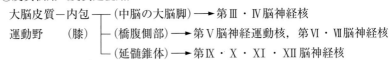

    皮質核路は，原則として両側の脳神経核に達する．したがって，眼筋や咀嚼筋は片側の皮質核路の遮断の際に麻痺しない．

    ただし，次の脳神経核は反対側の皮質核路からのみにより支配される．

    ⅰ) 第Ⅶ脳神経核（顔面神経核）の一部：顔面神経核の上部表情筋（前頭筋など）を支配する部分は両側の皮質核路の支配をうけるが，下部表情筋（頬筋など）を支配する部分は反対側の皮質核路のみにより支配される．したがって，片側の内包出血の際には，前頭筋は麻痺しない．

    ⅱ) 第Ⅻ脳神経核（舌下神経核）：反対側の皮質核路のみにより支配される．したがって，脳出血と反対側の舌筋が麻痺する．

    ② 皮質脊髄路

    運動野―（内包）―（皮質核路と同じ経路）―（延髄下端の錐体交叉で，次の2経路に分かれる）

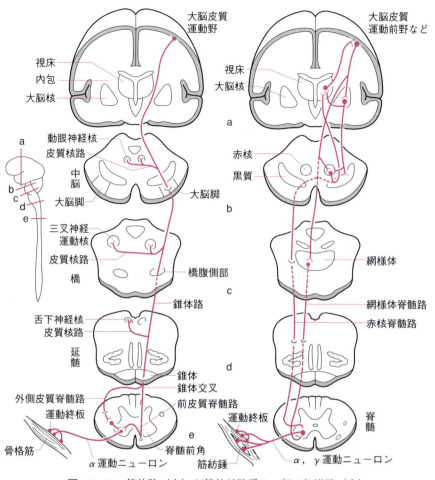

図 10-26　錐体路（左）と錐体外路系の一部の伝導路（右）

ⅰ）外側皮質脊髄路（錐体側索路）

約 90% の神経線維は延髄下端の錐体交叉で交叉した後，脊髄側索を下行（外側皮質脊髄路）して，四肢筋を支配する脊髄前角にある運動性神経細胞に到達する．

ⅱ）前皮質脊髄路（錐体前索路）

約 10% の線維は，錐体交叉で交叉せずに脊髄前索を下行（前皮質脊髄路）し，脊髄レベルで交叉または両側性に，体幹筋を支配する脊髄前角にある運動性神経細胞に到達する．

X．伝導路　269

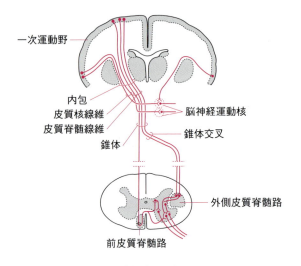

錐体路：随意運動の伝導路．錐体外路：錐体路を制御するシステム
大脳皮質の運動野（中心前回）から脳神経核や脊髄前角に達する（運動野のベッツの巨大錐体細胞からの軸索は腰・仙髄までで1mに達する）．
1）皮質核路：⇒運動性脳神経核．眼球運動・発声（声帯筋）・嚥下（咽頭筋）・表情筋・舌筋
2）皮質脊髄路：①外側皮質脊髄路（錐体側索路）⇒脊髄前角の運動神経細胞（四肢筋）
　　　　　　　　②前皮質脊髄路（錐体前索路）⇒脊髄前角の運動神経細胞（体幹筋）

図10-27　錐体路系

d）錐体路の障害

　錐体路はさまざまな部位で遮断される．最も有名なのは，内包を支配する中大脳動脈の中心枝（線条体枝）の破裂による脳出血である．この際は，病巣の反対側半身が麻痺（片麻痺）する．

2．錐体外路

　錐体外路は，錐体路以外の運動に関する伝導路の総称である．錐体外路は，簡単にいえば，感覚情報や過去の記憶などを統合して，錐体路を制御するシステムである．機能的には，姿勢制御，歩行運動，および円滑な随意運動の遂行に重要な役割をはたしている．おもな錐体外路は次のとおりである（図10-26）．

　a）上位中枢の錐体外路

　　①　大脳皮質錐体外路系：大脳皮質から出る錐体路以外の投射路である．線条体，赤核，網様体，黒質，橋核などに至る．

　　②　線条体錐体外路系：線条体（尾状核と被殻），淡蒼球，視床，黒質，視床下核などを結ぶ経路である．特定の運動プログラムを発現させる経路であるといわれる（大脳核の項を参照）．

③　小脳錐体外路系: 小脳, 視床, 赤核, 〔下〕オリーブ核, 前庭神経核などを結ぶ経路である. 深部感覚や平衡覚の変化に対応して, 随意運動を制御する (小脳の項を参照).
　b) 脳幹・脊髄錐体外路系
　脳幹から出て, 脊髄前角の運動神経細胞を間接的または直接的に制御する経路である.
　　①　網様体脊髄路: 骨格筋の緊張を制御する.
　　②　赤核脊髄路: 屈筋の筋緊張を制御する.
　　③　前庭脊髄路: 前庭器官・小脳からの入力を受け, 伸筋の筋緊張を制御する.
　　④　視蓋脊髄路: 上丘からおこり, 頸髄の運動ニューロンに至る. 視覚刺激に対応した頸筋の運動 (突然にあらわれた物体の方向を向くなど) に関与する.

XI　末梢神経系総論

1. 末梢神経系の構成

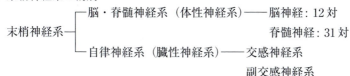

なお, 自律神経系は, しばしば脳・脊髄神経系の中に混在する.

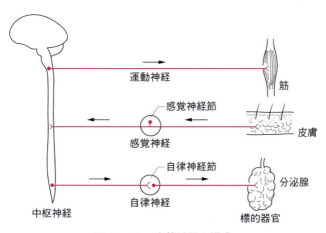

図 10-28　末梢神経の構成

2．末梢神経系を構成する神経細胞（図10-28）

a）脳脊髄神経の運動性神経細胞: 細胞体は脳・脊髄の中にあり，軸索（遠心性神経線維）が骨格筋に到達し，そこで運動終板（運動神経と骨格筋とのシナプス）を形成する.

b）脳脊髄神経の感覚神経細胞: ほとんどの細胞は偽単極性神経細胞である. 感覚神経節（脳神経節と脊髄神経節）にある細胞体から出る1本の突起は2分する. 末梢に向かう突起は感覚受容器からの情報を受容し，もう1本の突起は感覚情報を中枢神経系に伝える.

c）自律神経系を構成する神経細胞: 自律神経系は，中枢神経系と末梢の効果器との間を2つの神経細胞で結んでいる. この2つの神経細胞が交代するところを自律神経節（交感神経節と副交感神経節）とよぶ.

XII 脳神経

脳神経は，脳に出入りする12対の神経であり，頭蓋骨の孔を通って頭頸部および胸腹部内臓などに分布する. 脳神経は，運動，感覚，混合性，および副交感性神経線維を含む. 脳神経はローマ数字の番号で記載する. 以下の記述では，脳神経の起始部位と終止部位を矢印で結ぶ. したがって，感覚神経では中枢神経方向に，運動神経では末梢方向に矢印が向かう. また，通過経路は頭蓋骨の孔を二重括弧内，その他の通過部位を括弧内に示す（図10-29）.

1．第I脳神経，嗅神経（感覚: 嗅覚）

鼻腔上部の嗅細胞——（嗅神経）——（（篩骨篩板の小孔））——→終脳の嗅球

2．第II脳神経，視神経（感覚: 視覚）

眼球——（視神経）——（（視神経管））——（視交叉）——（視索）——→視床の外側膝状体（視覚伝導路の項を参照）

3．第III脳神経，動眼神経（運動: 副交感神経）（図10-43，11-8）

a）眼球運動を司る神経線維: 中脳の動眼神経核——（（上眼窩裂））——→上直筋，下直筋，内側直筋，下斜筋，上眼瞼挙筋

b）副交感神経線維: 中脳の動眼神経副核（エディンガー・ウエストファール核）——（（上眼窩裂））——（毛様体神経節）——→眼球の瞳孔括約筋，毛様体筋

瞳孔の収縮作用，および毛様体筋・毛様体小帯を介する水晶体の厚さの調節（遠近調節）作用をおこなう.

4．第IV脳神経，滑車神経（運動: 眼球運動）（図11-8）

中脳——（（上眼窩裂））——→上斜筋

5．第V脳神経，三叉神経（混合性: 顔面の体性感覚と咀嚼筋運動）

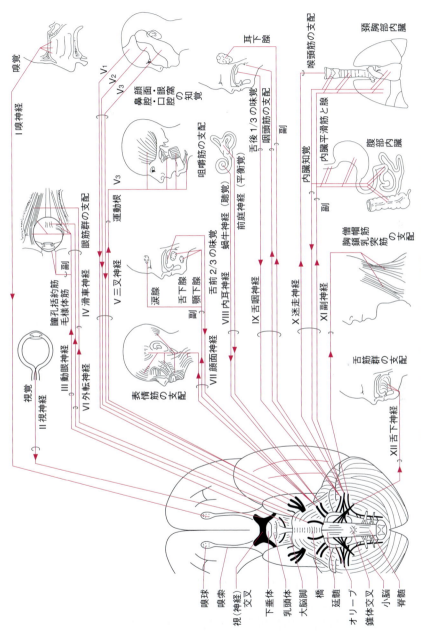

図10-29 脳神経とその主な支配領域（副：副交感線維）

XII. 脳神経

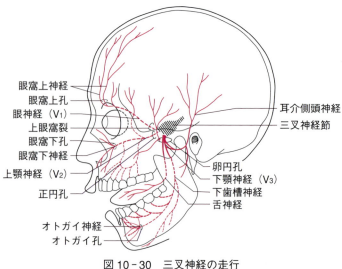

図 10-30　三叉神経の走行

　橋の外側から出て，三叉神経節（半月神経節）を経て，次の3枝に分かれる（図10-30）．
　a）三叉神経第1枝（眼神経，V_1）（感覚：次の部位の体性感覚）
　　橋 ←（三叉神経節，神経細胞体がある）――（（上眼窩裂））――眼球，鼻腔粘膜，および前頭・鼻背部の皮膚
　　なお，前頭部の皮膚にいたる神経（眼窩上神経）は，眼窩上孔を通り前頭部に至る．眼神経痛の際には，眼窩上孔のところに圧痛点がある．
　b）三叉神経第2枝（上顎神経，V_2）（感覚：次の部位の体性感覚）
　　橋 ←（三叉神経節，神経細胞体がある）――（（正円孔））――鼻嗅粘膜，口蓋粘膜，上顎の歯槽と歯，および上顎・頬部の皮膚
　　なお，上顎・頬部の皮膚に至る神経（眼窩下神経）は眼窩下孔を通り皮下に出る．上顎神経痛の際には，眼窩下孔に圧痛点がある．
　c）三叉神経第3枝（下顎神経，V_3）（混合性：次の部位の体性感覚と咀嚼筋運動）
　　① 体性感覚神経線維
　　　橋 ←（三叉神経節，神経細胞体がある）――（（卵円孔））――頬粘膜，舌前2/3（舌尖・舌体），下顎の歯槽と歯，側頭部から下顎に至る皮膚
　　　なお，オトガイ部の皮膚にいたる神経（オトガイ神経）はオトガイ孔を通って皮下に出る．下顎神経痛の場合には，ここに圧痛点を生じる．
　　② 運動神経線維（神経細胞体は三叉神経運動核にある）

橋――（（卵円孔））──→咀嚼筋（側頭筋，咬筋，外側・内側翼突筋）

6．第 VI 脳神経，外転神経（運動，眼球運動）（図 11 - 8）

橋と延髄の境――（（上眼窩裂））──→外側直筋

7．第 VII 脳神経，顔面神経（混合性：表情筋運動，味覚，副交感性）（図 10 - 29）

a）運動性神経線維

橋と延髄の境――（（内耳道））――（（顔面神経管））――（（茎乳突孔））――耳下腺
神経叢──→表情筋

b）味覚神経線維

橋と延髄の境←――（（内耳道））――（膝神経節，神経細胞体がある）――（鼓索神
経）――舌前 2/3 の味覚

c）副交感神経線維〔涙と唾液の分泌（顎下腺・舌下腺）〕

橋と延髄の境――（（内耳道））――（大錐体神経）――（翼口蓋神経節）──→涙腺
（鼓索神経）――（顎下神経節）──→顎下腺・
舌下腺

8．第VIII脳神経，内耳神経（感覚：聴覚，平衡覚）

内耳神経は，蝸牛神経と前庭神経からなる（図 10 - 29，11 - 10，11）．

a）聴覚

橋と延髄の境←――（（内耳道））――（蝸牛神経）――内耳の蝸牛管にあるラセン器
〔コルチ（MA. Corti）器〕

b）平衡覚

橋と延髄の境←――（（内耳道））――（前庭神経）――内耳の半規管の膨大部稜と球
形嚢・卵形嚢の平衡斑

9．第IX脳神経，舌咽神経（混合性：感覚，味覚，副交感神経，運動）（図 10 - 31）

a）感覚，味覚神経線維

延髄←――（（頸静脈孔））――舌後 1/3（舌根）の味覚と体性感覚（痛覚，触覚，
温度覚）
咽頭の痛覚，触覚，温度覚
頸動脈洞（血圧情報）と頸動脈小体（血中炭酸ガス
濃度情報）

b）副交感神経線維〔唾液の分泌（耳下腺）〕

延髄――（（頸静脈孔））――（耳神経節）──→耳下腺

c）運動神経線維

延髄――（（頸静脈孔））──→咽頭筋（茎突咽頭筋）

10．第 X 脳神経，迷走神経（混合性：感覚，運動，副交感神経線維）（図 10 - 32）

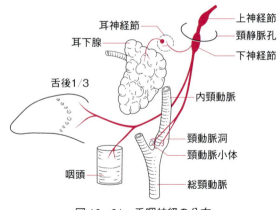

図 10-31　舌咽神経の分布

　a）副交感神経線維

　　延髄──((頸静脈孔))──(総頸動脈と内頸静脈の間)──→胸部内臓・腹部内臓

　b）運動性神経線維（おもに発声筋の運動）

　　延髄──((頸静脈孔))──(総頸動脈と内頸静脈の間)──(右反回神経は鎖骨下動脈を反回，左反回神経は大動脈弓を反回)──→喉頭筋（発声筋）

　c）内臓求心性（感覚性）線維

　　延髄←──((頸静脈孔))──咽頭，喉頭，胸・腹部内臓

11．第XI脳神経，副神経（運動性）

　　延髄・脊髄──((頸静脈孔))──→胸鎖乳突筋・僧帽筋

12．第XII脳神経，舌下神経（運動性）

　　延髄──((舌下神経管))──→舌筋（内舌筋・外舌筋）

XIII 脊髄神経

1．脊髄神経の数

　脊髄神経は，脊髄と末梢を連絡する31対の神経である．これらの神経は，椎間孔から出るために，その椎骨の高さによって次のように分類される（図10-20，表10-2）．

　第1頸神経は後頭骨と環椎の間，第8頸神経は第7頸椎と第1胸椎の間から出る．また，脊髄下端（第1腰椎）以下の脊髄神経は，脊柱管内で馬尾を形成する（図10-20）．

2．前根，後根，脊髄神経節

　前根：脊髄の前外側から出て，遠心性（運動）神経線維を含む．

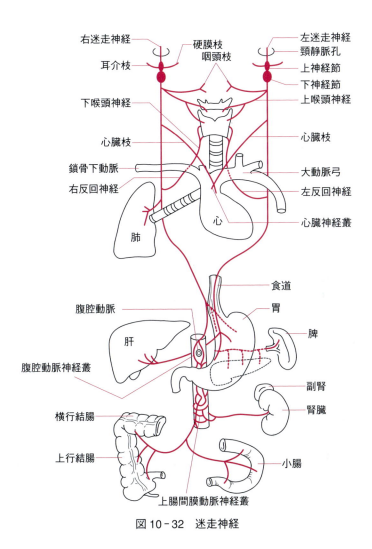

図 10-32　迷走神経

　後根: 脊髄の後外側から出て，求心性（感覚）神経線維を含む．なお，この感覚神経細胞の細胞体は後根の途中にある脊髄神経節にある．

　以上の事実を，その発見者の名前に基づいてベル（C. Bell）・マジャンディー（F. Magendie）の法則とよぶ．

　ついで，前根と後根は合流して，各レベルの椎間孔から出る（図 10-21）．

3．前枝，後枝

　椎間孔から出た脊髄神経は前枝と後枝に分かれる．前枝と後枝では，感覚・運動

表 10-2　脊髄神経の数

名称	対数	各神経の数
頸神経	8 対	第 1～第 8 頸神経（$C_{1\sim8}$）
胸神経	12 対	第 1～第 12 胸神経（$T_{1\sim12}$）
腰神経	5 対	第 1～第 5 腰神経（$L_{1\sim5}$）
仙骨神経	5 対	第 1～第 5 仙骨神経（$S_{1\sim5}$）
尾骨神経	1 対	尾骨神経（Co）

神経線維を含む混合性神経である．さらに，末梢にいたると，骨格筋にいたる筋枝（おもに運動神経）と皮膚にいたる皮枝（おもに感覚神経）に分かれる（図 10-21）．

① 前枝: 前枝は体幹壁の大部分と四肢に分布する．大部分の前枝は，上・下位の脊髄神経が吻合して神経叢を形成する．

② 後枝: 後枝は分節状に分布して，固有背筋と脊柱の近くの皮膚に分布する．後枝の大部分は，第 1 胸神経後枝などと脊髄神経の番号でよばれる．ただし，第 2 頸神経後枝は，後頭部の皮膚に広く分布するために，大後頭神経と名づけられている．

4．デルマトーム，皮節（皮膚分節）

皮膚に分布する脊髄神経の枝は，一定の皮膚領域を支配する．このために，皮膚には脊髄神経のレベルに対応する分布域があり，これをデルマトームとよぶ．各デルマトームの感覚異常を調べることによって，脊髄の障害レベルを推測することができる．主なデルマトームの分布域は次のとおりである（図 10-33, 34）．

後頭部（C_2），頸部（C_3），肩（C_4），乳頭（T_{4-5}），臍（T_{10}），鼠径部（L_1），会陰部（自転車のサドルが当たる部位）（S_{3-5}），上肢（C_5-T_1），手の中指（C_7），下肢（L_2-S_3）

XIV 頸神経叢 （C_{1-4} の前枝）

第 1 から第 4 頸神経の前枝が構成する神経叢であり，皮枝と筋枝がある（図 10-35）．

① 皮枝: おもに頸部と肩に分布する感覚神経である．胸鎖乳突筋の後縁の中央 1/3 から皮下に出て，小後頭神経（耳介の後ろの後頭部に分布），大耳介神経（耳介と耳下腺部に分布），頸横神経（頸部の外側から前面に分布），鎖骨上神経（頸部の下部と肩に分布）に分かれる．

② 筋枝: 胸鎖乳突筋の下にある．頸神経ワナ（舌骨下筋群，すなわち胸骨甲状筋，甲状舌骨筋，胸骨舌骨筋，肩甲舌骨筋を支配する）と横隔神経

278　X．神経系

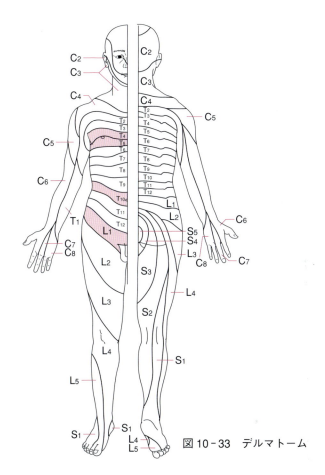

図 10-33 デルマトーム

（横隔膜を支配する）からなる．

XV 腕神経叢（C_5－T_1 の前枝）

第 5 頸神経から第 1 胸神経の前枝が構成する神経叢であり，上肢の皮膚と筋に分布する．

1．腕神経叢の構成（図 10-36）

a）根と神経幹：C_5・C_6 の根 ⟶ 上神経幹，C_7 の根 ⟶ 中神経幹，C_8・T_1 の根 ⟶ 下神経幹

なお，上・中・下神経幹は，前斜角筋と中斜角筋の間（斜角筋隙）を通る．

b）神経幹と神経束：上・中神経幹 ⟶ 外側神経束，下神経幹 ⟶ 内側神経束，上・中・下神経幹 ⟶ 後神経束

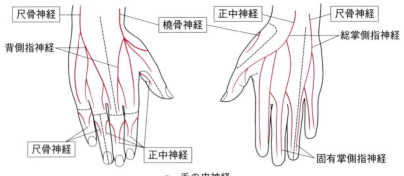

a. 手の皮神経

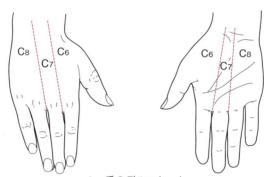

b. 手のデルマトーム

図 10-34 手の皮神経とデルマトーム

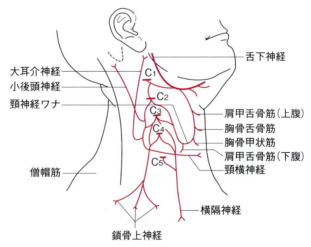

図 10-35 頸神経叢

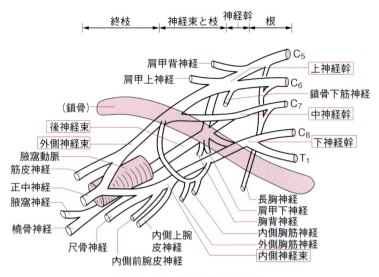

図 10-36 腕神経叢とその枝

なお,外側・内側神経束は腋窩動脈の前に,後神経束は腋窩動脈の後ろに位置する.

2. 腕神経叢の枝(図 10-36, 37)

腕神経叢の枝は,分枝する部位により鎖骨上部と鎖骨下部に分かれる.鎖骨上部は上肢帯に,鎖骨下部は上肢帯の一部と自由上肢に分布する.

a) 鎖骨上部
① 肩甲背神経(C_5) ⟶ 肩甲挙筋,大・小菱形筋
② 長胸神経(C_{5-7}) ⟶ 前鋸筋
③ 鎖骨下筋神経(C_5) ⟶ 鎖骨下筋
④ 肩甲上神経(C_{5-6}) ⟶ 棘上筋,棘下筋
⑤ 肩甲下神経(C_{5-7}) ⟶ 肩甲下筋,大円筋
⑥ 胸背神経(C_{5-8}) ⟶ 広背筋

b) 鎖骨下部(図 10-37)
⑦ 内側・外側胸筋神経(C_5-T_1) ⟶ 大・小胸筋
⑧ 内側上腕皮神経(C_8-T_1) ⟶ 上腕内側の皮膚
⑨ 内側前腕皮神経(C_8-T_1) ⟶ 前腕尺側の皮膚
⑩ 筋皮神経(C_{5-7}) ⟶ 上腕屈筋(烏口腕筋,上腕二頭筋,上腕筋)
　　　　　　　　　　　　前腕外側部の皮膚

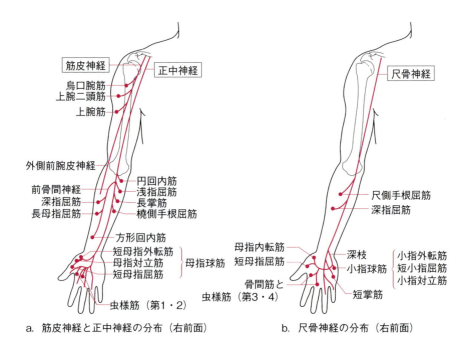

a. 筋皮神経と正中神経の分布（右前面）　　b. 尺骨神経の分布（右前面）

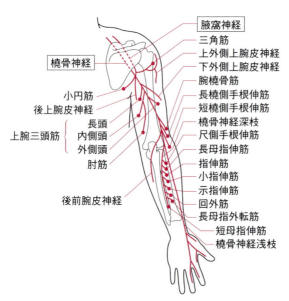

c. 橈骨神経と腋窩神経の分布（右後面）

図 10-37　上肢に分布する神経

⑪　正中神経（C_5-T_1）──→前腕の屈筋大部分，手の母指球筋など
　　　　　　　　　　　　　　　手掌橈側半の皮膚
⑫　尺骨神経（C_7-T_1）──→前腕の尺側手根屈筋と深指屈筋の尺側半，手の
　　　　　　　　　　　　　　　小指球筋・母指内転筋・骨間筋など
　　　　　　　　　　　　　　　手掌と手背の尺側半の皮膚
⑬　腋窩神経（C_{5-7}）───→三角筋，小円筋
　　　　　　　　　　　　　　　上腕の背外側の皮膚
⑭　橈骨神経（C_5-T_1）──→上腕と前腕のすべての伸筋
　　　　　　　　　　　　　　　上腕と前腕の背面の皮膚，手背の橈側半の皮膚

3．腕神経叢の主な障害症状

a）正中神経麻痺: 正中神経は手根管を通過して手掌にいたる．この部位の障害（手根管症候群）では，①手掌・指の橈側半の感覚異常，および②母指球筋の萎縮および母指の対立運動不能により，猿手がおこる．

b）橈骨神経麻痺: 橈骨神経は上腕骨の橈骨神経溝に接して走行する．この部位の障害では，①手背・指の橈側半の感覚異常，②手関節の背屈および第2指〜第5指の中手指節関節の背屈ができなくなり，いわゆる下垂手となる．

c）尺骨神経麻痺: 手首における尺骨神経障害では，①手掌と手背の尺側半の感覚異常，②手の小指球筋，骨間筋，第3・4虫様筋の麻痺のために，いわゆる鷲手となる．

XVI 胸神経（図10-38）

① 肋間神経: 12対の胸神経前枝を指す．
② 第n肋間神経は，第n肋骨の下を通る．
③ 第1−6肋間神経: 肋骨溝の下を胸骨まで達する．
④ 第7−12肋間神経: 前下方に走行し，腹部に達する．
⑤ 第12肋間神経: 肋下神経ともよばれる．
⑥ 肋間神経の筋枝: 内・外肋間筋，肋下筋，胸横筋，後鋸筋，腹直筋，内・外腹斜筋，腹横筋を支配する．
⑦ 肋間神経の皮枝: 外側皮枝と前皮枝は胸腹部の皮膚に分布する．

XVII 腰神経叢（$T_{12}-L_4$ の前枝）（図10-39, 40）

第12胸神経から第4腰神経の前枝により構成される．腰神経叢の枝は，鼡径靱帯の下や閉鎖孔（閉鎖管）を通って，大腿前面に達する．次の枝がある．

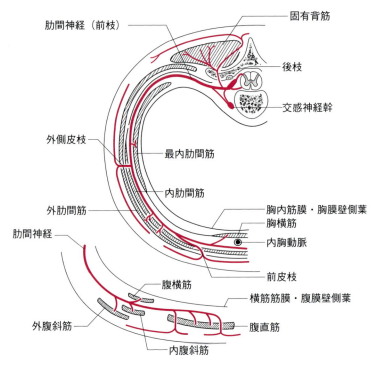

図10-38 胸神経前枝（肋間神経）と後枝の胸・腹壁における分布

① 大腿神経（L$_{1-4}$）→ 筋枝：腸腰筋（大腰筋は，腰神経叢の筋枝により支配される），恥骨筋，大腿四頭筋，縫工筋
皮枝：大腿前面・内側と下腿と足背の内側の皮膚
② 閉鎖神経（L$_{2-4}$）→ 筋枝：大腿内転筋群（外閉鎖筋，薄筋，長内転筋，短内転筋，大内転筋）
皮枝：大腿内側の皮膚
③ 陰部大腿神経（L$_{1-2}$）→ 陰部枝：精巣挙筋（挙睾筋）
大腿枝：大腿上部中央の皮膚
精巣挙筋反射（挙睾筋反射）：大腿上部の皮膚をこすると，精巣が挙がる．第1-2腰髄に反射中枢がある．
④ その他の枝：腸骨下腹神経，腸骨鼠径神経，外側大腿皮神経
⑤ 腰仙骨神経幹：L4前枝の一部はL5前枝と合流して腰仙骨神経幹をつくり，小骨盤に入って仙骨神経叢に加わる．

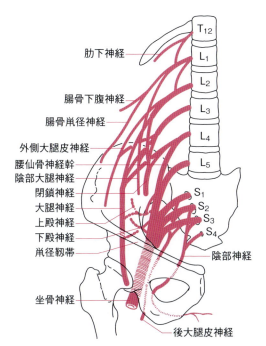

図 10-39　腰・仙骨神経叢の全景（右側）

XIII 仙骨神経叢（L_4-S_3 の前枝）（図 10-39, 40）

　第 4 腰神経から第 3 仙骨神経前枝により構成される．仙骨神経叢の枝は，大坐骨孔から大腿後面に出る．次の枝がある．

① 上殿神経（L_4-S_1）──→ 中殿筋，小殿筋，大腿筋膜張筋
② 下殿神経（L_5-S_2）──→ 大殿筋
③ 後大腿皮神経（S_{1-3}）──→ 大腿後面の皮膚
④ 坐骨神経（L_4-S_3）──→ 大腿後面の屈筋（半腱様筋，半膜様筋，大腿二頭筋）
　　ⅰ）坐骨神経の走行：大坐骨孔──→ 梨状筋下孔──→ 坐骨結節と大転子の中間部──→ 膝窩の上方で総腓骨神経と脛骨神経に分かれる．
⑤ 総腓骨神経（L_4-S_2）
　下腿外側面で，次の浅腓骨神経と深腓骨神経に分かれる．
　　ⅰ）浅腓骨神経（L_4-S_1）──→ 長・短腓骨筋，足背の皮膚

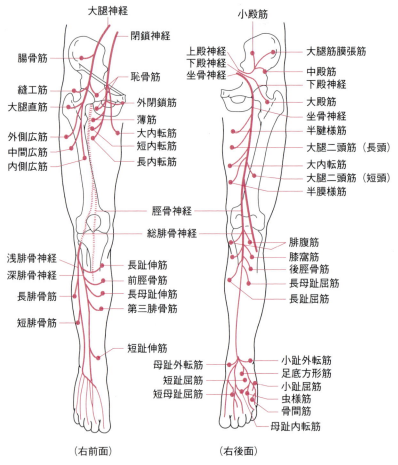

図 10-40 下肢の筋支配

ⅱ) 深腓骨神経（L_4–S_2）→下腿と足背の伸筋群（前脛骨筋，長趾伸筋，第三腓骨筋，長母趾伸筋，短趾伸筋，短母趾伸筋）

⑥ 脛骨神経（L_4–S_3）→筋枝：下腿の屈筋群（下腿三頭筋，後脛骨筋，長趾屈筋，長母趾屈筋，足底筋，膝窩筋），足底の筋〔母趾外転筋，母趾内転筋，小趾外転筋，短趾屈筋，虫様筋，骨間筋など（内側・外側足底神経）〕

皮枝：足底や足背外側の皮膚

XIX 陰部神経叢 （S$_{2-4}$の前枝）（図10-39）

主な神経は陰部神経であり，第2-4仙骨神経前枝から構成される．陰部神経の枝は次の通りである．

① 下直腸神経 ⟶ 外肛門括約筋（随意的排便調節），肛門周囲の皮膚
② 会陰神経 ⟶ 尿道括約筋（随意的排尿調節），会陰，陰嚢，陰唇の皮膚
③ 陰茎（陰核）背神経 ⟶ 陰茎，陰核の皮膚

XX 自律神経系

自律神経系は，全身の平滑筋，心筋，腺を支配する．その特徴は次のとおりである．

① 不随意神経系：自律神経系は，意識的に制御されない．
② 自律神経系は，2つのニューロン連鎖からなる（図10-41）．
　ⅰ) 節前線維：細胞体は中枢神経系にあり，その軸索（有髄神経）が自律神経節に達する．
　ⅱ) 自律神経節（交感神経節と副交感神経節）：節前線維と節後線維がシナプスを形成するところである．
　ⅲ) 節後線維：細胞体は自律神経節にあり，その軸索（無髄神経）は標的器官（平滑筋，心筋，腺）に至る．
③ 交感神経系と副交感神経系からなる．
④ 交感神経系と副交感神経系の化学伝達物質
　　交感神経節前線維：アセチールコリン
　　交感神経節後線維：ノルアドレナリン

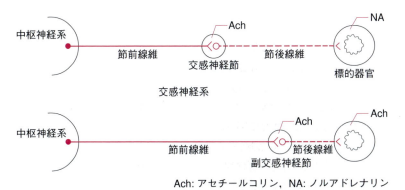

Ach: アセチールコリン，NA: ノルアドレナリン
図10-41　自律神経系の構成

表 10-3　自律神経の作用

器官	交感神経の作用	副交感神経の作用
心筋	心拍数増加，収縮力増強	心拍数減少，収縮力減少
皮膚・内臓の血管	収縮	—
骨格筋の血管	拡張（または収縮）	—
脳の血管	軽度収縮	—
瞳孔	拡大（散瞳）	縮小（縮瞳）
涙腺	作用不明	分泌増加
唾液腺	分泌増加	分泌増加
気管支	拡張	収縮
消化管	緊張および運動の低下，括約筋の収縮	緊張および運動の亢進，括約筋の弛緩
消化腺	分泌減少	分泌増加
男性生殖器	射精をおこす	勃起をおこす

　　　　　副交感神経節前線維: アセチールコリン

　　　　　副交感神経節後線維: アセチールコリン

⑤　交感神経系と副交感神経系の節前線維の細胞体は，中枢神経系の異なった部位にある．

⑥　交感神経節は，標的器官から離れた部位にある．一方，副交感神経節は標的器官の近くか，または標的器官内にある．

⑦　拮抗支配: 多くの標的器官は，交感神経と副交感神経の二重支配をうける．両者の作用は相反的である．一般に，交感神経の作用は興奮状態を，副交感神経の作用は休息状態を考えるとわかりやすい（表 10-3）．

XXI 交感神経系（図 10-42，43）

1．第 1 胸髄－第 3 腰髄（T_1－L_3）の側角: 交感神経節前線維の細胞体がある．その軸索は脊髄前根を通って出る．

2．交感神経幹: 頸椎上部から尾骨までの脊柱の両側に存在する．これは，20 余対の交感神経幹神経節とその間を連絡する神経線維から構成されている．

　　大部分の節前線維は，この神経節で節後線維とシナプスをつくる．

3．交通枝: 交感神経と脊髄神経の間を連絡する神経線維であり，次のものがある．

　　白交通枝: 脊髄神経中を走る節前線維と交感神経幹神経節を結ぶ．

　　灰白交通枝: 交感神経幹神経節から出る節後線維と脊髄神経を結ぶ．

288　Ｘ．神経系

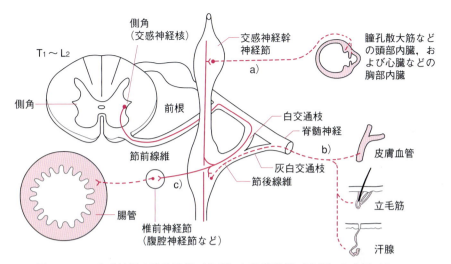

図 10-42 交感神経の節前線維（実線）と節後線維（破線）の走行パターン
節前線維が交感神経幹神経節でニューロンを交代した後に，a) の独立した節後線維，b) 脊髄神経に合流した節後線維が標的器官に至る．および，c) 節前線維は交感神経幹神経節を通過して，椎前神経節で節後線維となるものがある．

4．節前線維と節後線維の走行パターン：次の3パターンがある．次の記載では，節前線維と節後線維がシナプスを形成するところを＊印で示す．したがって，＊印の前は節前線維の経路，＊印の後ろは節後線維の経路をあらわしている（図10-42）．

a）側角──白交通枝──▶交感神経幹神経節＊──独立した節後線維──▶標的器官（頭頸部・胸部内臓）

b）側角──白交通枝──▶交感神経幹神経節＊──灰白交通枝──全身の脊髄神経──▶全身の血管，立毛筋，汗腺

c）側角──白交通枝──交感神経幹神経節を通過──▶脊柱の前にある神経節（腹腔神経節，上・下腸間膜神経節）＊──独立した節後線維──▶腹部・骨盤内臓

5．交感神経系は，次の頭頸部，胸腹部，骨盤部に分かれる（図10-43）．

a）頭頸部：3つの交感神経幹神経節がある．
① 上頸神経節：ここから出る節後線維は内頸動脈に絡みながら頭部内臓（瞳孔散大筋，涙腺，唾液腺など）に至る．
② 中頸神経節
③ 下頸神経節：第1胸神経節と癒合して星状神経節（頸胸神経節）を形成

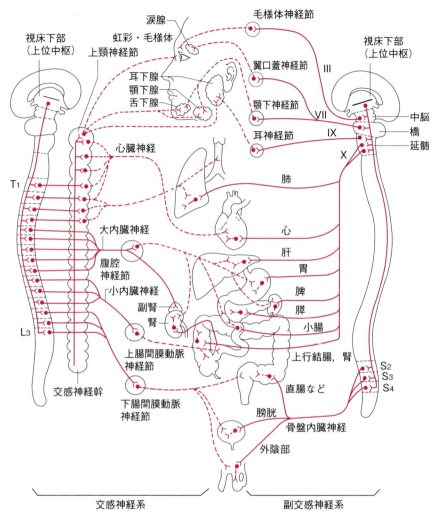

図 10-43 自律神経系

　　　する．
　　④ 上・中・下〔頸〕心臓神経（節後線維）：上・中・下頸神経節から出て，心臓神経叢に至る．
　b）胸腹部：10-12 対の交感神経幹神経節がある．
　　① 胸神経節からの節後線維：気管，肺，心臓（胸心臓神経），大動脈，食道に至る．

② 大内臓神経と小内臓神経: 大内臓神経は第5-9胸神経節, 小内臓神経は第10-12胸神経節を通過する節前線維である. 両者は, 横隔膜を貫いて腹部に至り, 腹腔神経節や上腸間膜動脈神経節で節後線維となり, 標的器官に至る.

標的器官: 消化管 (胃〜横行結腸), 肝臓, 膵臓, 脾臓, 腎臓, 副腎 (副腎髄質には, 節前線維が直接に到達する)

c) 骨盤部:

第1-3腰髄の側角からでる節前線維は, 下腸間膜動脈神経節に至る. 節後線維は, 消化管 (下行結腸〜直腸), 膀胱, 生殖器を支配する.

なお, 交感神経幹神経節は, 4-5対の腰神経節と4-5対の仙骨神経節がある.

XII 副交感神経系 (図10-43)

1. 副交感神経節前線維は, 脳幹 (脳神経を経由する) と仙髄から出る. また, 副交感神経節は, 標的器官の近くか標的器官内にある. 以下の記述において, 節前線維と節後線維がシナプスを形成する部位を*印で示す.

2. 脳神経から出る副交感神経

a) 中脳 ⟶ 動眼神経 (Ⅲ) ⟶ 毛様体神経節* ⟶ 瞳孔括約筋, 毛様体筋

b) 橋 ⟶ 顔面神経 (Ⅶ) ⟶ 大錐体神経 ⟶ 翼口蓋神経節* ⟶ 涙腺
鼓索神経 ⟶ 顎下神経節* ⟶ 顎下腺, 舌下腺

c) 延髄 ⟶ 舌咽神経 (Ⅸ) ⟶ 耳神経節* ⟶ 耳下腺

d) 延髄 ⟶ 迷走神経 (Ⅹ) ⟶ 各部位の副交感神経節* ⟶ 胸腹部内臓 (消化管では, 咽頭—横行結腸までを支配する)

3. 仙髄から出る副交感神経 (副交感神経仙骨部)

第2-4仙髄の側角 ⟶ 各部位の副交感神経節* ⟶ 消化管 (下行結腸〜内肛門括約筋; 反射的排便), 膀胱 (反射的排尿), 外陰部 (勃起)

XI. 感覚器

I 感覚器総論

生体には次のような感覚があり，それぞれ感覚受容器を介して神経系に伝える．

① 顔面にある特殊感覚器: 眼（視覚），耳（聴覚，平衡覚），鼻（嗅覚），舌（味覚）

② 体性感覚

表在感覚（皮膚感覚）: 皮膚の感覚受容器（痛覚，温度覚，触覚）

深部感覚: 骨格筋，腱，関節の感覚受容器からの情報

③ 内臓感覚: 臓器感覚（空腹感，尿意など），内臓痛覚を含む．

II 外 皮

外皮とは体表をおおう皮膚およびその付属器（毛，爪，汗腺，皮脂腺など）の総称である（図11-1）．

A．皮 膚

皮膚は次の3層から構成される．

1．表皮: 重層扁平上皮である．

a）表層から次の順に各層に分かれる．

①角質層（細胞質にケラチンが充満し，垢となり脱落する無核細胞からなる），②淡明層，③顆粒層（細胞質にケラトヒアリン顆粒を含む），④有棘層，⑤基底層（表皮細胞はここで細胞分裂し，順次上の層に移行する）．

b）メラニン細胞: 基底層の近くにあり，メラニン色素を産生し，その色素の量

292 XI. 感覚器

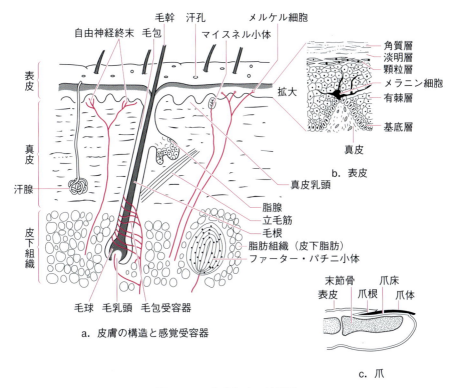

図11-1 皮膚とその付属器

が皮膚の色を決める．
2．**真皮**：密性結合組織である．表皮に接する部位は乳頭状に突出し，真皮乳頭とよばれる．真皮乳頭には，①血管に富む血管乳頭と②神経に富む神経乳頭がある．
3．**皮下組織**：疎性結合組織であり，しばしば脂肪組織（皮下脂肪）が発達している．

B．皮膚の感覚受容器
1．温度覚（温覚，冷覚）と痛覚の受容器
　自由神経終末：真皮表層に分布する無髄の軸索分枝である．
2．触覚・圧覚受容器
　触覚は皮膚の表面を軽く触れたときにおこり，圧覚は圧迫や引っ張られたときにおこる．触覚と圧覚は連続的に移行し，両者は質的に共通していると考えられる．受容器は次のとおりである．

a）毛包受容器: 毛根部の毛包にからむ軸索からなり，毛の傾きに反応する.

b）メルケル（FS. Merkel）細胞: 表皮にある細胞であり，触・圧覚（触・圧刺激の強度）を感受する.

c）マイスネル（G. Meissner）小体: 真皮乳頭にあり，触覚（触刺激による皮膚変位の速度）を感受する.

d）パチニ〔ファーター（A. Vater）・パチニ（F. Pacini）〕小体: 真皮と皮下組織にあり，触・圧刺激による皮膚部位の皮膚変位の加速度をすばやく感受する. このために触・圧覚の他に，振動覚の受容器として知られている.

C．皮膚に付属する角質器

1．毛（図11‐1）

a）毛は毛幹（体表から出る部分），毛根（皮膚に埋没した部分），毛球（毛根の尖端）からなる. 毛は多量のケラチンを含む. 毛球の細胞が分裂して，毛が伸びる. 毛の伸びる速度は，1日に約0.2mmである.

b）毛包: 毛根を包む表皮の続きである. 上外側に脂腺，下方に立毛筋が存在する. 立毛筋（交感神経支配）は収縮すると毛を立たせる（鳥肌）.

c）毛乳頭: 毛球の中央部に入り込む真皮であり，血管に富む.

2．爪

爪は外からみえる爪体，皮膚に埋もれた爪根からなる. 爪の下で皮膚に続く部位を爪床とよぶ. 爪根部の爪床から爪が成長する.

D．皮膚の腺（図11‐1）

1．脂腺: ほとんどが毛包に付属する. 脂腺細胞に脂肪滴が充満し，やがて細胞が壊れて分泌物（皮脂）となる. 皮脂は毛や皮膚につやを与える.

2．汗腺:

細長い管状腺である. 分泌部は真皮または皮下組織にあり，導管は皮膚表面の汗孔に開口する. 次の2種類がある.

a）小汗腺（エクリン汗腺）: 全身に分布し，分泌物は水と電解質である. 体温調節に関与する.

b）大汗腺（アポクリン汗腺）: 外耳道，腋窩，乳輪，陰部，肛門周囲にある. 分泌物は，タンパク質に富み，臭気をもつ. 腋窩の大汗腺に細菌感染がおこると，"わきが"となる.

3．乳房（図11‐2）:

a）乳房の位置と形状

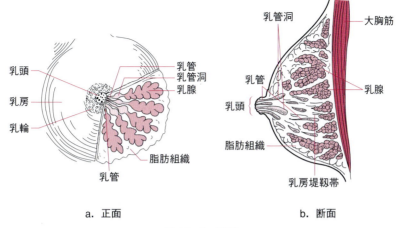

a. 正面　　　　　　　　b. 断面

図 11-2　乳腺

　乳房は女性の2次性徴の発現の1つとして，思春期以降に発達する半球状の構造である．成熟女性の乳房は胸部前面の第2～7肋骨の高さで，大胸筋の筋膜の上にある．
　① 乳頭：乳管が開口する乳房の中央部の高まりで，その皮膚はメラニン色素に富む．
　② 乳輪：乳頭周囲のメラニン色素に富む皮膚である．
　③ 副乳：乳腺の原基は腋窩から恥骨上縁にかけて発生し，通常は胸部の1対のみが発達する．他の部位の乳腺原基が退化しない場合には，副乳を生じる．

b）乳腺

　乳房の内部には，脂肪組織に包まれて乳腺がある．乳腺は放射状に走る結合組織（乳房提靱帯）によって，十数個の乳腺葉に分かれる．
　① 各乳腺葉は乳頭から放射状に並ぶ複合管状胞状腺である．
　② 乳汁の分泌経路：終末部（乳汁を分泌する部位）→1本の乳管→乳管洞（乳管の開口直前の拡大部）→乳頭に開口
　③ 妊娠時の乳腺の発達と乳汁：妊娠前は終末部は未発達であるが，妊娠すると終末部は急速に細胞分裂をおこし，分娩後に乳汁（カゼインや脂肪を含む）を分泌する．
　④ 乳管の走行と乳房切開：乳腺炎で乳房切開をおこなう際には，乳管を交叉切断しないために，メスで中心から末梢に向かって放射状に切開する．

c）乳腺の血管: 内胸動静脈，外側胸動静脈，胸肩峰動静脈の枝

d）乳腺のリンパ管: 腋窩リンパ節や胸骨傍リンパ節（内胸動脈の近くにある）に注ぐ．

Ⅲ 深部感覚受容器

骨格筋，腱，関節の感覚受容器であり，運動の反射性調節に重要な役割をはたす．

1．深部感覚受容器（図 11-3）

a）筋紡錘: 骨格筋の感覚受容器であり，筋の伸長情報を受容する．筋紡錘は，紡錘状の被膜に包まれた特殊な筋線維（錘内筋線維），感覚神経，運動神経で構成される．筋紡錘は普通の筋線維（錘外筋線維）と平行に並び，両端はこれに付着している．錘内筋線維には，中央部がふくらんで多数の核で満たされている核袋線維と 1 列に核が並ぶ核鎖線維がある．

① 筋紡錘の感覚神経終末

ⅰ 環らせん終末（一次終末）: 錘内線維（核袋線維と核鎖線維）の中央部にまきつく太い感覚神経（Ia 群求心性線維）の神経終末である．錘内線維の伸長程度と伸長速度に関する情報を伝える．

ⅱ 散形終末（二次終末）: おもに核鎖線維の環らせん終末の両側につく細い感覚神経（II 群求心性線維）の終末である．おもに，錘内線維の長さに関する情報を伝える．

② γ運動線維（紡錘運動線維）: 錘内線維の両端にはγ運動神経線維の運動終末が付く．γ運動線維が興奮すると，錘内筋線維は収縮して中央部の感覚終末の感度がよくなる．すなわち，筋紡錘の感度を調節している．

③ 筋紡錘の機能: 次の順におこる．

骨格筋の錘外筋線維の伸長→錘内筋線維の伸長→環らせん終末と散形終末の変形→感覚神経（Ia，II 群求心性線維）の興奮→中枢神経に興奮が伝わる．また，γ運動線維は，筋紡錘の感度を調節する．

b）ゴルジ（C. Golgi）腱器官: 腱にあり，腱の束と感覚神経（Ib 群求心性線維）からなる．腱の伸長，および筋の収縮に伴う腱器官の伸長により，神経興奮がおこる．

c）関節の受容器: 関節包，関節靱帯，骨膜にあるさまざまな受容器である．関節の屈曲伸展，関節の動きを感受する．

① 深部感覚の情報: 深部感覚器の情報は，脊髄・脳幹における反射性運動調節に重要な役割をはたす他に，小脳や大脳皮質などの上位中枢にも伝わる．

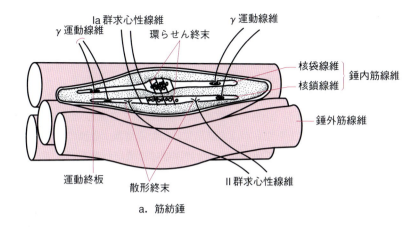

a. 筋紡錘

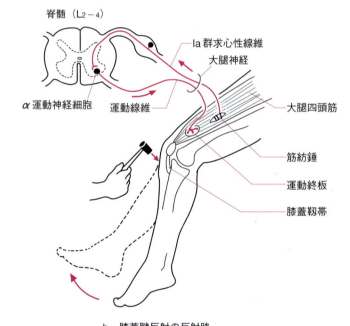

b. 膝蓋腱反射の反射路

図 11-3　筋紡錘と膝蓋腱反射

① 伸張反射: 膝蓋腱反射やアキレス腱反射などが代表的なものである．腱をたたくことにより，筋が伸長して筋紡錘が刺激され，骨格筋が収縮する反射である（腱反射という名前がついているが，腱紡錘は

Ⅲ．深部感覚受容器　297

直接的に関与しない）．膝蓋腱反射のおこる機序は，膝蓋腱の伸長→大腿四頭筋の伸長→筋紡錘の興奮→Ia 群求心性神経線維→脊髄前角（L_{2-4}）の α 運動神経細胞（α 運動ニューロン）の興奮→大腿四頭筋の収縮である（図 11-3）．

ⅱ　上位中枢に達する深部感覚受容器：深部感覚器の情報は小脳や大脳皮質に伝わる（小脳と体性感覚伝導路の項を参照）．小脳に伝わる情報は意識に上らないが，大脳皮質に伝わる情報は意識に上る．したがって，目を閉じていても，自分の四肢の位置がわかる．

Ⅳ 関連痛（連関痛）

内臓，胸膜，腹膜に病変があるときに，病変から離れた体表に痛みを感じることがある．これを関連痛とよぶ（図 11-4）．

1. 関連痛の機構

内臓病変からの刺激が内臓求心性神経を通り特定の脊髄分節に到達すると，その脊髄分節が興奮するために，その分節にある体性求心性神経に興奮が伝わり，特定の皮膚の部位に痛みを感じる．例えば，狭心症のときには左胸や左手に，胆囊結石では右下肋部に，尿管結石では下肢のつけ根に放散する痛みを感じる．関連痛成立機序の要約は次のとおりである．

病変臓器——臓性求心性神経線維の興奮 ——→ 脊髄分節の興奮 ——→ 視床 ——→ 大脳皮質体性
皮膚分節——体性求心性神経線維 ———┘　　　　　　　　　　　　　　　　　感覚野

Ⅴ 視覚器

視覚器は，眼球とその付属器（眼瞼，結膜，涙器，眼筋）に分けられる．

A. 眼 球

眼球（直径約 25mm）は，眼球壁と眼球内部の構造とに分けられる（表 11-1，図 11-5）．

1. 眼球壁：次の 3 層の膜からなる．

a）外膜（眼球線維膜）：眼球の最外側を囲む密性結合組織の膜である．次の 2 つに分かれる．

①　角膜：眼球の前方 1/6 の透明な膜である．表面は角膜上皮でおおわれる．

②　強膜：眼球の後方 5/6 を包む白い膜である．

b）中膜（眼球血管膜）：血管とメラニン色素細胞に富む膜である．次の 3 部に分かれる．

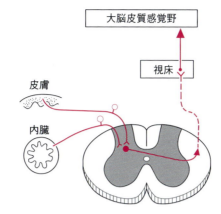

a. 関連痛の発生機序

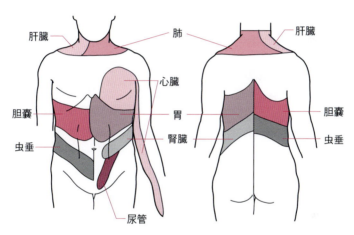

b. 関連痛のおこる領域

図 11-4　関連痛

表 11-1　眼球の構造

		前部	後部
眼球壁	眼球線維膜（外膜）	角膜	強膜
	眼球血管膜（中膜）	虹彩，毛様体	脈絡膜
	眼球内膜（網膜）	網膜盲部	網膜視部
眼球内容		水晶体，眼房水	硝子体

V．視覚器　299

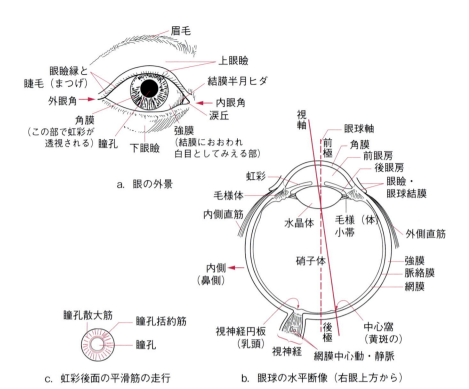

図 11-5 眼球の構造

① 虹彩: 瞳孔周囲の色素に富む膜である. 虹彩後面には, 瞳孔括約筋 (瞳孔縁を輪状に取り囲む平滑筋であり, 副交感神経支配) と瞳孔散大筋 (瞳孔縁から放射状に走る平滑筋であり, 交感神経支配) を含む.

② 毛様体:

ⅰ) 毛様体筋 (平滑筋, 副交感神経支配): 毛様体筋の収縮は, 毛様体小帯〔チン (JG. Zinn) 小帯〕を弛緩させ, 水晶体の厚さを増す.

ⅱ) 毛様体上皮: 眼房水を分泌する.

③ 脈絡膜: 中膜の大部分を占める色素と血管に富む膜である.

c) 内膜: 網膜とよばれる.

① 網膜は, 網膜盲部と網膜視部に分かれる.

ⅰ) 網膜盲部: 虹彩後面と毛様体内面をおおう上皮であり, 視細胞を含まない.

ⅱ) 網膜視部: 毛様体の後方にある厚い網膜で, 光を感受する視細胞を含む.

② 網膜 (視部) の構造: 眼球の外層から内層に向かって, 次の順に細胞が配列する. また, 光刺激の伝達経路を矢印で示す (光は網膜の内層方向から入るが, 視細胞は網膜の外層にあることに注意).

視細胞 (明暗を感じる杆状体細胞: 色と光を感じる錐状体細胞) →双極細胞→視神経細胞 (この軸索が視神経を構成する. 視覚伝導路の項を参照)

③ 特殊な網膜の領域

ⅰ) 視神経円板 (視神経乳頭): 視神経が出ていく部位であり, 眼球後極の少し鼻側にある. 視細胞が存在しないために, 視野検査の際にマリオット (E. Mariotte) の盲点として検出される. また, 網膜中心動静脈は, ここから出て網膜全体に分布する.

ⅱ) 黄斑: 錐状体細胞が最も多い部位であり, 眼球後極より約1mm耳側に存在する. 黄斑の中心部を中心窩とよぶ. 網膜のうち最も視力のよい部分である.

2. 眼球内部の構造

a) 前眼房と後眼房: 眼房は, 角膜と水晶体の間にある空隙である. 前眼房は角膜と虹彩の間, 後眼房は虹彩と水晶体の間を指す. この両者の中は眼房水で満たされている (図11-6).

① 眼房水の産生, 通過, 排出経路: 毛様体上皮 (眼房水の産生部位) →後眼房→瞳孔→前眼房→虹彩角膜角 (隅角) →強膜静脈洞〔シュレム (F. Schlemm) 管〕

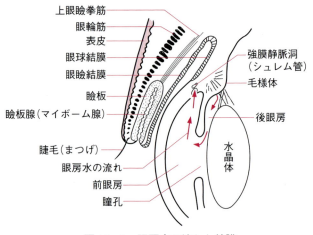

図 11-6　眼房水の流れと結膜

　　② 緑内障: 虹彩角膜角（虹彩外側と角膜の角）における眼房水の通過障害は，眼球内圧が亢進するために緑内障となる．
　b) 水晶体: カメラの凸レンズに当たり，無色透明である．多数の細長い細胞からできている．
　　　　白内障: 水晶体が混濁した状態を白内障とよび，老化や糖尿病などの際におこる．
　c) 硝子体: 水晶体の後方を満たすゼリー状物質である．
3. 視神経: 視神経管を通る（視覚伝導路を参照）．

B. 眼球の付属器

　a) 眼瞼と結膜（図 11-6）
　　① 眼瞼: 眼球の前面をおおう上下の皮膚のヒダで，上眼瞼と下眼瞼に分かれる．内部に，結合組織の板である瞼板がある．瞼板の中に瞼板腺〔マイボーム（H. Meibom）腺〕（一種の脂腺）があり，睫毛（まつげ）の生え際に開口する．瞼板腺に炎症がおこると"ものもらい"（麦粒腫）となる．眼瞼の内面は，眼瞼結膜でおおわれる．
　　② 結膜: 眼瞼結膜（眼瞼の内面をおおう）と眼球結膜（強膜の表面をおおう）がある．両者は，結膜円蓋（眼瞼内側の上下端）で反転して連続する．
　b) 涙器（図 11-7）
　　① 涙腺: 眼球の上外側の眼窩中にあり，その導管は上眼瞼の結膜円蓋に開

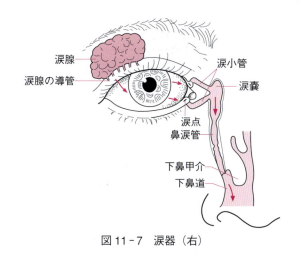

図 11-7　涙器（右）

口する．涙は眼球の表面をうるおす．
② 涙の排出路：
　　上下眼瞼内側の涙点 ─→ 涙小管 ─→ 涙嚢 ─→ 鼻涙管 ─→ 下鼻道

c）眼筋（図 11-8）

　次の 7 種類（上眼瞼挙筋を含む）の骨格筋がある．括弧内に支配神経と収縮作用とを示す．また，起始と停止を矢印で結ぶ．上・下・内側・外側直筋は，視神経管を取り巻く輪状の腱である総腱輪からおこる．

① 上直筋（Ⅲ，動眼神経：眼球上転）：総腱輪→眼球上面の赤道面より前方部

② 下直筋（Ⅲ，動眼神経：眼球下転）：総腱輪→眼球下面の赤道面より前方部

③ 内側直筋（Ⅲ，動眼神経：眼球内転）：総腱輪→眼球内側面の赤道面より前方部

④ 外側直筋（Ⅵ，外転神経：眼球外転）：総腱輪→眼球外側面の赤道面より前方部

⑤ 上斜筋（Ⅳ，滑車神経：眼球下転と内旋）：視神経管の上内側─滑車→眼球上面の赤道面より後方部

⑥ 下斜筋（Ⅲ，動眼神経：眼球上転と外旋）：眼窩下縁内側→眼窩下面の赤道面より後方部

⑦ 上眼瞼挙筋（Ⅲ，動眼神経：上眼瞼の挙上）：視神経管上部→上眼瞼の瞼板

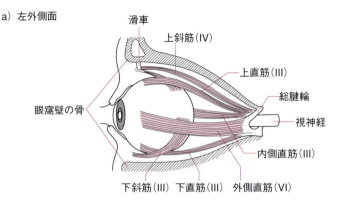

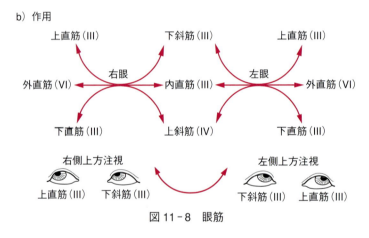

図 11-8 眼筋

　ただし，両側の眼球は，脳幹内伝導路（内側縦束）の働きにより，共同運動をする．また，眼窩の軸と視線の軸がずれているために，右側上方注視をするときは，右眼の上直筋と左眼の下斜筋が収縮する（図 11-8）．

VI 聴覚・平衡覚器

　耳は聴・平衡覚器であり，外耳，中耳，内耳に分かれる（図 11-9）．

1．外耳
　　a）耳介：音を集める．
　　b）外耳道：音を鼓膜に伝える全長約 2.5 cm の管である．
　　外耳道壁の外 1/3 は軟骨，内 2/3 は側頭骨に囲まれる．外耳道壁にはアポクリン汗腺の一種である耳道腺，脂腺，毛がある．耳道腺，脂腺の分泌物と剥げ落ち

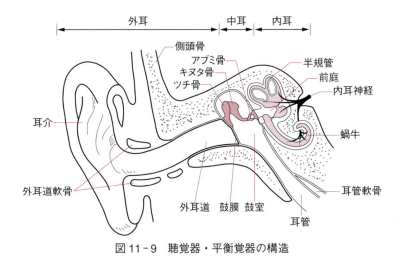

図11-9 聴覚器・平衡覚器の構造

た上皮と混合して耳垢となる．
2．鼓膜：外耳と中耳の境にある約1cmの薄い楕円形の膜である．鼓膜にはツチ骨が付着している．
3．中耳
　中耳は，鼓膜の内側で側頭骨錐体の中にあり，鼓室ともよばれる．
　a）耳小骨：ツチ骨（鼓膜につく），キヌタ骨，アブミ骨（前庭窓につく）
　b）鼓室の内側壁（内耳に接する壁）：前庭窓と蝸牛窓がある
　　① 前庭窓：アブミ骨がつく．
　　② 蝸牛窓：第2鼓膜がつく．
　c）耳管：鼓室前方から耳管咽頭口に続く約3cmの管である．耳管は，通常は閉じているが嚥下作用で開口して，鼓室の気圧と外気圧の差を調整する．また，咽頭の炎症は耳管を通じて中耳に波及して中耳炎をおこす．
4．内耳
　内耳は側頭骨錐体内部にある複雑な腔所である骨迷路（細胞外液に似た組成の外リンパを入れる），および骨迷路の中にある複雑な膜性の膜迷路（細胞内液に似た組成の内リンパを入れる）からなる．骨迷路は，蝸牛，前庭，骨半規管から構成される（表11-2）．
　a）蝸牛：骨迷路の前方部にあるらせん形に2回転半まかれた管である（図11-10）．
　　① 蝸牛の内部：前庭膜と基底板によって，前庭階（外リンパを入れる），

表 11-2 内耳の構成

骨迷路	膜迷路
蝸牛	蝸牛管
前庭	球形嚢，卵形嚢
骨半規管	〔膜〕半規管

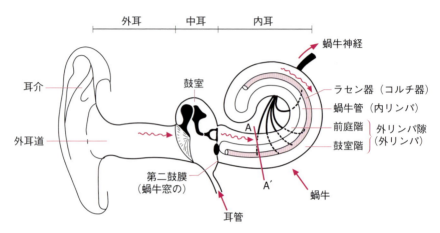

a. 音波の伝わる経路

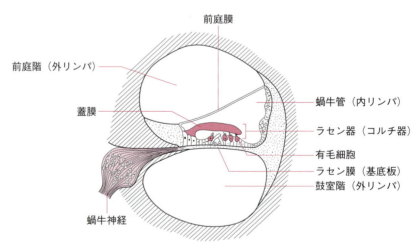

b. 蝸牛の断面図（図aのA-A'を通る断面）

図 11-10 聴覚器

蝸牛管（内リンパを入れる），鼓室階（外リンパを入れる）に分かれる．なお，前庭階と鼓室階は蝸牛の頂上で通じている．

② ラセン器〔コルチ（MA. Corti）器〕：蝸牛管の基底膜上にある聴覚受容器であり，有毛細胞を含む．

③ 音の伝わる順序を矢印で示す．

音波振動→外耳道→鼓膜→ツチ骨→キヌタ骨→アブミ骨→鼓室の前庭窓→前庭階（外リンパ振動→蝸牛管の内リンパの振動）→鼓室階（外リンパ振動→基底膜の振動）→内リンパと基底膜の振動→ラセン器の有毛細胞の興奮をおこす．また，鼓室階の外リンパの振動は，蝸牛窓（第2鼓膜）を介して鼓室に抜ける．

④ 蝸牛神経（Ⅷ）：聴覚を伝える．

b）前庭：前方は蝸牛に，後方は半規管に続く．膜迷路である球形嚢と卵形嚢を入れる（図11-11）．

① 球形嚢と卵形嚢

両者は，平衡砂（耳石ともよばれる炭酸カルシウムの結晶）と有毛細胞を含む平衡斑を含む．球形嚢の平衡斑は矢状方向，卵形嚢の平衡斑は水平方向に配列している．このために，球形嚢は頭部の内・外側方向，卵形嚢は前後方向の傾きを感受する．

c）骨半規管：前半規管，後半規管，外側半規管からなり，外リンパを入れる．

① 〔膜〕半規管：骨半規管内に，お互いに直交する前半規管，後半規管，外側半規管があり，内リンパを入れる．各半規管の膨大部には，有毛細胞を含む膨大部稜がある．回転加速度が加わると，内リンパの流れが生じて有毛細胞が刺激される．半規管は，頭部の回転を感受する器官である．

② 前庭神経（Ⅷ）：球形嚢，卵形嚢，半規管の情報を脳へ伝える．

d）内耳の感覚器と神経のまとめ

聴覚受容器（蝸牛管のラセン器）————蝸牛神経┬内耳神経——→（内耳道を通る）
平衡覚受容器（球形嚢・卵形嚢の平衡斑）┬前庭神経┘
（半規管の膨大部稜）———————————┘

なお，聴覚・平衡覚伝導路を参照のこと．

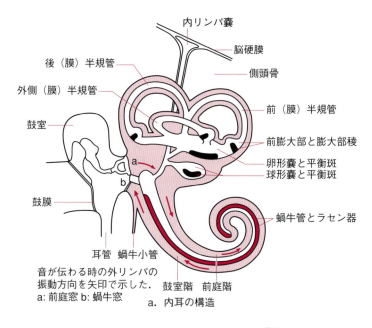

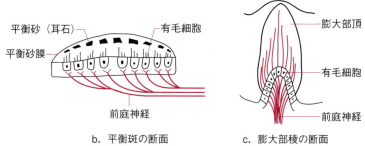

図 11-11 内耳の構造と平衡覚器

VII 味覚器

　味覚と嗅覚の受容器は，化学物質を感受することから化学受容器とよばれる．味覚は，味蕾とよばれる味覚受容器で感受される．味蕾は，おもに舌の表面の茸状乳頭，葉状乳頭，有郭乳頭という高まりにある（図5-6）．

　　① 味蕾：味細胞と支持細胞からなるつぼみ状の構造である．味細胞の味毛に味物質の受容体がある．

② 味覚を伝える神経（図10-25）：
舌前2/3（舌尖・舌体）──鼓索神経──顔面神経（Ⅶ）─┐
舌後1/3（舌根）──────────────舌咽神経（Ⅸ）─┴→延髄の孤束核─→視床
　　　　　　　　　　　　　　　　　　　　　　　　　　　　　　↓
　　　　　　　　　　　　　　　　　　　　大脳皮質味覚野（中心後回下部）

Ⅷ 嗅覚受容器

　嗅覚受容器は，鼻腔の上鼻甲介と鼻中隔の上部にある嗅上皮にある嗅細胞である（図11-12）．

① 嗅細胞：嗅細胞の先端からは嗅毛（ニオイ物質の受容体がある）が出ている．嗅細胞の基底部からは軸索が出ており，これが嗅神経を構成する．すなわち，嗅細胞は，感覚受容と神経細胞との両者の役割をはたす原始的な神経細胞である．

② 嗅覚を伝える神経：
　　嗅細胞──嗅神経（Ⅰ）──（篩骨の篩板を通過）─→嗅球（終脳の一部）
　─→嗅索─→嗅覚野（側頭葉内側の前方部）

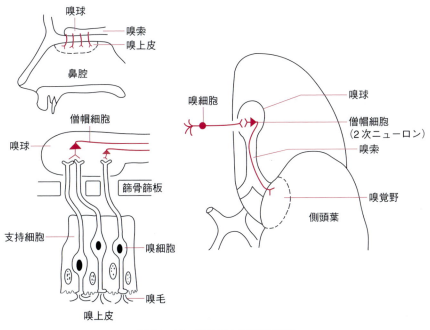

図11-12　嗅覚器と嗅覚伝導路

XII. 映像解剖

　1895 年のレントゲン（W.C. Röntgen）による X 線の発見は人類史上最大のエポックともいわれ，生体内の状態を可視的にとらえる革命的な手段を我々にもたらした．それから 1 世紀以上が経過して，映像による診断法は多岐にわたり，それぞれが長足の進歩を遂げるに至っている．

　ここでは現在一般的におこなわれている画像診断法の基本的な原理について解説し，おのおのについて代表的な画像を示すとともに主要な解剖学的構造を説明する．

A. 単純 X 線

　マルチスライス CT や高磁場 MRI が脚光を浴びる今日においても，単純 X 線写真の重要性はいささかも色あせるものではない．1990 年代に入って急速に普及したデジタル X 線装置によって，一足先にデジタル映像の世界を構築していた CT や MRI と共通の世界（＝ PACS*）に単純 X 線写真も登場することとなった．しかしながら，レントゲン博士によって開発された単純 X 線撮影法の基本原理は不変である．

　人為的な造影剤を用いることなく撮影された X 線写真を単純写真とよぶ．診断用の X 線は可視光よりもはるかに短い波長をもつ電磁波であり，それ自体は肉眼ではみることができない．しかしながら X 線には蛍光物質に当たると蛍光を発する作用があり，主にこの性質を利用してフィルム上に写真という形で映像を得ることができる．

---

*PACS: 医用画像管理システム（Picture Archiving and Communication System）の略．医用画像をサーバーコンピュータ上にデジタルデータで保存し，各部署からの要求に応じて迅速に転送・表示させるシステム．

X線の透過性からみた人体の構成要素は4つに分けられる（表12-1）．

表12-1　透過性からみた人体の構成要素

透過度最高（透明に近い）	空気（肺胞，気道，消化管内ガス）
透過度高い	脂肪
透過度やや低い	脂肪以外の軟部組織，血液
透過度最低（〜不透明）	骨，石灰化，異物（金属，造影剤）

　これら4つの構成要素を写真上の濃淡で識別することにより生体内の解剖学的構造を解析し，病変の発見さらには病態の診断にまで到達することができる．なお，この4つの構成要素はCTでも全く同じである．骨の診断に単純写真の有用性が高いのは容易に理解できるが，胸部および腹部においても上記の4つの要素が適切な配分で存在するために単純写真の与える情報はきわめて多い．胸部，腹部，腰椎および骨盤の単純X線写真の例を図12-1，2，3，4に示す．

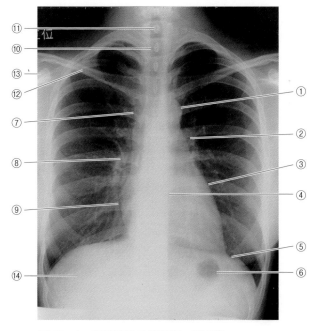

① 大動脈弓
② 左肺門
③ 心左縁
④ 下行大動脈
⑤ 左横隔膜
⑥ 胃泡
⑦ 上大静脈
⑧ 右肺門
⑨ 心右縁
⑩ 気管
⑪ 頸椎棘突起
⑫ 鎖骨
⑬ 肩甲骨
⑭ 肝臓

図12-1　胸部単純X線写真　正面像

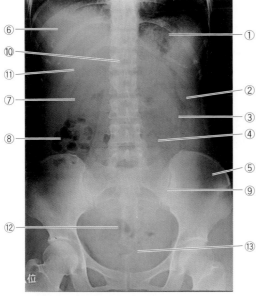

① 胃泡
② 脾臓下極
③ 左腎臓
④ 大腰筋
⑤ 腸骨
⑥ 骨化した肋軟骨
⑦ 右腎臓
⑧ 結腸ガス
⑨ 仙腸関節
⑩ 第1腰椎
⑪ 第12肋骨
⑫ 直腸
⑬ 膀胱

図12-2　腹部単純X線写真　仰臥位（背臥位）正面像

① 第1腰椎
② 第5腰椎
③ 第3腰椎横突起
④ 第4腰椎棘突起
⑤ 第12肋骨
⑥ 仙骨
⑦ 大腰筋

図12-3a　腰椎単純X線写真　正面像

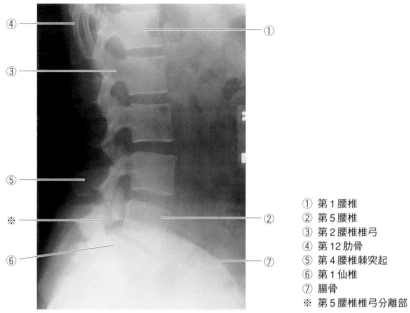

① 第 1 腰椎
② 第 5 腰椎
③ 第 2 腰椎椎弓
④ 第 12 肋骨
⑤ 第 4 腰椎棘突起
⑥ 第 1 仙椎
⑦ 腸骨
※ 第 5 腰椎椎弓分離部

図 12-3b　腰椎単純 X 線写真　側面像（右）（第 5 腰椎分離すべり症症例：第 5 腰椎の椎弓が分離（※）し，椎体が前方にすべっている）

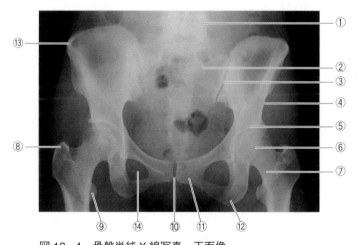

図 12-4　骨盤単純 X 線写真　正面像
①第 5 腰椎，②仙骨，③仙腸関節，④寛骨，⑤股関節臼蓋，⑥大腿骨頭，⑦大腿骨頸部，⑧大腿骨大転子，⑨大腿骨小転子，⑩恥骨結合，⑪恥骨，⑫坐骨，⑬腸骨稜，⑭閉鎖孔

B. 造影 X 線

単純 X 線撮影では十分な観察ができない部位でも造影剤を適切に用いることにより観察が可能となるものがあり，代表的な例として消化管と血管がある．空虚な状態の消化管内に造影剤を満たして撮影することで，消化管の形態や機能，各種の病的状態を明瞭に描出することができる．この場合に用いられる造影剤には以下の性質が求められる．

①原子番号の大きな（＝放射線透過度の低い）物質を一定以上の比率で含むものであること

②人体への毒性が許容できる範囲のものであること

③投与可能な物理的性質や形態を安定して保つものであること

1番目の性質を満たす元素としてはヨード，バリウムなどがあるが，単体の元素のままでは化学毒性などのために人体に投与することはできない．性質の2番目と3番目を満たすためにさまざまな工夫と改良がなされ，安全にして安定した製剤が数多く供給されるに至っている．

なお，造影剤には上記のような「陰影を作る造影剤」すなわち陽性造影剤のほかに，造影対象の構造より X 線透過性が有意に高い物質（例：空気，二酸化炭素，油など）も用いられ，これらを陰性造影剤と称する．陰性造影剤は主に管腔臓器の造影検査で補助的に利用される．上部消化管造影検査の正常例，ならびに下部消化管造影検査の正常例を図 12-5，大腸癌の症例を図 12-6 に示す．

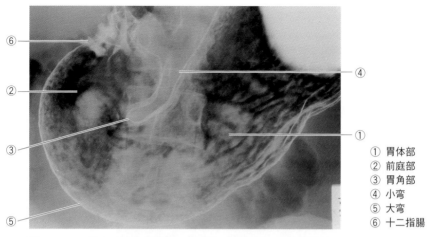

① 胃体部
② 前庭部
③ 胃角部
④ 小弯
⑤ 大弯
⑥ 十二指腸

図12-5a　胃のバリウム造影　仰臥位（背臥位）二重造影像
（バリウムと空気を併用した造影法）

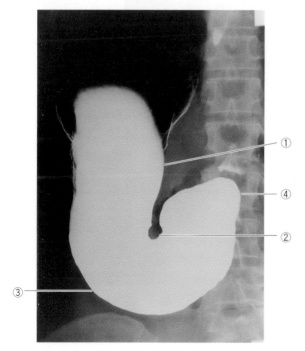

① 小弯
② 胃角部
③ 大弯
④ 前庭部

図12-5b　胃のバリウム造影　腹臥位充満像

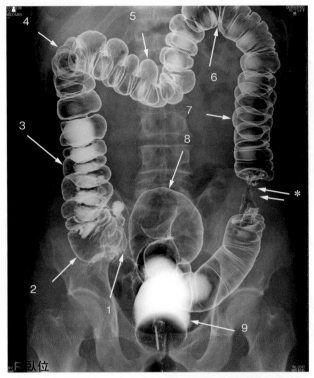

1. 虫垂
2. 盲腸
3. 上行結腸
4. 結腸肝弯曲部
5. 横行結腸
6. 結腸脾弯曲部
7. 下行結腸
8. S状結腸
9. 直腸

図12-6 大腸のバリウムによる逆行性造影（注腸造影）像
＊下行結腸に進行した大腸癌が認められる症例．かじったあとの林檎に似ることから「アップルコア」とよばれる．

C. コンピュータ断層（CT，MRI）

　単純・造影の別を問わず，通常の X 線写真は厚みのある生体の構造が平面画像上に重なって投影されるため，画像所見の解析には限界がある．この限界を解消するものとして，コンピュータ断層映像法（X 線 CT）がある．これは被写体をはさむ形で配置された X 線管球と検出装置を被写体を中心に回転させながら連続的に曝射してデータを採取し，得られたデータをコンピュータ処理することにより目的部位の断面像を得るものである．X 線 CT は英国で 1970 年に最初に実用化され，今日に至るまで数々の改良を重ねつつ普及が続いている．頸部，胸部および腹部の正常 X 線 CT 像を図 12-7，8，9 に示す．

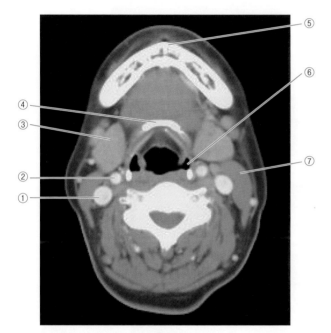

① 右内頸静脈
② 右総頸動脈
③ 顎下腺
④ 舌骨
⑤ 下顎骨
⑥ 梨状陥凹
⑦ 胸鎖乳突筋

図 12-7　頸部 CT（下顎レベル）

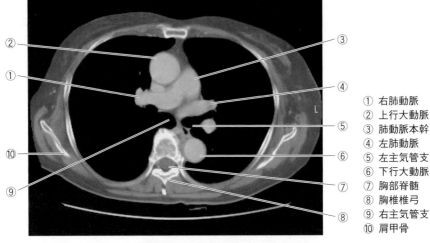

① 右肺動脈
② 上行大動脈
③ 肺動脈本幹
④ 左肺動脈
⑤ 左主気管支
⑥ 下行大動脈
⑦ 胸部脊髄
⑧ 胸椎椎弓
⑨ 右主気管支
⑩ 肩甲骨

図12-8a　胸部CT（縦隔条件，気管分岐レベル）

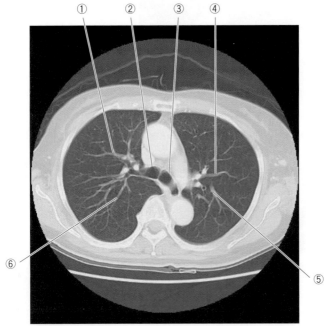

① 肺動脈右上葉枝
② 右主気管支
③ 左主気管支
④ 肺動脈左上葉枝
⑤ 肺動脈左下葉枝
⑥ 肺動脈右下葉枝

図12-8b　胸部CT（肺野条件，気管分岐レベル）

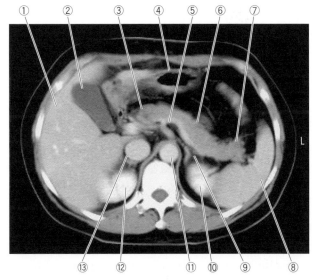

① 肝右葉
② 胆嚢
③ 膵頭部
④ 胃体部
⑤ 腹腔動脈
⑥ 膵体部
⑦ 膵尾部
⑧ 脾臓
⑨ 左副腎
⑩ 左腎上極
⑪ 腹大動脈
⑫ 右腎臓
⑬ 下大静脈

図12-9a　腹部CT（腹腔動脈レベル）

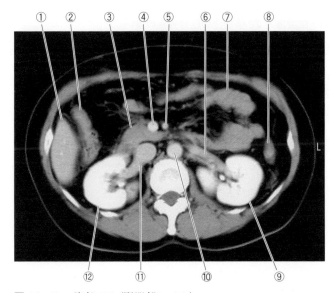

① 肝右葉
② 上行結腸
③ 膵頭部
④ 上腸間膜静脈
⑤ 上腸間膜動脈
⑥ 左腎静脈
⑦ 空腸
⑧ 下行結腸
⑨ 左腎臓
⑩ 腹大動脈
⑪ 右腎静脈および下大静脈
⑫ 右腎臓

図12-9b　腹部CT（腎門部レベル）

XII．映像解剖

X 線 CT を追う形で 1980 年代に実用化された MRI（磁気共鳴断層装置）も広義のコンピュータ断層装置に属する画像診断機器であるが，画像データの取得に X 線を使わず，磁場と電磁波を使用する．均一な高磁場の中に置かれた生体に対し，ある周波数の電磁波を印加することで生体内の水素原子核が磁石として反応して外部に電磁波を放出する現象（NMR: 核磁気共鳴現象）を利用し，得られたデータを CT と同様のコンピュータ処理によって画像化する．X 線 CT が対象の原子密度の多寡を画像化するのに対し，MRI は水素原子核の密度とその置かれた状況の差を画像化する検査法であり，両者の性格は全く異なる．

　おおまかにいって，X 線 CT は骨や肺，上腹部臓器の観察に適しており，MRI は中枢神経，軟部組織，骨盤内臓器の観察に適する．すなわち両者は相補う関係にあるといえる．

　正常な女子の脳，胸部，腹部，膝関節，骨盤内臓器，肩関節の MRI 像を図 12-10，11，12，13，14 に示す．また，MRI による管腔構造の描出例として脳 MRA（MRI による動脈描出像）ならびに MRCP（MRI による胆管・膵管像）を図 12-15，16 に示す．

T1 強調像・T2 強調像の信号強度の違い

	T1 強調像	T2 強調像
白い	脂肪／高蛋白溶液／薄い石灰化／常磁性体（メトヘモグロビン，メラニン，Gd）	水／浮腫性病変／遊離メトヘモグロビン
黒い	水／胆汁／空気・骨／速い血流	デオキシヘモグロビン／密な石灰化／鉄／空気・骨／速い血流

T1緩和時間（縦緩和時間）の差に重みをかけて作成した画像をT1強調画像，T2緩和時間（横緩和時間）に重みをかけた画像をT2強調画像という．

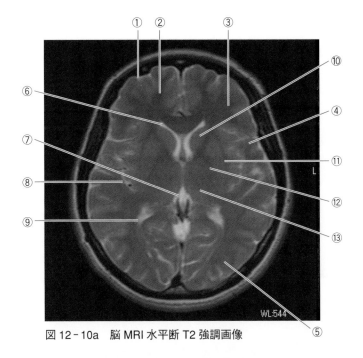

① 灰白質
② 白質
③ 前頭葉
④ 側頭葉
⑤ 後頭葉
⑥ 側脳室前角
⑦ 第三脳室
⑧ シルビウス裂
　（外側溝）
⑨ 側脳室後角
⑩ 尾状核頭
⑪ 被殻
⑫ 内包
⑬ 視床

図 12-10a　脳 MRI 水平断 T2 強調画像

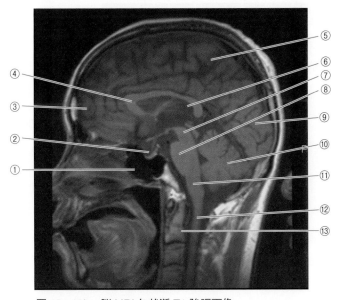

① 蝶形骨洞
② 下垂体
③ 前頭葉
④ 脳梁
⑤ 頭頂葉
⑥ 第三脳室
⑦ 中脳
⑧ 橋
⑨ 後頭葉
⑩ 小脳
⑪ 延髄
⑫ 脊髄
⑬ 第2頸椎

図 12-10b　脳 MRI 矢状断 T1 強調画像

XII. 映像解剖　321

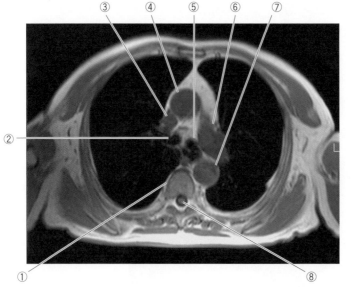

① 胸椎
② 右主気管支
③ 上大静脈
④ 上行大動脈
⑤ 左主気管支
⑥ 左肺動脈
⑦ 胸大動脈
⑧ 脊柱管(脊髄)

図 12-11a　胸部気管分岐レベル MRI 水平断 T1 強調画像

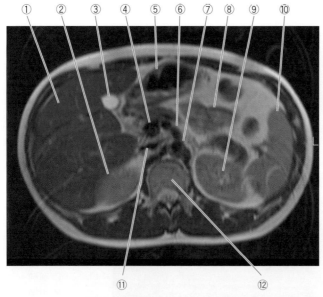

① 肝右葉
② 右腎臓
③ 胆嚢
④ 上腸間膜静脈
⑤ 胃体部
⑥ 腹腔動脈
⑦ 腹大動脈
⑧ 空腸
⑨ 左腎臓
⑩ 脾臓
⑪ 下大静脈
⑫ 腰椎

図 12-11b　上腹部（腹腔動脈レベル）MRI 水平断 T2 強調画像

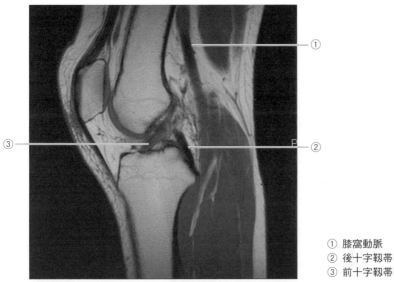

① 膝窩動脈
② 後十字靱帯
③ 前十字靱帯

図 12-12a　膝関節 MRI 矢状断 T1 強調画像

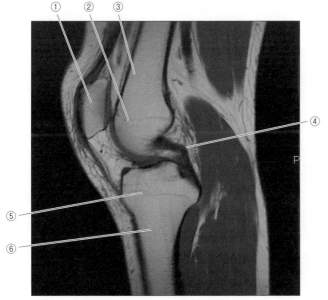

① 膝蓋骨
② 大腿骨骨端線
③ 大腿骨骨幹
④ 後十字靱帯
⑤ 脛骨近位骨端線
⑥ 脛骨骨幹

図 12-12b　膝関節 MRI 矢状断 T1 強調画像（a よりやや内側）

XII．映像解剖　323

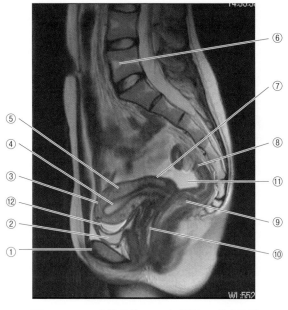

① 恥骨
② 膀胱
③ 子宮底部
④ 子宮内膜
⑤ 子宮筋層
⑥ 第5腰椎
⑦ 子宮頸部
⑧ S状結腸
⑨ 直腸
⑩ 腟
⑪ ダグラス窩の生理的腹水
⑫ 子宮周囲の生理的腹水

図 12-13a　女性骨盤 MRI 矢状断 T2 強調画像

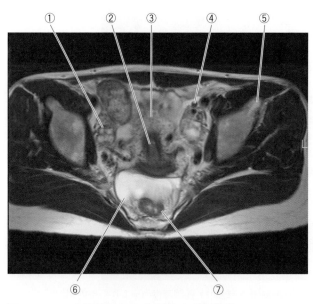

① 右卵巣
② 子宮内膜
③ 子宮底部
④ 左卵巣
⑤ 左腸骨
⑥ ダグラス窩の生理的腹水
⑦ 直腸

図 12-13b　女性骨盤 MRI 水平断 T2 強調画像

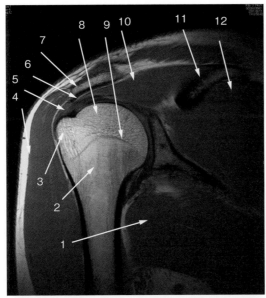

1. 大円筋
2. 上腕骨近位骨幹端
3. 上腕骨大結節
4. 三角筋
5. 上腕二頭筋長頭腱
6. 棘上筋腱
7. 肩峰
8. 上腕骨頭
9. 上腕骨骨端線
10. 棘上筋
11. 肩甲骨
12. 棘下筋

図 12-14　肩関節の MRI（プロトン密度強調冠状断像）

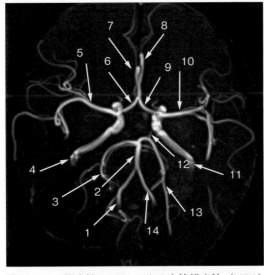

1. 右椎骨動脈
2. 脳底動脈
3. 右後大脳動脈
4. 右内頸動脈
5. 右中大脳動脈
6. 右前交通動脈
7. 右前大脳動脈
8. 左前大脳動脈
9. 左前交通動脈
10. 左中大脳動脈
11. 左内頸動脈
12. 左後交通動脈
13. 左後大脳動脈
14. 左椎骨動脈

図 12-15　脳血管の MRI による血管描出法（MRA）
　　　　　重なりを避けるため下から見上げた像を示す．

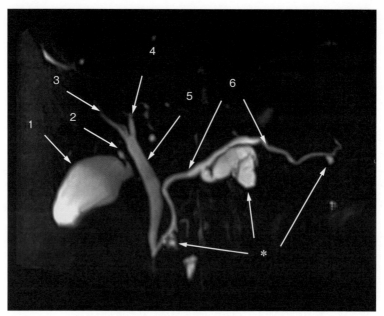

図 12-16　MRCP（MRI による膵胆管造影法）
1. 胆嚢，2. 胆嚢胆管，3. 右肝管，4. 左肝管，5. 総胆管，6. 主膵管
＊主膵管から分岐する囊胞状の病変が 3 個認められ，膵管内乳頭粘液性腫瘍（IPMN）が疑われる症例．

D. 超音波断層

　海中を泳ぐ魚群を海面から超音波を使って探知する装置（魚群探知機）と基本的な理論を同一にする画像診断機器である．自ら超音波を発する探触器を目的部位に当て，臓器の内部からの反射波をとらえて映像化する．目的部位の深さに応じて異なった周波数の超音波が使い分けられる．X線CTのような放射線被曝がなく，MRIのような使用制限（体内金属，心臓ペースメーカー使用者への禁忌）もなく安全な検査であり，腹部などの軟部や表在臓器の画像診断に広く用いられる．正常な上腹部季肋部走査（肝臓）の超音波像を図12-17に示す．

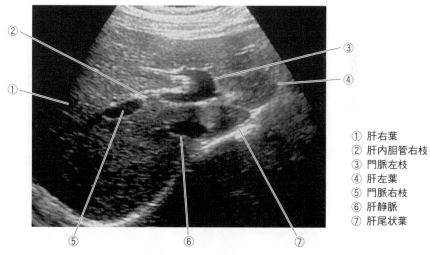

① 肝右葉
② 肝内胆管右枝
③ 門脈左枝
④ 肝左葉
⑤ 門脈右枝
⑥ 肝静脈
⑦ 肝尾状葉

図12-17　上腹部超音波断層像（季肋部走査，肝臓をみる）

E. 核医学検査

　微量の放射性同位元素で標識した医薬品を経口，血管内または髄腔内投与することにより，その動態や代謝過程を体外から追跡して画像化する検査法である．形態的な情報に加えて代謝や循環動態に関する情報が得られる点に重要な意義を有する．近年では陽電子の検出を利用するポジトロン断層装置（PET）も普及しつつあり，糖の代謝の検出にきわめて鋭敏な性質を有することから癌の早期発見に大きな期待がかけられている．CT では敏速な検出が困難であった大腸癌の再発病巣を明瞭に描出した例を図 12-18 に示す．

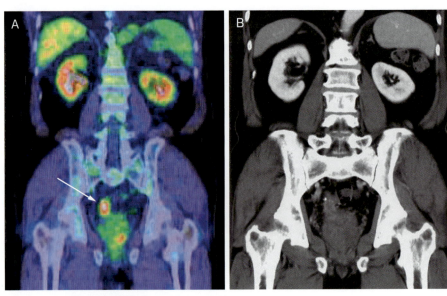

図 12-18　直腸癌の局所再発を検出した症例
PET-CT の画像で病変部に高い集積が認められ（A，矢印），これを見てから通常の CT 冠状断像（B）を見ると容易に病変の存在が確認できる．

XⅢ. 体表解剖と触察

Ⅰ 体表解剖と触察

　医療職にとって，体表解剖を理解し触察（palpation）によって体の構造を確認することは重要な知識・技術となる．触察とは，身体各部を手や手指で触り，その状態を知ることである．その対象となる組織には，①骨，②関節・関節周囲の組織，③筋・筋膜，④神経，⑤血管などがあげられる．ここでは体表解剖と触察のポイントを述べていく．

Ⅱ 観察と触察の手順

　触察の前に全体の形態や動き，皮膚や組織の状態，左右差を観察する．次に表層から触れることのできる骨指標（bony land mark）の触察を行うことで立体的構造を理解する．骨指標は形態測定をする上でも重要な部位である．

　四肢の関節の多くは触察することができる．このとき関節を構成する骨をまず触れて，その間の関節裂隙を触れる．直接触れられない場合も，動かしたときの骨の動きによってその位置を確認する．

　筋は起始-停止を考え，骨指標を触れ，そこから走行に添って軽く圧迫しながら確認する．その際，圧迫している指を軟部組織の深部で筋の走行に対して直角に軽くこするように動かすと，筋束の緊張を触れることができる．筋膜は皮下組織の深部で，筋腹の表層に緊張した膜様の組織として触れる．

　神経は比較的表層を通る部位では軽く圧迫すると硬いコード状に触れ，強く圧迫するとその部位から遠位に痺れる感じが生じる．表層を走行する神経は爪の背側で軽く弾くようにするとより明確に確認できる．

JCOPY 498-07690　　　　　　　　　　　　　　　Ⅱ　観察と触察の手順　　329

血管のうち，動脈は表層を走るところでは拍動を触れることができる（p.139，図4-21参照）．上肢・下肢の皮静脈はその走行を観察できる（p.144，図4-25参照）．

Ⅲ 骨指標の観察と触察

骨指標の位置を触察しながら確認する（p.33，図2-1参照）．

A．前方（腹側）

頭部の位置，肩の高さと肩甲骨と鎖骨の位置，胸郭の輪郭，骨盤の側方傾斜（左右），四肢のアライメントをみる．骨盤の傾斜は腸骨稜，上前腸骨棘を触察し左右の高さを比較する（図13-1）．

> **トピックス　利き目の検査**
>
> 骨指標の左右の位置を比べる場合，片目をつむり効き目で見るとよい．効き目を知るには，両手の母指と示指で輪を作り，両目で部屋の角などの目標を輪の中に入れて見る．徐々に輪を小さくしていく．片目ずつ閉じた時に，利き目で見たときは目標が輪の中に入っているが，非利き目の時は目標が輪の外に出る（図13-2）．

【前方（腹側）から確認できる骨指標】

1．頭部・頸部

①前頭結節，②眉丘，③眉間，④鼻骨，⑤眼窩（上縁，下縁），⑥頬骨（頬骨弓），⑦下顎枝，⑧下顎頭，⑨下顎角，⑩下顎体，⑪下顎底，⑫オトガイ隆起，⑬オトガイ結節，⑭オトガイ三角（オトガイ隆起と左右のオトガイ結節からなる三角），⑮舌骨，⑯甲状軟骨（図13-3）

2．体幹

①胸骨（頸切痕，胸骨柄，胸骨体，胸骨角，剣状突起），②鎖骨，③肋骨（第1肋骨～第12肋骨，肋骨角），④腸骨稜，⑤上前腸骨棘，⑥恥骨（上枝，恥骨結合）（図13-4）

3．上肢帯・上肢

①肩峰，②烏口突起，③上腕骨頭，④大結節・大結節稜，⑤小結節・小結節稜，⑥結節間溝，⑦上腕骨外側上顆，⑧上腕骨内側上顆，⑨橈骨頭，⑩橈骨茎状突起，⑪尺骨茎状突起，⑫橈側手根隆起（舟状骨結節，大菱形骨結節），⑬尺側手根隆起（豆状骨，有鈎骨鈎）（図13-5）

330　Ⅷ．体表解剖と触察

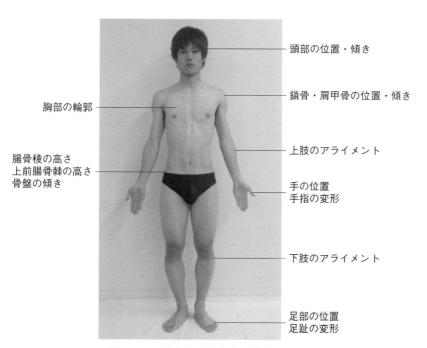

図13-1　前方からの全身の観察

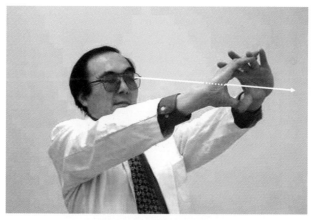

図13-2　利き目の検査

Ⅲ　骨指標の観察と触察

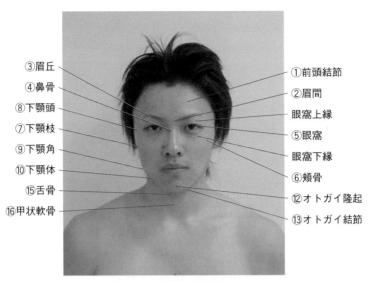

図 13-3　頭部・頸部前方

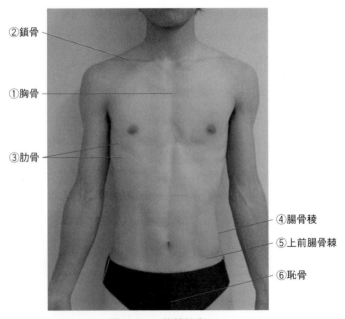

図 13-4　体幹前方

332　XIII．体表解剖と触察

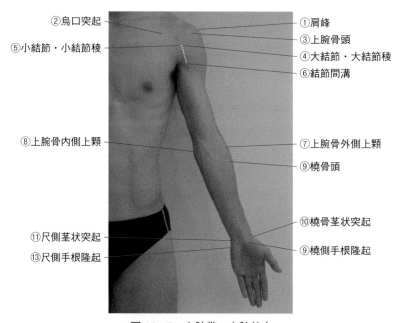

図 13-5　上肢帯・上肢前方

4. 下肢

①大腿骨頭，②大転子，③内転筋結節，④内側上顆，⑤外側上顆，⑥膝蓋骨，⑦内側顆，⑧外側顆，⑨脛骨粗面，⑩腓骨頭，⑪内果，⑫外果，⑬距骨（図 13-6）

【触察のポイント】

1. 肩甲帯・上腕近位

①肘を 90°屈曲して肩関節の内外旋中間位を確認する．指腹で肩峰を触り，遠位に滑らすと上腕骨頭に触れる．
②指を肩峰の直下で上腕骨頭上を前方に移動させると大結節に当たる．
③大結節の内側でややくぼんだ所が結節間溝，その内側で小結節に触れる．小結節は上腕を内旋させると消える．
④結節間溝に示指・中指・環指先端を当て，他側の手で肘屈曲に抵抗をかけると上腕二頭筋長頭腱の緊張を触れる．
⑤小結節の内側は上腕と体幹の間のくぼみとなり，さらに内側に指を動かすと鎖骨の下で烏口突起が触れる．

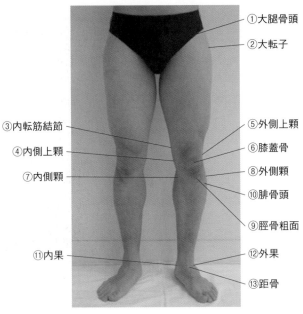

図 13-6　下肢帯・下肢前方

2．骨盤
　①ウエストのくぼみに両手示指橈側を当て，手を下げると腸骨稜に当たる．
　②上前腸骨棘は示指を腸骨稜に当て，母指を外転させて前方に移してくると触れる突起である．突起が深部に入り込む下端が一番突出しているので，触察の基準とする．
3．手根
　①手関節掌側の遠位側に橈側手根隆起と尺側手根隆起が触れる．
　②橈側手根隆起の近位は舟状骨結節，遠位は大菱形骨結節である．
　③尺側手根隆起は近位の豆状骨とその遠位の軟部組織の深部にある有鉤骨鉤からなる．豆状骨と有鉤骨鉤の間に尺骨神経が通る溝がある（ギヨン管）．

B．後方（背側）

　頭部の位置，肩の高さ，肩甲骨の位置，骨盤の傾斜，脊柱の側弯，四肢のアライメントをみる．骨盤の側方傾斜は腸骨稜，上後腸骨棘を触察し左右の高さを比較する．

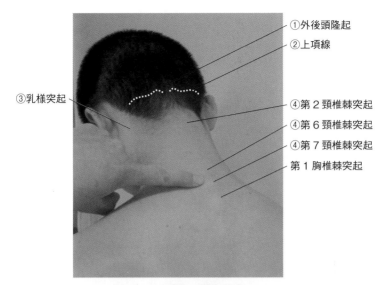

図 13-7　頭部・頸部後方

【後方（背側）から確認できる骨指標】
1．頭部・頸部
　①外後頭隆起，②上項線，③乳様突起，④第 2, 6, 7 頸椎（C2, 6, 7）棘突起，⑤第 1 頸椎（C1）横突起，⑥第 2〜第 6 頸椎（C2〜C6）関節突起，⑦第 7 頸椎（C7）横突起，⑧第 1 肋骨（図 13-7）

2．体幹
　①胸椎棘突起（T1〜T12），②腰椎棘突起（L1〜L5），③正中仙骨稜（S1〜S5），④尾骨，⑤胸椎横突起（T1〜T12），⑥腰椎肋骨突起（L1〜L5），⑦腸骨稜，⑧上後腸骨棘，⑨坐骨結節（図 13-8）

3．上肢帯・上肢
　①肩甲骨（内側縁，外側縁，上縁，下角，上角，外側角，肩甲棘，肩峰），②上腕骨頭，③上腕骨内側上顆，④上腕骨外側上顆，⑤肘頭，⑥橈骨頭，⑦橈骨茎状突起，⑧リスター結節，⑨尺骨茎状突起，⑩尺骨頭，⑪舟状骨，⑫月状骨，⑬三角骨，⑭有鈎骨，⑮有頭骨，⑯小菱形骨，⑰大菱形骨（図 13-9）

4．下肢
　①大転子，②内転筋結節，③内側上顆，④外側上顆，⑤内側顆，⑥外側顆，⑦腓骨頭，⑧内果，⑨外果，⑩踵骨（図 13-10）

Ⅲ　骨指標の観察と触察　　335

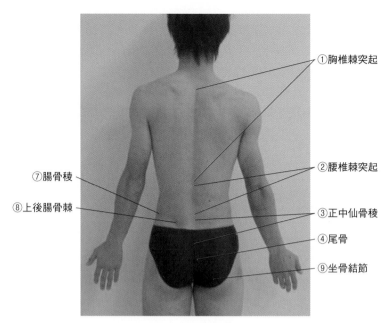

図 13-8　体幹後方

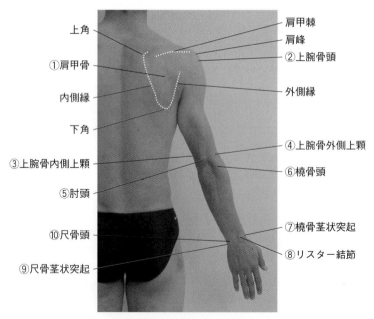

図 13-9　上肢帯・上肢後方

336　XIII．体表解剖と触察

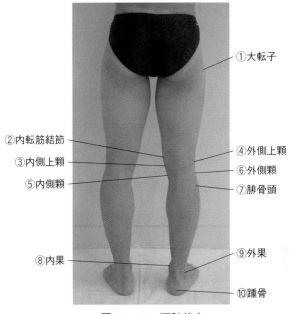

図 13-10 下肢後方

① 大転子
② 内転筋結節
③ 内側上顆
④ 外側上顆
⑤ 内側顆
⑥ 外側顆
⑦ 腓骨頭
⑧ 内果
⑨ 外果
⑩ 踵骨

【触察のポイント】

1. 頭部・頸部

背臥位になると頸部筋の緊張がなくなり触察しやすい.

① 示指または中指指腹先端で後頭骨から頸椎棘突起をC7棘突起まで順に触る. 外後頭隆起から尾側に触っていくと最初に触れる大きな突起がC2棘突起である. C3〜C5は触れにくく, C6, C7, T1棘突起が隆起してくる. 判定が難しいときは, 3つの棘突起に触れたまま被検者に座位になってもらい, 頸部屈曲すると最も突出しているのがC7棘突起である. 逆に伸展するとC6棘突起は消える.

② 耳介の後方で乳様突起を触り, 指を尾側に移動させ, やや前方にC1横突起を触る.

③ C2〜C6まではC1横突起のすぐ後方にある関節突起を触り, 順次関節突起の連なり（関節柱 articular pillar）を触れる.

④ C6関節突起の尾側やや前方にC7横突起が触れるのでその長さを確認する. C7横突起は長い頸肋になっていることがある.

⑤ C7横突起の尾側のすぐ外側に第1肋骨が触れる. 示指を軽度屈曲し, 中手指

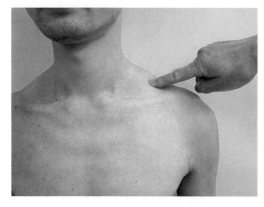

図13-11　第1肋骨の触察

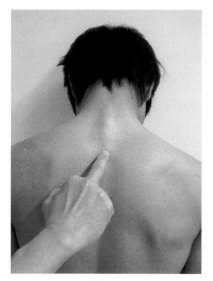

図13-12　胸椎棘突起の触察

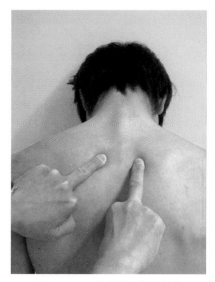

図13-13　胸椎横突起の触察

節関節から示指先端の指腹橈側を第1肋骨に沿わせるように当てて，上方変位の有無と左右の高さの違いを確認できる（図13-11）．

2．背部・殿部

腹臥位になり脊柱のアライメントを観察する．

①棘突起を触察して，左右の変位，各分節間での頭尾方向の間隔を確認する（図13-12）．胸椎棘突起は斜め下方に伸びている．T1棘突起先端はほぼ椎体の後方，T2，T3は椎体のやや下方，T4〜T6は同一椎体と下位椎体の間，T7〜

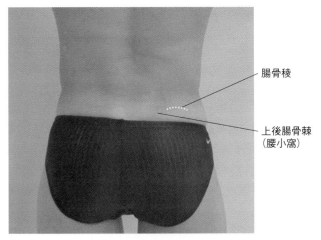

図 13-14　腰部骨盤背側

T10 は 1 つ下の椎体の高位，T11 は椎体間，T12 はほぼ椎体の位置になる（p.40，図 2-6 参照）．
② 胸椎では左右の横突起を触察して，回旋の程度を観察する（図 13-13）．同一椎骨の横突起と棘突起の関係は，T7 〜 T10 では横突起先端と棘突起先端ではほぼ逆正三角形になっている．
③ 腸骨稜を示指で触れ，そのまま母指を下方に動かして触れる隆起が上後腸骨棘で，隆起のほぼ中心が最突出部となる．骨盤の脂肪が発達しているときは逆にへこんで見える（腰小窩，ヴィーナスのえくぼ）（図 13-14）．

3．背部のランドマーク
① T1 棘突起: 頸部を屈曲すると C7 棘突起とともに突出する．
② T2 棘突起: 肩甲骨上縁の高さ．
③ T3 棘突起: 肩甲棘基部（根部）の高さ．
④ T4 棘突起: 胸骨角の高さ．
⑤ T7 棘突起: 肩甲骨下角の高さ．
⑥ T10 棘突起: 剣状突起の高さ．
⑦ T12 棘突起: 第 12 肋骨を正中にたどっていくと触れる．
⑧ L4 棘突起: 両側腸骨稜を結んだ線（ヤコビー線）は L4 棘突起か L4/5 間になる．
⑨ L5 棘突起: 両側上後腸骨棘から正中に向かって約 45 〜 60°頭側にある（三角形の頂点）．

⑩ S2 正中仙骨稜: 上後腸骨棘の高さ.

C. 側方

　左右から頭部・肩甲骨・骨盤の位置, 脊柱の弯曲, 骨指標の位置関係を観察する. 骨盤の位置は前傾しているか, 後傾しているかに注意する. 骨盤の中間位は上後腸骨棘と上前腸骨棘を結んだ線が水平線に対して 7 〜 15°前方に傾斜しているか (図 13-15), 左右の上前腸骨棘と恥骨結合前縁の 3 点を結んでできる三角形の面が垂直になっているのを基準とする (図 13-16). 骨盤がこれよりも前方に傾けば前傾, 後方に傾けば後傾という. 骨盤の前傾が強ければ腰椎前弯が強くなり, 逆に骨盤が後傾していれば腰椎前弯は減少する.

【側方から確認できる骨指標】
1. 頭部・頸部・体幹
　①頭頂結節, ②乳様突起, ③頸椎棘突起, ④胸椎棘突起, ⑤腰椎棘突起, ⑥上前腸骨棘, ⑦上後腸骨棘, ⑧恥骨結合
2. 上肢帯・上肢外側
　①肩峰, ②上腕骨頭, ③外側上顆, ④橈骨頭, ⑤橈骨茎状突起
3. 上肢内側
　①内側上顆, ②尺骨茎状突起, ③尺骨頭

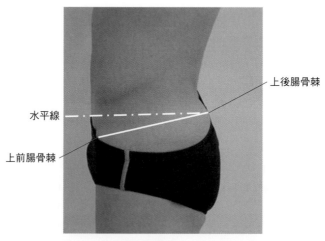

図 13-15　腰部骨盤側方: 骨盤傾斜角度

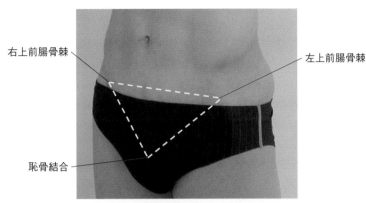

図 13-16　骨盤傾斜の見方: 両側上前腸骨棘と恥骨結合からなる面

4．下肢外側
　①大転子, ②外側上顆, ③外側顆, ④腓骨頭, ⑤外果
5．下肢内側
　①内転筋結節, ②内側上顆, ③内側顆, ⑧内果
6．足外側
　①踵骨, ②距骨, ③立方骨, ④第5中足骨
7．足内側
　①踵骨（載距突起）, ②距骨, ③舟状骨（舟状骨粗面）, ④内側楔状骨, ⑤第1中足骨

【触察のポイント】
1．側方アライメント
　理想的な立位姿勢では耳垂（耳口），肩峰，大転子，膝蓋骨後面，外果の5～6 cm前方が垂直線上にくる．
2．股関節の位置
　股関節を45°屈曲すると上前腸骨棘と坐骨結節を結んだ線（ローザー・ネラトン線）上に大転子が触れる．
3．足の縦アーチの高さ
　内果下端と第1中足骨頭を結んだ線（ファイス Feiss 線）上に③舟状骨粗面が位置するのを基準とする（図 13-17）．この線より舟状骨粗面が下にくるとアーチが低下している．

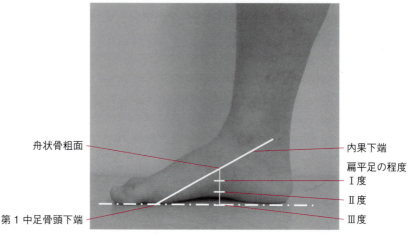

図 13-17　足の縦アーチの高さ：Feiss 線

IV 関節の位置と運動の確認

　関節を構成している骨（骨頭と関節窩），関節裂隙の位置を触れ，次に関節を動かして運動を触察する．

【触察のポイント】
A．頭部と体幹
1．顎関節
　外耳孔の前方にあり開口・閉口すると動きが触知できる．
2．環椎後頭関節
　背臥位になってもらい，後頭骨とC2棘突起間のくぼみの深部にC1後結節があるので，指腹で後方から前方に押すと軟部組織の深部で前後の動きを感じる．両示指指腹を乳様突起の直下でC1横突起に当て，左右交互に側方へ押すと動きを感じる．
3．環軸関節
　座位になってもらい，C2棘突起を一側手の示指と母指でできる水かき部分に当て示指と母指でC2を固定し，他の3指と手掌で下位の頸椎を包み込むように固定する．他側手で頭部を頭頂からつかみ回旋させると環軸関節の運動がわかる．
4．下部頸椎（C2/3〜C7/T1）の連結
　腹臥位になってもらい両母指背側を合わせ，先端を棘突起に当てて前方へ押すと，

押している頸椎とその上位頸椎間の運動を触知できる．背臥位になってもらい，示指先端を棘突起に当て，中節骨・基節骨を延長線が眼球方向に向かうように関節突起に当て，軽く圧迫すると当該椎骨は一側性に前上方に動く．

5．胸椎の連結

腹臥位になってもらい，棘突起に両母指背側を合わせて先端を当てるか，小指球の豆状骨のすぐ遠位を当て，腹側に押すと上位胸椎間との運動を触知できる．横突起に両母指背側を合わせて先端を当て，腹側に押すと上位胸椎間との一側性の運動を触知できる．

6．腰椎の連結

棘突起に豆状骨のすぐ遠位を当て，腹側に押すと上位腰椎間との運動を触知できる．肋骨突起は軟部組織の深部にあるため直接触知できないが，横突起の側方に豆状骨のすぐ遠位を当て腹側に押すと，横突起の直上に当てたときは深部に椎骨の運動を感じることができる．

7．仙腸関節

腹臥位になってもらい，上後腸骨棘を触知し，そのやや頭側正中よりのS1の高位に豆状骨遠位を当て，腹側に押すと仙骨屈曲（おじぎ運動）を触知できる．尾骨を確認し，その頭側で仙骨尖を触知し，さらにその頭側のS4の高位に豆状骨遠位を当て，腹側に押すと仙骨伸展（起き上がり運動）を触知できる．

B．上肢帯・上肢

1．胸鎖関節

鎖骨胸骨端と胸骨鎖骨切痕間に指腹を当て，上肢帯を挙上・下制，あるいは前方突出・後退させると運動を触知できる．

2．肩鎖関節

鎖骨肩峰端を触れ外側にたどっていくと，肩峰に当たり，その間の裂隙（腹外側方向を向く）に触れる．上肢帯を挙上・下制すると運動を触知できる．

3．肩甲上腕関節（狭義の肩関節）

肩峰のすぐ直下に裂隙を触れることができる．裂隙に指腹を当て，上肢を様々な方向に動かして骨頭の運動を触知する．

4．腕尺関節

母指と中指先端で内側上顆と外側上顆に触れ，示指先端を肘頭から近位にたどり裂隙に触れる．肘を屈曲・伸展すると運動を触知できる．

5．上橈尺関節

母指と示指・中指で腹側と背側から橈骨近位をつかみ，尺骨との裂隙を触れる．

前腕を回内・回外すると橈骨頭の運動を触知できる.

6．下橈尺関節

母指と示指・中指で腹側と背側から尺骨遠位をつかみ，橈骨との裂隙を触れる. 前腕を回内すると尺骨頭が隆起し，回外すると橈骨の尺骨切痕の間に入り込み隆起が消える.

7．橈骨手根関節

前腕遠位で一側の母指と示指で尺骨と橈骨の茎状突起をつかみ，そのすぐ遠位に他側手の母指と示指を背側と掌側から当てる. 手関節を背屈・掌屈すると，遠位手の背側で橈骨と近位手根列（舟状骨，月状骨，三角骨）間の運動を触知できる.

8．手根中央関節

橈骨・尺骨茎状突起のすぐ遠位を一側の母指と示指で把持して近位手根列を固定し，そのすぐ遠位に他側手の母指と示指を背側と掌側から触れる. 手関節を背屈・掌屈すると背側で遠位手根列（大・小菱形骨，有頭骨，有鈎骨）の運動を触知できる.

9．母指の手根中手関節

背側はタバチュール（p.108 参照）の遠位，掌側は橈側手根隆起のすぐ遠位を母指と示指で把持し，母指を伸展・屈曲，外転・内転すると母指中手骨の運動を触知できる.

10．中手指節関節

母指と示指で関節の中心を背側と掌側や橈側と尺側に当てて，屈曲・伸展や外転・内転すると関節裂隙の位置を触知できる.

11．指節間関節

母指と示指で掌側と背側から保持し，指を屈曲・伸展すると裂隙の位置が触知できる.

C．下肢

1．股関節

上前腸骨棘から鼡径部を遠位内側にたどり，下前腸骨棘の下方を圧迫すると軟部組織・靱帯の深部で大腿骨頭の隆起を感じる. 股関節を屈曲位から伸展すると骨頭の動きを感じる.

2．膝蓋大腿関節

膝蓋骨外周と大腿骨の間をたどり，膝を屈曲・伸展して膝蓋骨の運動を触知する.

344　XⅢ．体表解剖と触察

3．脛骨大腿関節

膝を屈曲・伸展しながら，大腿骨内側上顆と脛骨内側顆，大腿骨外側上顆と脛骨外側顆の間の関節裂隙を触知する．膝伸展位にすると，内側裂隙，外側裂隙のほぼ中央は間隙が不明瞭になり，堅いバンド状の組織として触れるのが，内側側副靭帯，外側側副靭帯である．

4．脛腓関節

腓骨頭を母指指腹と屈曲した示指基節橈側でつかみ，腹外側・背内側に動かして関節運動を触知できる．

5．距腿関節

足背側で外果内側，内果外側，脛骨下端と距骨滑車間の裂隙を触れることができる．

6．横足根関節（ショパール関節）

距骨と舟状骨間および踵骨と立方骨間の関節がショパール関節である．

7．足根中足関節（リスフラン関節）

内側・中間・外側楔状骨と第1・第2・第3中足骨間，立方骨と第4・第5中足骨間の関節である．

8．中足趾節関節

屈曲・伸展，内転・外転で運動を触知できる．

9．趾節間関節

屈曲・伸展で運動を触知できる．

Ⅴ 筋の観察

表層の観察・触察できる筋について述べる（p.79，図3-1; p.80，図3-2参照）．

【観察・触察のポイント】

A．顔面部と側頭部

顔面筋（表情筋）（p.87，図3-8参照）と咀嚼筋（p.88，図3-9参照）に分けられる．

1．顔面筋

①前頭筋: 眉を上げて額に横皺を作る（図13-18）．
②皺眉筋: 眼を細くするとき眉間に縦皺を作る（図13-19）．
③鼻根筋・眼角筋（上唇鼻翼挙筋）: 鼻孔を広げ，あげるようにすると鼻根筋は鼻根に皺を作り，鼻翼外側から眼角にかけて眼角筋の緊張を触れる（図13-20）．

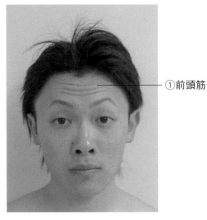

図 13-18　前頭筋

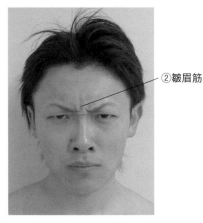

図 13-19　皺眉筋

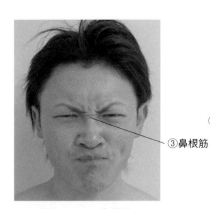

図 13-20　鼻根筋

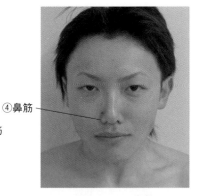

図 13-21　鼻筋

④鼻筋: 鼻孔を小さくする (図 13-21).
⑤眼輪筋: 眼を固く閉じるとき眼球周囲に緊張を触れる (図 13-22).
⑥口角挙筋・小頬筋・大頬筋: 口角を挙げるようにすると，口角から鼻翼の外側で口角挙筋，口角から頬骨上部に小頬骨筋，頬骨下部に大頬骨筋の緊張を触れる (図 13-23).
⑦笑筋: 口角を横に広げる笑顔 (スマイル) にする (図 13-24).
⑧口角下制筋・下唇下制筋: 口を軽く開き，口角を下制すると口角下部で口角下制筋，下唇下部で下唇下制筋の緊張が触れ，頸部前面で広頸筋 (頸部の筋) の皺ができる (図 13-25).

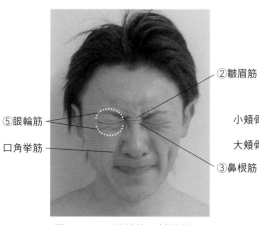

図 13-22　眼輪筋・皺眉筋・鼻根筋・口角挙筋

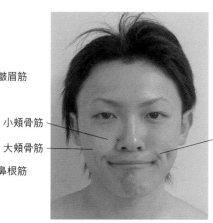

図 13-23　口角挙筋・大頬骨筋・小頬骨筋

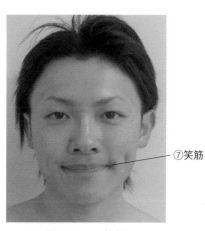

図 13-24　笑筋

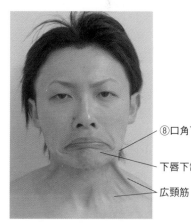

図 13-25　口角下制筋・下唇下制筋・広頸筋

⑨オトガイ筋: 口を閉じ，下唇を前に突き出すようにするとオトガイに桃の種様の皺を作る（図 13-26）.

⑩口輪筋: 口をすぼめて突き出す（図 13-27）.

2．咀嚼筋

奥歯を強くかみしめると次の筋が触れる.

①咬筋: 下顎角から下顎枝外側で緊張を触知できる.

②側頭筋: 側頭部で緊張を触知できる（図 13-28）.

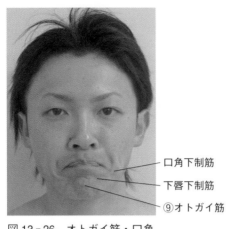
図13-26 オトガイ筋・口角下制筋・下唇下制筋

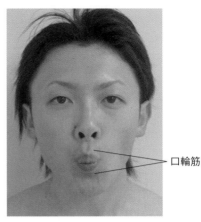
図13-27 口輪筋

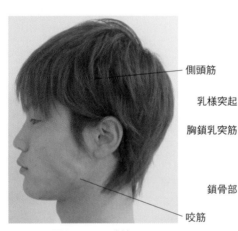
図13-28 咬筋

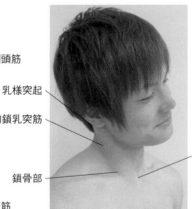
図13-29 胸鎖乳突筋

B．頸部

皮下頸筋（浅頸筋），側頸筋，前頸筋，後頸筋の4群からなる．皮下頸筋は顔面で述べた広頸筋である．側頸筋は胸鎖乳突筋（p.89，図3-10参照），前頸筋群は舌骨上筋群と舌骨下筋群である（p.90，図3-11参照）．後頸筋群は頸後方の深部筋なので観察できない．

1．胸鎖乳突筋

頸を回旋して反対側を観察する．乳様突起から鎖骨部と胸骨部を確認できる（図

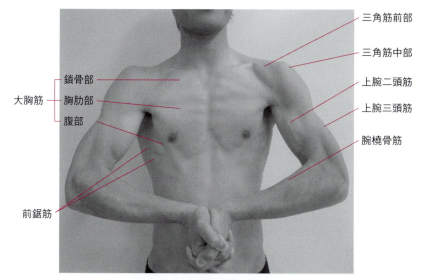

図 13-30　胸部と上肢の筋

13-29).

2．舌骨上筋群

　①顎二腹筋，②茎突舌骨筋，③顎舌骨筋，④オトガイ舌骨筋．これらの筋は舌骨の上縁に指を触れて，つばを飲み込むか，開口すると収縮を触れる．

3．舌骨下筋群

　①肩甲舌骨筋，②胸骨舌骨筋，③胸骨甲状筋，④甲状舌骨筋．これらの筋は舌骨の下縁に指を触れて大きく開口すると収縮を触れる．

C．胸部・腹部

1．大胸筋

　両手を前で合わせ，両上肢を強く内転させると鎖骨部，胸肋部，腹部が明瞭になる（図 13-30）．

2．前鋸筋

　上肢を前方に突き出す動作に抵抗をかけると胸郭側壁に鋸状の筋腹を観察できる（図 13-31）．

3．腹直筋

　腹部に力を入れると観察できる（図 13-32）．

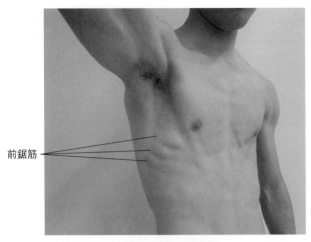

図 13-31　前鋸筋

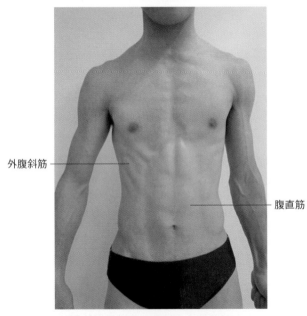

図 13-32　腹直筋・外腹斜筋

4．外腹斜筋

　腹部に力を入れ，屈曲・回旋すると腹直筋の外側で観察できる（図 13-32）．

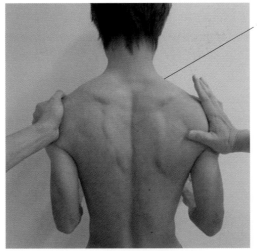

図 13-33　僧帽筋上部線維

5．腹横筋
　上前腸骨棘の2横指内側に指先を当て下腹部をへこませるとこの筋の収縮を触知できる．

D．背部
1．僧帽筋
　上部線維，中部線維，下部線維に分けられる．①上部線維は肩をすぼめるようにして肩甲骨を引き上げ（図 13-33），②中部線維は上肢を 90°外転した位置から上肢の水平外転とともに肩甲骨を内転させ，③下部線維は肩甲骨を下内方へ引き下げるとその作用を観察できる（図 13-34）．
2．広背筋
　手を体側に置き，殿部を挙上（プッシュアップ）すると収縮を観察できる（図 13-35）．
3．脊柱起立筋
　腹臥位で体幹を伸展すると脊柱の両側で僧帽筋・広背筋の深部に膨隆を観察できる．脊柱棘突起のすぐ外側の膨隆は①最長筋，その外側で腸骨稜から肋骨角にそう膨隆が②腸肋筋である（図 13-36）．棘突起のすぐ外側で深部，椎弓の部分で③多裂筋，④回旋筋の収縮を触れる．これらの筋は腹臥位で脊柱起立筋を収縮させないようにして，下肢をわずかに挙上すると下部腰椎の棘突起外側深部で収縮を触知で

図 13-34 僧帽筋・三角筋

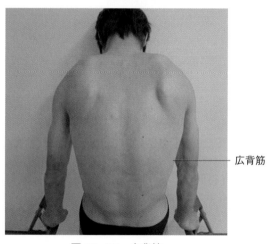

図 13-35 広背筋

きる（図 13-37）．

E．上肢
肩甲筋群，上腕筋群，前腕筋群，手筋群に分けて述べる．
1．肩甲筋群
上肢帯から起こり上腕骨に付く筋で上腕を動かす．

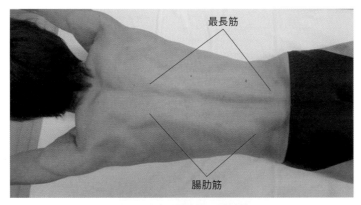

図 13-36　最長筋・腸肋筋

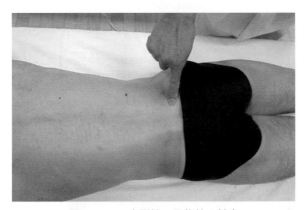

図 13-37　多裂筋・回旋筋の触察

①三角筋：鎖骨・肩峰・肩甲棘から起こり，上腕骨外側の三角筋粗面に停止する筋で，前部・中部・後部線維を観察できる（図 13-30, 34）．
②棘上筋：棘上窩から大結節前方に付く．上肢を伸展内転すると大結節前方が肩峰のすぐ外側に触れるので停止部を確認できる（図 13-38）．肩甲棘の上方に示指・中指・環指の指先を当て，僧帽筋上部線維の筋腹をかき分けて棘上窩を圧迫し，他側手で上肢外転に抵抗をかけると収縮を触知できる．
③棘下筋：棘下窩から大結節上縁に広く付くので，上肢を水平内転すると停止部が肩峰のすぐ外側に触れる（図 13-39）．指腹を棘下窩に当て軽く圧迫して筋の走行に直角にこすると，広背筋の深部で筋束を触れる．
④小円筋：肩甲骨外側縁上部 1/2 から大結節の後部に付くので，上肢を棘下筋

V　筋の観察　353

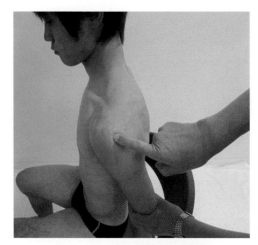

図 13-38　棘上筋停止部の触察

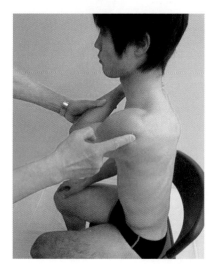

図 13-39　棘下筋・小円筋停止部の触察

と同様の肢位にして指腹で圧迫しながら起始から停止部の大結節後部までその筋束と腱の停止部を触れる（図 13-39）．
⑤大円筋：肩甲骨下角から肩甲骨外側部，三角筋後部線維の下を通って小結節稜に付く．
⑥肩甲下筋：肩甲下窩から小結節に付く．上肢を外転し，腋窩後壁前方から母指

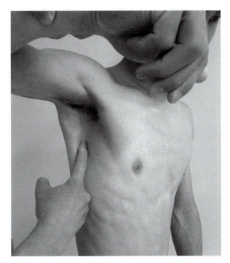

図 13-40　肩甲下筋の触察

または示指指腹を胸郭と肩甲下窩の間に入れ圧迫すると，筋腹に触れる（図 13-40）．停止部は小結節を触知して確認できる．

> **トピックス**　棘下筋の作用
>
> 　棘下筋は大結節の上部に広く停止するので，肩関節中間位で外転すると棘上筋とともに外転に作用する．このことは棘上筋と棘下筋を同時に触察しながら，外転の等尺性収縮に抵抗をかけると容易に確認できる．外転時に棘上筋のみを収縮させる場合は，肩関節軽度外転位・肘屈曲 90°を保持し，最初に前腕遠位で内旋の等尺性収縮に抵抗をかけ，次に上腕遠位で外転の等尺性収縮に抵抗をかけると，棘下筋の収縮は抑制され（相反抑制），棘上筋の収縮のみが起こる（図 13-41）．

2．上腕筋群
　一部は上肢帯，大部分は上腕骨に起こり，大部分は前腕に付き前腕を動かす．
　①上腕二頭筋: 肘を屈曲すると筋腹の隆起が確認できる（図 13-42）．長頭腱を結節間溝で，短頭腱は烏口突起から起こるので収縮を触察できる．
　②上腕三頭筋: 上腕の背側にあり，外側頭と長頭は容易に観察・触察できる（図 13-43）．

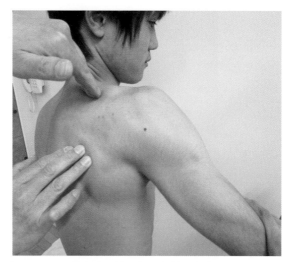

図 13-41　棘上筋と棘下筋の収縮の触察

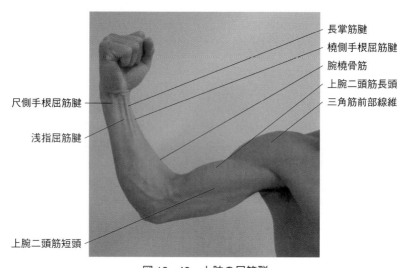

図 13-42　上肢の屈筋群

3．前腕筋群
　上腕骨の遠位と前腕の骨から起こり，主として手の骨に付いて，手首や指を動かす．
　a）屈筋群
　前腕腹側で①円回内筋，②長掌筋，③橈側手根屈筋，④浅指屈筋，⑤尺側手根屈

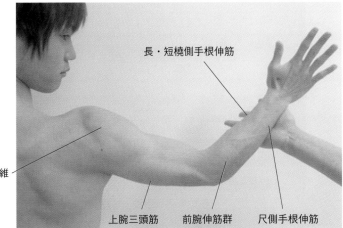

図 13-43　上肢の伸筋群

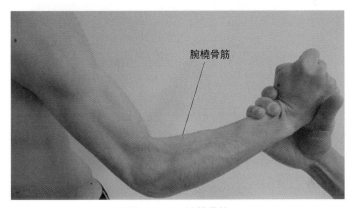

図 13-44　腕橈骨筋

筋を観察・触察できる（図 13-42）．円回内筋の観察は難しいが，前腕を回内すると前腕腹側近位で収縮を触察できる．

　b）伸筋群

　前腕背側で①腕橈骨筋，②長橈側手根伸筋，③短橈側手根伸筋，④総指伸筋，⑤小指伸筋，⑥尺側手根伸筋，⑦長母指外転筋，⑧短母指伸筋，⑨長母指伸筋，⑩示指伸筋を観察・触察できる（図 13-43，44，45）．

　①腕橈骨筋：前腕回内・回外中間位で肘を屈曲すると筋腹の隆起が著明になる（図 13-44）．

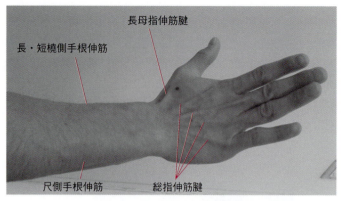

図 13-45　手根・手指伸筋群

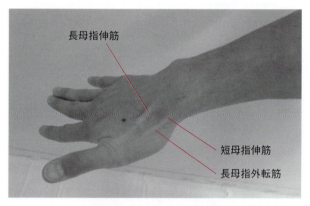

図 13-46　タバチュール

②長橈側手根伸筋・③短橈側手根伸筋：前腕橈側縁の隆起を作り，前者の方が腕橈骨筋の背外側にある．手根を伸展すると両筋の収縮を観察できる（図 13-45）．

④総指伸筋：手指を伸展すると短橈側手根伸筋の尺側で収縮を触れる．

⑤小指伸筋：手指を屈曲した状態で小指のみ伸展すると総指伸筋の外側でその収縮を触れる．

⑥尺側手根伸筋：手根を背屈すると，前腕背側の尺側で収縮を触れる．

⑦長母指外転筋・⑧短母指伸筋：前腕背側遠位半に筋腹の隆起が観察できる．腱は手根部のタバチュール（p.108 参照）で明確に区別でき，併走している 2 本の腱のうちより橈側にあるのが前者である（図 13-46）．

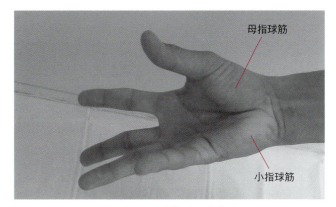

図 13-47　母指球と小指球

⑨長母指伸筋：筋腹は総指伸筋に覆われているが，腱は母指を伸展すると顕著に観察でき，リスター結節が滑車となり方向を変えているのがわかる．

⑩示指伸筋：筋腹は総指伸筋に覆われているが，手指屈曲位から示指のみを伸展するとその収縮を触察できる．

4．手筋群

手掌部にある筋で，主として指の微妙な運動に関与する．各筋の運動を行うとその収縮を触知できる（図 13-47）．

a）母指球筋

①短母指外転筋，②母指対立筋，③短母指屈筋，④母指内転筋．

b）骨間筋

④背側骨間筋，⑤掌側骨間筋．

c）小指球筋

⑥短掌筋，⑦小指外転筋，⑧短小指屈筋：短掌筋は小指を外転させると小指球の皮膚に皺ができる（図 13-48）．

d）虫様筋

第 2 指〜5 指の中手指節関節を屈曲する（図 13-49）．

トピックス

虫様筋を作用させた握り方（虫様筋握り）は，セラピストが対象者の四肢を保持する際に，指先に力を入れて不快感を起こさないようにするための重要な把持方法である（図 13-50）．

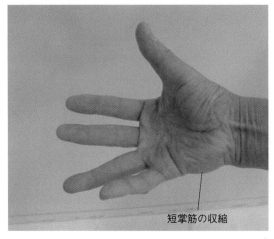
短掌筋の収縮　　図 13-48　短掌筋

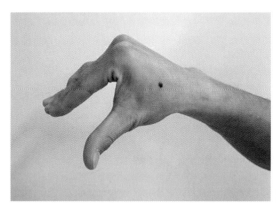
図 13-49　虫様筋の作用

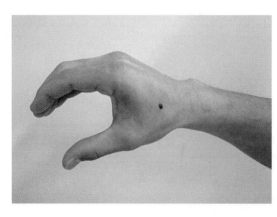
図 13-50　虫様筋握り

F. 下肢

下肢の筋は，1）寛骨筋群，2）大腿筋群，3）下腿筋群，4）足筋群に分けられる．

1．寛骨筋群

骨盤から起こって大腿骨に停止する筋で，外寛骨筋群と内寛骨筋群からなる．体表で観察できるのは外寛骨筋群のうち次の3筋である（図 13-51）．

① 大殿筋：主たる殿部のふくらみで，仙骨および腸骨の後面から起こり，斜めに下外方へ走行し，大腿骨上部（殿筋粗面）に停止する．

② 中殿筋：腸骨翼から起こり，大転子に停止する寛骨側方の筋で，後部は大殿筋に，前部は大腿筋膜張筋に覆われ，中央部が皮下で観察できる．大腿を外転すると，この筋の収縮を容易に触察できる．

③ 大腿筋膜張筋：上前腸骨棘から起こり，大腿の下 2/3 では腸脛靱帯となって脛骨の外側顆に停止する．大腿を外転させると緊張を触察できる．

2．大腿筋群

膝の運動に関与する筋で，a）伸筋群，b）屈筋群，c）内転筋群に分けられる．

a）伸筋群

大腿の前面の縫工筋と大腿四頭筋の2筋である（図 13-52）．

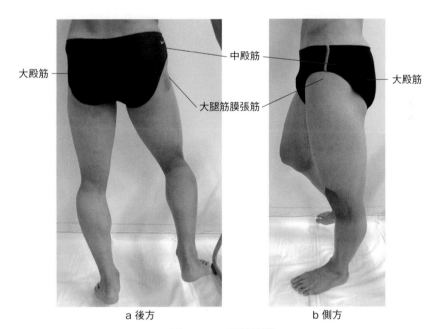

a 後方　　　　　b 側方

図 13-51　寛骨筋群

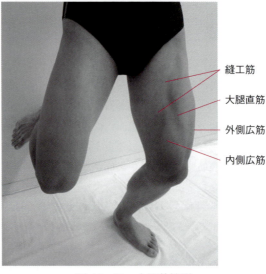

図 13-52　大腿伸筋群

① 縫工筋：上前腸骨棘から起こり，大腿前面を斜めに下内側に走行し，脛骨上部前内側で脛骨粗面の一部に停止する．膝を曲げて股関節を屈曲・外転・外旋させると，この筋の収縮を観察・触察できる．

② 大腿四頭筋：大腿直筋は下前腸骨棘から，内側広筋・外側広筋は大腿骨後面の粗線（内側唇・外側唇）から，中間広筋は大腿骨前面から起こり，膝蓋骨を包んでその下で膝蓋靱帯となり脛骨粗面に停止する．膝を強く伸ばすと大腿直筋，内側広筋，外側広筋が観察できる．

b）屈筋群

屈筋群は大腿後面にあり，一部は坐骨，一部は大腿骨後面から起こり下腿骨に停止する（図 13-53）．

① 大腿二頭筋：長頭は坐骨結節，短頭は大腿後面の粗線（外側唇）から起こり，腓骨頭に停止する．大腿後面外側で観察・触察できる．

② 半腱様筋・半膜様筋：坐骨結節から起こり，大腿後面内側を通り，脛骨の内側上端に停止する．半膜様筋は幅が広く深層にあり，脛骨内側顆に停止する．半腱様筋は表層にあり，内側顆の下で鵞足（がそく）を形成する．

c）内転筋群

寛骨から起こり，大腿骨の内側と脛骨上端に停止する筋群である．恥骨筋，薄筋，長内転筋，短内転筋，大内転筋，外閉鎖筋の6筋あるが，そのうち長内転筋と薄筋

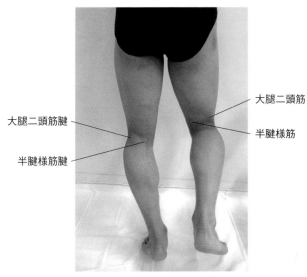

図13-53　大腿屈筋群

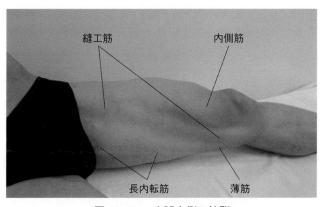

図13-54　大腿内側の筋群

が観察できる（図13-54）．
　①長内転筋：股関節を屈曲・外転すると，外陰部の側方から大腿中央内側に著明な隆起として確認できる．
　②薄筋：長内転筋の起始部のすぐ後方で触察できる．脛骨上部内側面で，縫工筋，半腱様筋と一緒になって鵞足を作る．

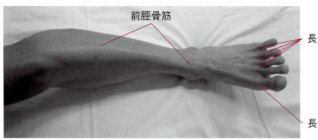

図 13-55　下腿伸筋群

3．下腿筋群

足関節と足趾を動かす筋群で，伸筋群，屈筋群，腓骨筋群に分けられる．

a）伸筋群

下腿の前面で脛骨前縁外側を走る以下の4筋がある（図 13-55）．

①前脛骨筋：脛骨前縁の外側を走り，足根部で上伸筋支帯と下伸筋支帯の下にある内側管を通り，足背で内側楔状骨の内側から足底に回り，内側楔状骨と第1中足骨の足底面に付く．足部を回外しながら足根を背屈すると脛骨前縁外側で収縮を観察・触察できる．

②長母趾伸筋：腓骨前面中部 2/4（4 等分した中 2 領域）と下腿骨間膜から起こり，前脛骨筋の外側を走り，上伸筋支帯下の外側管，下伸筋支帯下の中管を通り，足背に出て母趾に付く．母趾を伸展するとこの筋の収縮を触察でき，母趾足背で腱を観察できる．

③長趾伸筋：脛骨外顆，腓骨体前面上部 3/4 から起こり，長母趾伸筋の外側を走り，上伸筋支帯下の外側管，下伸筋支帯の外側を通って足背に出て 2 趾から 5 趾に付く．足趾を伸展させると長母趾伸筋の外側で筋の収縮を触察でき，足背では腱を観察できる．

④第 3 腓骨筋：腱は長趾伸筋の第 5 腱で，第 5 中足骨に停止する．足部を外返し（外転・回内）しながら第 5 趾を伸展すると，腱が観察できる．

b）屈筋群

下腿の後側にあり，浅深両筋群に分けられる．浅層には下腿三頭筋（腓腹筋とヒラメ筋）があり，深層には膝窩筋，長趾屈筋，後脛骨筋，長母趾屈筋がある．深筋群は足根・足趾を屈曲したときに，アキレス腱と下腿骨の間で腱が触察されるのみである（図 13-56）．

①腓腹筋：大腿骨の下端から起こり，下腿中央でアキレス腱となり，踵骨隆起に付く．つま先立ちをするとこの筋の外側頭と内側頭をよく観察できる．

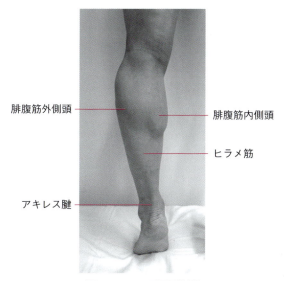

図 13-56　下腿屈筋群

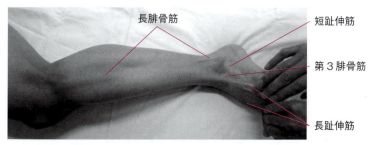

図 13-57　下腿・足部外側の筋群

②ヒラメ筋：下腿骨の後面から起こり，アキレス腱となって踵骨隆起に付く．つま先立ちをすると腓腹筋の筋腹の下に観察・触察できる．

c）腓骨筋群

下腿の外側にある以下の2筋である．

①長腓骨筋：腓骨頭，腓骨体外側面上部2/3から起こり，長い腱となって外果後方から前に回り，足底を内側に横切って第1中足骨底，内側楔状骨に付く．足関節を軽度底屈位で足部を外返し（外転・回内）すると筋収縮を観察・触察できる（図13-57）．

②短腓骨筋：腓骨体外側面下2/3から起こり，長腓骨筋の内側（深部）を通り，

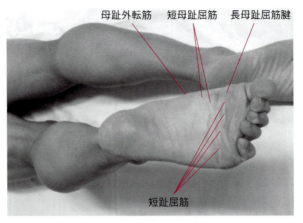

図 13-58　足底の筋群

足根外側で表層を回り，第 5 中足骨底に付く．足関節を軽度底屈位にして，足部を外返し（外転・回内）すると，下腿遠位の長腓骨筋後方で筋収縮を観察・触察できる．

4．足筋群

足根，中足部から起こり，足趾に付く筋で，足背の筋と足底の筋に分けられる．

a）足背の筋（図 13-57）

①短母趾伸筋：足背で外果の前下から起こり，腱となって母趾に付く．

②短趾伸筋：足背で外果の前下から起こり，腱となって第 2 趾から 5 趾に付く．

b）足底の筋（図 13-58）

11 筋あるが，次の 3 筋と足底腱膜が観察の対象となる．

①母趾外転筋：足底の内側部に手指を当て，母趾を外転させるとその収縮を触察できる．

②短母趾屈筋：母趾を屈曲すると，第 1 中足骨足底面で収縮を触察できる．

③短趾屈筋：第 2〜5 趾を屈曲すると，足底の足根部に収縮を触察できる．

④足底腱膜：足趾を伸展すると足底の皮下に腱膜の緊張を触察できる．

Ⅵ 神経の触察

神経が表層に出ているところをあげる．知覚神経や混合神経は指先でつまんだり，爪で弾いたりすると痺れのような異様な感覚が生じるが，純運動神経では生じない．神経の触察は指先または爪の背側で圧迫しながら，神経の走行に沿って直角方向に擦ると索状体として触れる．

【観察・触察のポイント】

A．頭部の神経

1．眼窩上神経（三叉神経第1枝，眼神経）

内側枝と外側枝が動脈とともに眼窩上縁に出てくる（p.274，図10-30参照）．

2．眼窩下神経（三叉神経第2枝，上顎神経）

眼窩下縁の下方，眼窩下孔から眼窩下動脈と共に出てくる．

3．オトガイ神経（三叉神経第3枝，下顎神経）

下顎第2小臼歯下方のオトガイ孔から出てくる．

4．大後頭神経（C2後枝）

外後頭隆起外側3cmの所で，上項線の上に後頭動脈と共に出てくる．

B．頸部の神経

頸神経叢（C1～C4前枝）：胸鎖乳突筋の後縁を回って出てくる（p.280，図10-35参照）.

C．上肢の神経

1．腕神経叢（C5～Th1前枝）

腋窩で外側壁を上腕骨に押しつけると鎖骨下部が索状体として触れる（p.281，図10-36；p.282，図10-37参照）.

2．橈骨神経（C5～Th1）

上腕骨後面の上内側から下外側を三角筋停止部遠位に沿って走行し，腕橈骨筋起始部の下を通って肘窩外側部に現れる．上腕二頭筋腱外側やや遠位，腕橈骨筋筋腹の内側を圧迫すると触れる．

3．正中神経（C5～Th1）

上腕二頭筋の内側縁に沿って走り肘窩の上腕二頭筋腱膜内側に至る．腋窩から肘窩まで上腕動脈と併走し，拍動の近くで神経を触れる．

4．尺骨神経〔（C7），C8，Th1〕

腋窩から上腕近位は正中神経内側を併走し，徐々にそれて内側上顆の後方，尺骨神経溝を通る．前腕尺側を下降し，手では豆状骨の遠位で有鈎骨鈎との間にあるギヨン管を通る．

D．下肢の神経（p.285, 図 10 - 39; p.286, 図 10 - 40 参照）

1．大腿神経（L2 〜 L4 前枝）

鼡径靱帯の下部，大腿のほぼ中央で触れる．

2．坐骨神経（L4 〜 S3 前枝）

殿部で梨状筋の下部に出てくるので，坐骨結節と大転子を結んだ線のほぼ中央で，大殿筋を強く圧迫して内外側に擦ると深部に索状体を感じ，さらに強く圧迫すると不快感が生じる．

3．脛骨神経

大腿遠位中央から膝窩まで索状体として触れる．

4．総腓骨神経

膝窩外側で大腿二頭筋腱内側，そして腓骨頭下方約 2cm で索状体として触れ強く圧迫すると不快感が生じる．

5．浅腓骨神経

足根背側と足背で細い索状体として触れる．足背では数本の神経を確認できる．

6．深腓骨神経

下腿前面で前脛骨動脈の外側を並行して走る．前脛骨動脈の拍動が触れる部分の外側で走行と直角方向に爪背側でしごくと索状体を感じ不快感が生じる．

368　Ⅷ．体表解剖と触察

索　引

【あ】

アウエルバッハ神経叢（筋層間神経叢）──しんけいそう（きんそうかんしんけいそう）　154
アキレス腱（踵骨腱）──けん（しょうこつけん）　117
アクチン　21
足の筋 あしのきん　117
〔足の〕趾骨〔あしの〕しこつ　63
足の趾節間関節 あしのしせつかんかんせつ　66
足の趾 あしのゆび　7
アセチールコリン　287
圧受容器反射 あつじゅようきはんしゃ　263
アデノイド　163, 183
アデノシン三リン酸（ATP）──さんりんさん　10
アドレナリン　235
アブミ骨 ──こつ　305
アポクリン汗腺（大汗腺）──かんせん（だいかんせん）　294
アランチウス管（静脈管）──かん（じょうみゃくかん）　146
アルコック管（陰部神経管）──かん（いんぶしんけいかん）　224
アルドステロン　234
鞍関節 あんかんせつ　38, 39
アンドロゲン（男性ホルモン）（だんせい──）　235

【い】

胃 い　164, 236
胃癌 いがん　148
移行上皮 いこうじょうひ　16, 201, 203
意識水準の調節 いしきすいじゅんのちょうせつ　256
胃十二指腸動脈 いじゅうにしちょうどうみゃく　136
胃体 いたい　165
一次終末 いちじしゅうまつ　296
1次精母細胞（精母細胞）いちじせいぼさいぼう（せいぼさいぼう）　26, 208
一次毛細血管網（下垂体）いちじもうさいけっかんもう（かすいたい）　230
1次卵胞 いちじらんぽう　215
1次卵母細胞（卵母細胞）いちじらんぽさいぼう（らんぽさいぼう）　26, 215
一次弯曲 いちじわんきょく　43
胃底 いてい　165
胃底腺（固有胃腺）いていせん（こゆういせん）　165
伊東細胞（類洞周囲脂肪細胞）いとうさいぼう（るいどうしゅういしぼうさいぼう）　173
胃リンパ節 い──せつ　148
陰核 いんかく　222
陰核海綿体 いんかくかいめんたい　222
陰核亀頭 いんかくきとう　222
陰核脚 いんかくきゃく　222
陰核体 いんかくたい　222
陰核背神経 いんかくはいしんけい　287
陰核包皮 いんかくほうひ　222
陰茎 いんけい　206, 212
陰茎海綿体 いんけいかいめんたい　213, 222
陰茎亀頭 いんけいきとう　213
陰茎根 いんけいこん　212
陰茎深静脈 いんけいしんじょうみゃく　213
陰茎深動脈 いんけいしんどうみゃく　213
陰茎体 いんけいたい　213
陰茎中隔 いんけいちゅうかく　213
陰茎背神経 いんけいはいしんけい　287
陰茎縫線 いんけいほうせん　212, 224
インスリン　176, 235
咽頭 いんとう　161, 183
咽頭喉頭部（下咽頭）いんとうこうとうぶ（かいんとう）　183
咽頭口部（中咽頭）いんとうこうぶ（ちゅういんとう）　183
咽頭鼻部（上咽頭）いんとうびぶ（じょういんとう）　183
咽頭扁桃 いんとうへんとう　161, 162, 183
陰嚢 いんのう　213, 221
陰嚢中隔 いんのうちゅうかく　213
陰嚢縫線 いんのうほうせん　213, 224
陰部神経 いんぶしんけい　224, 287
陰部神経管（アルコック管）いんぶしんけいかん（──かん）　224

索　引　369

陰部神経叢 いんぶしんけいそう　287
陰部大腿神経 いんぶだいたいしんけい　284
陰毛 いんもう　221
陰裂 いんれつ　221

【う】

ウィリスの動脈輪（大脳動脈輪）——のどう
　みゃくりん（だいのうどうみゃくりん）　132
ウィルヒョーのリンパ節 ——せつ　148
ウィンスロー孔（網嚢孔）——こう
　（もうのうこう）　178
ヴェサリウス　1
上（頭方）うえ（とうほう）　3
ウェルニッケ中枢（感覚性言語中枢）——ちゅう
　すう（かんかくせいげんごちゅうすう）　249
ウォルフ管 ——かん　207
右脚 うきゃく　128
烏口肩峰靱帯 うこうけんぽうじんたい　53
烏口鎖骨靱帯 うこうさこつじんたい　52
烏口上腕靱帯 うこうじょうわんじんたい　53
烏口突起 うこうとっき　48, 330, 333
烏口腕筋 うこうわんきん　104
羽状筋 うじょうきん　79
後（背側）うしろ（はいそく）　3
右心室 うしんしつ　125
右心室肥大 うしんしつひだい　147
右心房 うしんぼう　124
うちくるぶし（内果）（ないか）　61
右肺 うはい　190
右葉（肝臓）うよう（かんぞう）　171
運動神経 うんどうしんけい　237
運動性言語中枢（ブローカ中枢）うんどうせい
　げんごちゅうすう（——ちゅうすう）　249
運動性神経細胞 うんどうせいしんけいさいぼう
　　272
運動性脳神経核 うんどうせいのうしんけいかく
　　268
運動野 うんどうや　248
運動野（中心前回）うんどうや
　（ちゅうしんぜんかい）　268

【え】

永久歯 えいきゅうし　157
栄養 えいよう　119
栄養管 えいようかん　35
栄養血管 えいようけっかん　128, 136
栄養孔 えいようこう　35

栄養膜 えいようまく　200
会陰 えいん　6, 223
会陰腱中心 えいんけんちゅうしん　223
会陰神経 えいんしんけい　287
会陰体 えいんたい　223
会陰縫線 えいんほうせん　223
腋窩 えきか　4
腋窩静脈 えきかじょうみゃく　143
腋窩神経 えきかしんけい　283
腋窩線 えきかせん　7
腋窩動脈 えきかどうみゃく　133, 137
腋窩リンパ節 えきか——せつ　147, 296
液性調節因子 えきせいちょうせついんし　225
エクリン汗腺（小汗腺）——かんせん
　（しょうかんせん）　294
エストロゲン　236
エディンガー・ウエストファール核（動眼神経副
　核）——かく（どうがんしんけいふくかく）
　　272
エナメル質 ——しつ　157
エブネル腺 ——せん　159
遠位 えんい　3
遠位尿細管（曲部, 直部）えんいにょうさいかん
　（きょくぶ, ちょくぶ）　200
円回内筋 えんかいないきん　106, 356
塩基好性細胞 えんきこうせいさいぼう　227
嚥下中枢 えんげちゅうすう　256
遠心性神経 えんしんせいしんけい　237
延髄 えんずい　255
円錐靱帯 えんすいじんたい　52
円錐乳頭 えんすいにゅうとう　158

【お】

横隔胸膜 おうかくきょうまく　193
横隔神経 おうかくしんけい　278
横隔膜 おうかくまく　93
横隔膜貫通部 おうかくまくかんつうぶ　164
横隔膜ヘルニア おうかくまく——　93
横隔面（肝臓）おうかくめん（かんぞう）　171
横隔面（肺）おうかくめん（はい）　190
横行結腸 おうこうけっちょう　170
横静脈洞 おうじょうみゃくどう　143
黄色骨髄 おうしょくこつずい　34
黄色靱帯 おうしょくじんたい　44
横足弓 おうそくきゅう　63
横足根関節 おうそっこんかんせつ　66, 345
黄体 おうたい　216

黄体化ホルモン（LH，ICSH）おうたいか——	
	228, 236
黄体ホルモン おうたい——	216
黄体ルテイン細胞 おうたい——さいぼう	216
横突間筋 おうとつかんきん	100
横突起 おうとっき	39, 335, 337, 339
横突棘筋 おうとつきょくきん	100
横突孔 おうとつこう	40
横突肋骨窩 おうとつろっこつか	42
黄斑 おうはん	301
横披裂筋 おうひれつきん	186
横紋筋 おうもんきん	78
起き上がり運動 おきあがりうんどう	343
オキシトシン	229
おじぎ運動 ——うんどう	343
オトガイ	70
オトガイ筋 ——きん	347
オトガイ結節 ——けっせつ	330
オトガイ孔 ——こう	70
オトガイ三角 ——さんかく	330
オトガイ神経 ——しんけい	367
オトガイ舌骨筋 ——ぜっこつきん	349
オトガイ隆起 ——りゅうき	330
温覚 おんかく	293
温度覚 おんどかく	293

【か】

外陰部 がいいんぶ	221
外果 がいか	62, 333, 335, 341
回外 かいがい	84
回外筋 かいがいきん	106
外寛骨筋 がいかんこつきん	111
外頸静脈 がいけいじょうみゃく	140
外頸動脈 がいけいどうみゃく	131
外結合線 がいけつごうせん	58
回結腸静脈 かいけっちょうじょうみゃく	141
外後頭隆起 がいこうとうりゅうき	69, 73, 335
外肛門括約筋 がいこうもんかつやくきん	170, 224
外耳 がいじ	304
外耳孔 がいじこう	76
外耳道 がいじどう	304
外精筋膜 がいせいきんまく	210
外生殖器 がいせいしょくき	214
外旋 がいせん	84
回旋筋 かいせんきん	100, 351
回旋筋腱板（ローテーターカフ）かいせん	
きんけんばん	53, 102

回旋枝 かいせんし	127
外腺（前立腺）がいせん（ぜんりつせん）	212
外側 がいそく	3
外側顆 がいそくか	59, 60, 333, 335, 341
外側環軸関節 がいそくかんじくかんせつ	44
外側胸筋神経 がいそくきょうきんしんけい	281
外側胸動静脈 がいそくきょうどうじょうみゃく	
	296
外側楔状骨 がいそくけつじょうこつ	63
外側溝 がいそくこう	246
外側広筋 がいそくこうきん	112
外側膝状体 がいそくしつじょうたい	265
外側上顆 がいそくじょうか	
	50, 60, 333, 335, 340, 341
外側唇（粗線）がいそくしん（そせん）	59
外側仙骨動脈 がいそくせんこつどうみゃく	136
外側仙骨稜 がいそくせんこつりょう	42
外側足底動脈 がいそくそくていどうみゃく	137
外側側副靱帯 がいそくそくふくじんたい	54, 65
外側大腿回旋動脈 がいそくだいたいかいせん	
どうみゃく	137
外側大腿皮神経 がいそくだいたいひしんけい	
	284
外側中葉区 がいそくちゅうようく	192
外側中葉枝 がいそくちゅうようし	192
外側直筋 がいそくちょくきん	275, 303
外側肺底区 がいそくはいていく	192
外側肺底枝 がいそくはいていし	192
外側半月 がいそくはんげつ	64
外側皮枝 がいそくひし	283
外側皮質脊髄路 がいそくひしつせきずいろ	
	268, 269
外側毛帯核 がいそくもうたいかく	267
外側翼突筋 がいそくよくとつきん	87
外側輪状披裂筋 がいそくりんじょうひれつきん	
	185
解体新書 かいたいしんしょ	1
回腸 かいちょう	167
外腸骨動脈 がいちょうこつどうみゃく	130, 137
回腸静脈 かいちょうじょうみゃく	141
外転 がいてん	83
外転神経 がいてんしんけい	275
外転神経核 がいてんしんけいかく	258
外頭蓋底 がいとうがいてい	73
回内 かいない	84
外尿道口 がいにょうどうこう	204, 213, 222
海馬 かいば	250

索引　371

外胚葉 がいはいよう	29, 241
灰白交通枝 かいはくこうつうし	289
灰白質 かいはくしつ	240
外板 がいばん	71
外皮 がいひ	292
外鼻 がいび	179
外鼻孔 がいびこう	179
外腹斜筋 がいふくしゃきん	95, 350
外分泌腺 がいぶんぴつせん	16, 225
外閉鎖筋 がいへいさきん	113
解剖頸 かいぼうけい	49
外膜 がいまく	153
外膜（眼球線維膜）がいまく	
（がんきゅうせんいまく）	298
海綿質 かいめんしつ	33
海綿体 かいめんたい	213
海綿体部 かいめんたいぶ	205
回盲弁（バウヒン弁）かいもうべん（──べん）	
	168
外リンパ がい──	305
外肋間筋 がいろっかんきん	92
下咽頭（咽頭喉頭部）かいんとう（いんとうこう	
とうぶ）	183
カウパー腺（尿道球腺）──せん	
（にょうどうきゅうせん）	212, 222
下横隔動脈 かおうかくどうみゃく	136
下顎窩 かがくか	70
下顎角 かがくかく	70, 330
下顎骨 かがくこつ	70, 330
下顎枝 かがくし	70, 330
下顎神経 かがくしんけい	274, 367
下顎体 かがくたい	70, 330
下顎底 かがくてい	330
下顎頭 かがくとう	330
下-下垂体動脈 かかすいたいどうみゃく	230
顆間窩 かかんか	60
下関節突起 かかんせつとっき	39
下関節面 かかんせつめん	41
顆間隆起 かかんりゅうき	60
嗅ぎ煙草入れ（タバチュール）かぎたばこいれ	
	108
下丘 かきゅう	256
蝸牛 かぎゅう	305
蝸牛管 かぎゅうかん	305, 307
蝸牛神経 かぎゅうしんけい	275, 307
蝸牛窓 かぎゅうそう	305
核 かく	9, 241

核液 かくえき	9
角化 かくか	15
顎関節 がくかんせつ	69, 70, 76, 342
核鎖線維 かくさせんい	296, 297
角質層 かくしつそう	292
核小体 かくしょうたい	9
顎舌骨筋 がくぜっこつきん	349
核袋線維 かくたいせんい	296, 297
顎動脈 がくどうみゃく	131
顎二腹筋 がくにふくきん	349
核膜 かくまく	9
角膜 かくまく	298
角膜反射路 かくまくはんしゃろ	264
隔膜部 かくまくぶ	204, 205
下頸神経節 かけいしんけいせつ	290
下〔頸〕心臓神経 か〔けい〕しんぞうしんけい	
	290
下後鋸筋 かこうきょきん	98
下行結腸 かこうけっちょう	170
下行性伝導路 かこうせいでんどうろ	268
下行大動脈 かこうだいどうみゃく	129
下後頭骨棘 かこうちょうこつきょく	56
下行部（十二指腸）かこうぶ（じゅうにしちょう）	
	166
下肢骨 かしこつ	55
下矢状静脈洞 かしじょうじょうみゃくどう	143
下歯槽動脈 かしそうどうみゃく	131
下肢帯骨 かしたいこつ	56
下肢帯の筋 かしたいのきん	110
下肢の筋 かしのきん	109
下斜筋 かしゃきん	272, 303
顆状関節 かじょうかんせつ	39
下小脳脚 かしょうのうきゃく	260
下唇 かしん	156
下唇下制筋 かしんかせいきん	346
下垂手 かすいしゅ	283
下垂体 かすいたい	226
下垂体窩 かすいたいか	69, 73
下垂体門脈系 かすいたいもんみゃくけい	230
ガストリン	236
下舌区 かぜつく	192
下舌枝 かぜつし	192
下前腸骨棘 かぜんちょうこつきょく	56
下双子筋 かそうしきん	111
鵞足 がそく	114
鵞足炎 がそくえん	114
下腿骨間膜 かたいこつかんまく	62

372 索 引

下腿三頭筋（腓腹筋，ヒラメ筋）かたいさんとうきん（ひふくきん，――きん） 116
下大静脈 かだいじょうみゃく 124, 140, 172
下腿の筋 かたいのきん 115
下腿部 かたいぶ 7
肩関節 かたかんせつ 53
下腸間膜静脈 かちょうかんまくじょうみゃく 141
下腸間膜動脈 かちょうかんまくどうみゃく 136
下直筋 かちょくきん 272, 303
下直腸静脈 かちょくちょうじょうみゃく 142
下直腸神経 かちょくちょうしんけい 287
下椎切痕 かついせっこん 39
滑液 かつえき 37
滑液包 かつえきほう 84
顎下三角 がっかさんかく 5, 91, 160
顎下腺 がっかせん 131, 160, 275
滑車神経 かっしゃしんけい 272
滑車切痕 かっしゃせっこん 51
滑膜 かつまく 37
滑膜ヒダ かつまく―― 65
滑面小胞体 かつめんしょうほうたい 11
カテコール（生体内）アミン系ホルモン
　――（せいたいない）――けい―― 226, 235
下殿神経 かでんしんけい 285
下殿動脈 かでんどうみゃく 136
下橈尺関節 かとうしゃくかんせつ 51, 55, 344
下鼻甲介 かびこうかい 69, 180
下鼻道 かびどう 180, 303
下副腎動脈 かふくじんどうみゃく 233
下腹部 かふくぶ 6
下部（水平部）（十二指腸）かぶ（すいへいぶ）
　（じゅうにしちょう） 166
下膀胱動脈 かぼうこうどうみゃく 136
下葉（肺）かよう（はい） 191
顆粒性白血球 かりゅうせいはっけっきゅう 20
顆粒層 かりゅうそう 292
カルシトニン 232
ガレノス 1
カロー三角　――さんかく 175
仮肋 かろく 46
下肋部 かろくぶ 6
肝円索 かんえんさく 146, 172
肝円索裂 かんえんさくれつ 172
眼窩 がんか 73, 330
眼窩下孔 がんかかこう 73
眼窩下神経 がんかかしんけい 367
眼角筋 がんかくきん 345

感覚神経 かんかくしんけい 237
感覚神経細胞 かんかくしんけいさいぼう 272
感覚性言語中枢（ウェルニッケ中枢）かんかくせいげんごちゅうすう（――ちゅうすう） 249
眼角動脈 がんかくどうみゃく 131
眼窩上孔 がんかじょうこう 66, 73
眼窩上神経 がんかじょうしんけい 367
肝鎌状間膜 かんかまじょうかんまく 171
肝管 かんかん 171
含気骨 がんきこつ 32
眼球 がんきゅう 298
眼球血管膜（中膜）がんきゅうけっかんまく（ちゅうまく） 298
眼球結膜 がんきゅうけつまく 302
眼球線維膜（外膜）がんきゅうせんいまく（がいまく） 298
眼筋 がんきん 303
眼瞼 がんけん 302
眼瞼結膜 がんけんけつまく 302
肝硬変 かんこうへん 141
寛骨 かんこつ 56
寛骨臼 かんこつきゅう 56
寛骨臼横靱帯 かんこつきゅうおうじんたい 63
寛骨臼窩 かんこつきゅうか 56
寛骨臼切痕 かんこつきゅうせっこん 56
寛骨筋群 かんこつきんぐん 361
肝細胞索（板）かんさいぼうさく（ばん） 173
肝細胞板（索）かんさいぼうばん（さく） 173
間細胞（ライディッヒ細胞）かんさいぼう（――さいぼう） 208, 235
観察 かんさつ 329
環軸関節 かんじくかんせつ 44, 342
間質（精巣）かんしつ（せいそう） 208
冠状溝 かんじょうこう 124
冠状静脈洞 かんじょうじょうみゃくどう 124, 127
杆状体細胞 かんじょうたいさいぼう 301
冠状動脈 かんじょうどうみゃく 127, 129
冠状縫合 かんじょうほうごう 66
肝静脈 かんじょうみゃく 140
肝小葉 かんしょうよう 173
眼神経 がんしんけい 274, 367
関節 かんせつ 36
関節円板 かんせつえんばん 38
関節窩 かんせつか 36, 48
関節下結節 かんせつかけっせつ 48
関節環状面 かんせつかんじょうめん 51
関節腔 かんせつくう 37

索引 373

関節上結節 かんせつじょうけっせつ	48	
関節上腕靱帯 かんせつじょうわんじんたい	53	
関節唇 かんせつしん	38	
関節柱 かんせつちゅう	337	
関節頭 かんせつとう	36	
関節突起 かんせつとっき	70, 335, 337	
関節軟骨 かんせつなんこつ	35, 36	
関節の受容器 かんせつのじゅようき	296	
関節半月 かんせつはんげつ	38, 64	
関節包 かんせつほう	37	
関節〔包〕外靱帯 かんせつ〔ほう〕がいじんたい	
	37	
関節〔包〕内靱帯 かんせつ〔ほう〕ないじんたい	
	37	
汗腺 かんせん	294	
肝臓 かんぞう	171	
環椎 かんつい	41	
環椎横靱帯 かんついおうじんたい	44	
環椎後頭関節 かんついこうとうかんせつ	
	44, 73, 342	
貫通動脈 かんつうどうみゃく	137	
眼底検査 がんていけんさ	132	
肝動脈 かんどうみゃく	136	
眼動脈 がんどうみゃく	132	
カントリー線 ──せん	173	
間脳 かんのう	242, 253	
癌の転位 がんのてんい	147	
眼房水 がんぼうすい	301, 302	
間膜 かんまく	177	
間膜ヒモ かんまく──	170	
顔面筋 がんめんきん	345	
顔面神経 がんめんしんけい	275, 291, 309	
顔面神経核 がんめんしんけいかく	257, 268	
顔面頭蓋 がんめんとうがい	66	
顔面動脈 がんめんどうみゃく	131, 139	
肝門 かんもん	171	
環らせん終末 かん──しゅうまつ	296	
眼輪筋 がんりんきん	86, 346	
関連痛 (連関痛) かんれんつう (れんかんつう)	
	298	

【き】

キース・フラック結節 (洞房結節) ──けっせつ	
(どうぼうけっせつ)	127	
キーゼルバッハ部位 ──ぶい	180	
器官 きかん	24	
気管 きかん	187	

気管カリナ (気管竜骨) きかん──	
(きかんりゅうこつ)	188	
気管・気管分岐部リンパ節 きかん・きかん	
ぶんきぶ──せつ	148	
器官系 きかんけい	24	
器官形成期 (胚子期) きかんけいせいき	
(はいしき)	28	
気管支 きかんし	187	
気管支樹 きかんしじゅ	189	
気管支縦隔リンパ本幹	
きかんしじゅうかく──ほんかん	147	
気管支静脈 きかんしじょうみゃく	136	
気管支動脈 きかんしどうみゃく	135, 193	
気管軟骨 きかんなんこつ	187	
気管分岐部 きかんぶんきぶ	164	
気管竜骨 (気管カリナ) きかんりゅうこつ	
(きかん──)	188	
気胸 ききょう	193	
起始 きし	82	
奇静脈 きじょうみゃく	140	
奇静脈系 きじょうみゃくけい	136, 140	
基節骨 きせつこつ	51, 63	
偽単極性神経細胞 ぎたんきょくせいしんけい	
さいぼう	240	
拮抗筋 きっこうきん	84	
拮抗支配 きっこうしはい	288	
基底層 きていそう	219, 292	
基底脱落膜 きていだつらくまく	220	
基底膜 きていまく	307	
亀頭 きとう	205	
希突起膠細胞 きとっきこうさいぼう	24	
キヌタ骨 ──こつ	305	
機能局在 きのうきょくざい	248	
機能血管 きのうけっかん	128	
機能層 きのうそう	219	
ギャップ結合 ──けつごう	13	
球海綿体筋 きゅうかいめんたいきん	224	
嗅覚受容器 きゅうかくじゅようき	309	
嗅覚伝導路 きゅうかくでんどうろ	266	
嗅覚野 きゅうかくや	249	
球関節 きゅうかんせつ	38, 39	
嗅細胞 きゅうさいぼう	309	
臼状関節 きゅうじょうかんせつ	39	
弓状静脈 きゅうじょうじょうみゃく	201	
弓状線 きゅうじょうせん	57	
球状帯 きゅうじょうたい	234	
弓状動脈 きゅうじょうどうみゃく	201	

嗅神経　きゅうしんけい	272, 309
求心性神経　きゅうしんせいしんけい	237
橋　きょう	242, 255
橋核　きょうかく	258
胸郭　きょうかく	44
胸郭下口　きょうかくかこう	44
胸郭上口　きょうかくじょうこう	44
胸郭出口症候群　きょうかくでぐち	
しょうこうぐん	91
胸管　きょうかん	147
胸腔　きょうくう	44
胸肩峰動静脈　きょうけんぽうどうじょうみゃく	
	296
胸骨　きょうこつ	44, 330
頬骨　きょうこつ	69, 330
胸骨角　きょうこつかく	44, 339
胸骨角〔平面〕きょうこつかく〔へいめん〕	7
頬骨弓　きょうこつきゅう	68, 330
胸骨甲状筋　きょうこつこうじょうきん	349
胸骨舌骨筋　きょうこつぜっこつきん	349
胸骨線　きょうこつせん	7
胸骨体　きょうこつたい	44
胸骨端　きょうこつたん	48
頬骨突起　きょうこつとっき	68
狭骨盤　きょうこつばん	58
胸骨柄　きょうこつへい	44
胸骨傍リンパ節　きょうこつぼう──せつ	296
胸鎖関節　きょうさかんせつ	52, 343
狭窄部（食道）きょうさくぶ（しょくどう）	163
狭窄部（尿管）きょうさくぶ（にょうかん）	201
胸鎖乳突筋　きょうさにゅうとつきん	87, 276, 348
橋枝　きょうし	132
胸神経　きょうしんけい	278, 283
強靱結合組織（密性結合組織）きょうじんけつご	
うそしき（みつせいけつごうそしき）	17
胸髄　きょうずい	261
胸腺　きょうせん	149, 236
胸腺依存域（リンパ節）きょうせんいぞんいき	
（──せつ）	150
胸腺リンパ体質　きょうせん──たいしつ	149
胸大動脈　きょうだいどうみゃく	130, 135
胸椎　きょうつい	42
胸部（食道）きょうぶ（しょくどう）	163
胸部の筋　きょうぶのきん	91
強膜　きょうまく	298
胸膜　きょうまく	193
胸膜液　きょうまくえき	193

胸膜腔　きょうまくくう	193
強膜静脈洞　きょうまくじょうみゃくどう	301
胸膜洞（肋骨縦隔洞，肋骨横隔洞）きょうまく	
どう（ろっこつじゅうかくどう，ろっこつ	
おうかくどう）	193
協力筋　きょうりょくきん	84
胸肋関節　きょうろくかんせつ	46
鋸筋　きょきん	82
棘下窩　きょくかか	48, 353
棘下筋　きょくかきん	101, 353, 355
棘間筋　きょくかんきん	100
棘間径　きょくかんけい	58
棘間靱帯　きょくかんじんたい	44
棘筋　きょくきん	100
棘孔　きょくこう	69, 73, 131
棘上窩　きょくじょうか	48, 353
棘上筋　きょくじょうきん	101, 353
棘上靱帯　きょくじょうじんたい	44
局所解剖学　きょくしょかいぼうがく	2
棘突起　きょくとっき	39, 335, 337, 338, 339, 340
曲尿細管　きょくにょうさいかん	200
棘肋筋　きょくろくきん	97
挙睾筋反射（精巣挙筋反射）きょこうきんはんしゃ	
（せいそうきょきんはんしゃ）	263, 264, 284
距骨　きょこつ	63, 333, 341
距骨滑車　きょこつかっしゃ	63
巨人症　きょじんしょう	228
距腿関節　きょたいかんせつ	66, 345
ギヨン管　──かん	334
季肋部（下肋部）きろくぶ（かろくぶ）	6
近位　きんい	3
近位尿細管（曲部，直部）きんいにょうさいかん	
（きょくぶ，ちょくぶ）	199, 200
筋滑車　きんかっしゃ	85
筋痙攣（テタニー）きんけいれん	233
筋支帯　きんしたい	84
筋周膜　きんしゅうまく	84
筋上膜　きんじょうまく	84
筋性動脈　きんせいどうみゃく	119
筋性部　きんせいぶ	125
筋層　きんそう	153
筋層間神経叢（アウエルバッハ神経叢）きんそう	
かんしんけいそう（──しんけいそう）	154
筋束　きんそく	78
筋頭　きんとう	82
筋突起　きんとっき	70

索引　375

筋突起（披裂軟骨）きんとっき（ひれつなんこつ）	185
筋内膜 きんないまく	78
筋の補助装置 きんのほじょそうち	84
筋皮神経 きんぴしんけい	281
筋腹 きんぷく	82
筋紡錘 きんぼうすい	296
筋膜 きんまく	78, 84

【く】

区域気管支 くいききかんし	189
区域動脈 くいきどうみゃく	201
空腸 くうちょう	167
空腸静脈 くうちょうじょうみゃく	141
屈曲 くっきょく	82
屈筋支帯 くっきんしたい	51
クッペルの星細胞 ——せい（ほし）さいぼう	173
クモ膜 ——まく	246
クモ膜下腔 ——まくかくう	244, 246
クモ膜顆粒 ——まくかりゅう	244, 246
クモ膜顆粒小窩 ——まくかりゅうしょうか	71
グラーフ卵胞（成熟卵胞）——らんぽう（せいじゅくらんぽう）	216
グリア細胞（神経膠細胞）——さいぼう（しんけいこうさいぼう）	24, 240
グリコーゲン顆粒 ——かりゅう	12
グリソン鞘（小葉間結合組織）——しょう（しょうようかんけつごうそしき）	173
グルカゴン	176, 235
グレーブス病（バセドウ病）——びょう（——びょう）	232
クレチン病（甲状腺性小人症）——びょう（こうじょうせんせいこびとしょう）	232

【け】

脛骨 けいこつ	60
脛骨神経 けいこつしんけい	286, 368
脛骨粗面 けいこつそめん	60, 333
脛骨大腿関節 けいこつだいたいかんせつ	345
茎状突起 けいじょうとっき	51
鶏状歩行（鶏歩）けいじょうほこう（けいほ）	117
頸静脈孔 けいじょうみゃくこう	73
頸神経 けいしんけい	278
頸神経叢 けいしんけいそう	278
頸髄 けいずい	261
頸切痕 けいせっこん	44

頸体角 けいたいかく	59
形態測定 けいたいそくてい	329
頸椎 けいつい	40
頸椎横突孔 けいついおうとつこう	132
頸椎の連結 けいついのれんけつ	342
系統解剖学 けいとうかいぼうがく	2
頸動脈管 けいどうみゃくかん	68, 73
頸動脈溝 けいどうみゃくこう	73
頸動脈三角 けいどうみゃくさんかく	5, 89, 139
頸動脈小体 けいどうみゃくしょうたい	129, 235, 275
頸動脈洞 けいどうみゃくどう	275
茎突舌骨筋 けいとつぜっこつきん	349
茎乳突孔 けいにゅうとつこう	73
脛腓関節 けいひかんせつ	345
頸部（食道）けいぶ（しょくどう）	163
頸部の筋 けいぶのきん	87
鶏歩（鶏状歩行）けいほ（けいじょうほこう）	117
頸リンパ節 けい——せつ	148
頸リンパ本幹 けい——ほんかん	147
外科解剖学 げかかいぼうがく	2
外科頸 げかけい	50
血圧受容器反射 けつあつじゅようきはんしゃ	264
血圧測定 けつあつそくてい	139
血液 けつえき	18
血液空気関門 けつえきくうきかんもん	189
血液脳関門 けつえきのうかんもん	24
血管 けっかん	119
血管極 けっかんきょく	199
血管系 けっかんけい	119
血管裂溝 けっかんれっこう	139
血球 けっきゅう	19
月経期 げっけいき	219
月経後期（増殖期）げっけいこうき（ぞうしょくき）	219
月経周期 げっけいしゅうき	219
月経前期（分泌期）げっけいぜんき（ぶんぴつき）	219
結合組織 けつごうそしき	17
結合組織性骨化 けつごうそしきせいこつか	35
血漿 けっしょう	19
月状骨 げつじょうこつ	51, 335
楔状軟骨 けつじょうなんこつ	184
血小板 けっしょうばん	21
月状面 げつじょうめん	56

376　索引

結節間溝 けっせつかんこう	49, 330, 333
結腸 けっちょう	169
結腸半月ヒダ けっちょうはんげつ——	170
結腸ヒモ けっちょう——	170
結腸膨起 けっちょうぼうき	170
血糖値 けっとうち	234
結膜 けつまく	302
結膜円蓋 けつまくえんがい	302
ケラチン	16
ゲロータ筋膜（腎筋膜）——きんまく （じんきんまく）	195
腱画 けんかく	95
肩甲下窩 けんこうかか	48, 354
肩甲下筋 けんこうかきん	101, 354
肩甲下神経 けんこうかしんけい	281
肩甲挙筋 けんこうきょきん	98
肩甲棘 けんこうきょく	48, 353
肩甲棘基部（根部）けんこうきょくきぶ（こん ぶ）	339
肩甲筋群 けんこうきんぐん	352
肩甲頸 けんこうけい	48
肩甲骨 けんこうこつ	48, 335
肩甲骨下角 けんこうこつかかく	48, 339, 354
肩甲上神経 けんこうじょうしんけい	281
肩甲上腕関節 けんこうじょうわんかんせつ	343
肩甲舌骨筋 けんこうぜっこつきん	349
肩甲切痕 けんこうせっこん	48
肩甲線 けんこうせん	7
肩甲帯 けんこうたい	333
肩甲背神経 けんこうはいしんけい	281
言語野 げんごや	249
肩鎖関節 けんさかんせつ	52, 343
腱索 けんさく	125
肩鎖靱帯 けんさじんたい	52
犬歯 けんし	157
剣状突起 けんじょうとっき	44, 339
原始卵胞 げんしらんぽう	215
腱中心 けんちゅうしん	93
原尿 げんにょう	199
瞼板 けんばん	302
瞼板腺（マイボーム腺）けんばんせん （——せん）	302
腱板損傷 けんばんそんしょう	103
顕微解剖学（細胞学，組織学）けんびかいぼう がく（さいぼうがく，そしきがく）	2
肩峰 けんぽう	48, 330, 340, 353
肩峰端 けんぽうたん	48

【こ】

好塩基球 こうえんききゅう	20
口蓋 こうがい	156
口蓋咽頭弓 こうがいいんとうきゅう	157
口蓋骨 こうがいこつ	69
口蓋垂 こうがいすい	156
口蓋舌弓 こうがいぜつきゅう	157
口蓋扁桃 こうがいへんとう	157, 161
後顆間区 こうかかんく	60
後角 こうかく	262
口角 こうかく	156
岬角 こうかく	42
口角下制筋 こうかくかせいきん	346
口角挙筋 こうかくきょきん	346
後下小脳動脈 こうかしょうのうどうみゃく	132
交感神経幹 こうかんしんけいかん	288
交感神経幹神経節 こうかんしんけいかん しんけいせつ	289
交感神経系 こうかんしんけいけい	237, 288
交感神経節 こうかんしんけいせつ	272
後眼房 こうがんぼう	301
咬筋 こうきん	87, 347
口腔 こうくう	155
口腔腺（唾液腺）こうくうせん（だえきせん）	160
口腔前庭 こうくうぜんてい	155
後頸筋 こうけいきん	348
広頸筋 こうけいきん	88, 346, 348
後脛骨筋 こうけいこつきん	116
後脛骨動脈 こうけいこつどうみゃく	137, 139
硬口蓋 こうこうがい	156
後交通動脈 こうこうつうどうみゃく	132
後根 こうこん	277
虹彩 こうさい	301
虹彩角膜角 こうさいかくまくかく	301
後索—内側毛帯系 こうさく-ないそくもうたいけ い	264
好酸球 こうさんきゅう	20
後枝 こうし	278
後耳介動脈 こうじかいどうみゃく	131
後室間溝 こうしつかんこう	124
後室間枝 こうしつかんし	127
後縦隔（縦隔の後部）こうじゅうかく （じゅうかくのこうぶ）	194
後十字靱帯 こうじゅうじじんたい	65
後縦靱帯 こうじゅうじんたい	44

索　引　　377

甲状頸動脈 こうじょうけいどうみゃく	129	
甲状喉頭蓋筋 こうじょうこうとうがいきん	186	
甲状舌骨筋 こうじょうぜっこつきん	349	
甲状腺 こうじょうせん	231	
甲状腺刺激ホルモン（TSH）こうじょうせん しげき——	228, 231	
甲状腺性小人症（クレチン病）こうじょうせん せいこびとしょう（——びょう）	232	
鉤状突起 こうじょうとっき	51	
甲状軟骨 こうじょうなんこつ	184, 330	
甲状披裂筋 こうじょうひれつきん	186	
後上葉区 こうじょうようく	192	
後上葉枝 こうじょうようし	192	
口唇 こうしん	156	
項靱帯 こうじんたい	44	
後脊髄動脈 こうせきずいどうみゃく	132	
交接器 こうせつき	206, 212, 220	
後仙骨孔 こうせんこつこう	42	
後側頭泉門 こうそくとうせんもん	76	
後大腿皮神経 こうだいたいひしんけい	285	
後大脳動脈 こうだいのうどうみゃく	132	
好中球 こうちゅうきゅう	20	
交通枝 こうつうし	289	
喉頭 こうとう	183	
後頭顆 こうとうか	69, 73	
喉頭蓋 こうとうがい	185	
後頭蓋窩 こうとうがいか	73	
喉頭蓋軟骨 こうとうがいなんこつ	184	
後頭下筋 こうとうかきん	100	
喉頭筋 こうとうきん	184	
喉頭腔 こうとうくう	186	
後頭骨 こうとうこつ	69	
喉頭室 こうとうしつ	186	
喉頭前庭 こうとうぜんてい	186	
後頭動脈 こうとうどうみゃく	131, 139	
喉頭軟骨 こうとうなんこつ	184	
喉頭部（下咽頭）こうとうぶ（かいんとう）	161	
後頭葉 こうとうよう	246	
喉頭隆起（のど仏）こうとうりゅうき （——ぼとけ）	184	
後頭鱗 こうとうりん	69	
鉤突窩 こうとつか	50	
後脳 こうのう	242	
広背筋 こうはいきん	97, 351	
後肺底区 こうはいていく	192	
後肺底枝 こうはいていし	192	
後鼻孔 こうびこう	179	

口部（中咽頭）こうぶ（ちゅういんとう）	161	
後腹筋 こうふくきん	96	
硬膜 こうまく	244	
硬膜静脈洞 こうまくじょうみゃくどう	246	
肛門 こうもん	224	
肛門管 こうもんかん	170	
肛門挙筋 こうもんきょきん	224	
肛門三角 こうもんさんかく	224	
肛門柱 こうもんちゅう	170	
肛門洞 こうもんどう	170	
肛門部側副路 こうもんぶそくふくろ	142	
後葉（下垂体）こうよう（かすいたい）	229	
口輪筋 こうりんきん	86, 347	
後輪状披裂筋 こうりんじょうひれつきん	185	
交連線維 こうれんせんい	251	
後弯 こうわん	43	
声変わり こえがわり	185	
コーチゾン	234	
股関節 こかんせつ	63, 344	
股関節外旋6筋 こかんせつがいせんろっきん	111	
呼吸器系 こきゅうきけい	179	
呼吸細気管支 こきゅうさいきかんし	189	
呼吸中枢 こきゅうちゅうすう	256	
呼吸反射 こきゅうはんしゃ	263	
黒質 こくしつ	257	
鼓索神経 こさくしんけい	160, 275, 309	
鼓室 こしつ	305	
鼓室階 こしつかい	307	
孤束核 こそくかく	309	
骨格筋 こっかくきん	22, 78	
骨格筋細胞（骨格筋線維）こっかくきんさいぼう （こっかくきんせんい）	78	
骨格筋線維（骨格筋細胞）こっかくきんせんい （こっかくきんさいぼう）	78	
骨格系 こっかくけい	32	
骨化点 こつかてん	71	
骨間筋 こつかんきん	359	
骨基質 こつきしつ	34	
骨口蓋 こつこうがい	73	
骨細管 こつさいかん	33	
骨細胞 こつさいぼう	33	
骨質 こつしつ	33	
骨指標 こつしひょう	329	
骨髄 こつずい	34	
骨髄穿刺 こつずいせんし	44	
骨組織 こつそしき	18, 33	

378　索　引

骨端軟骨 こったんなんこつ	35
骨盤 こつばん	58
骨盤下口 こつばんかこう	58
骨半規管 こつはんきかん	307
骨盤計測 こつばんけいそく	58
骨盤上口 こつばんじょうこう	58
骨盤部（尿管）こつばんぶ（にょうかん）	201
骨膜 こつまく	34
骨迷路 こつめいろ	305
小人症 こびとしょう	228
鼓膜 こまく	305
固有胃腺（胃底腺）こゆういせん（いていせん）	
	165
固有肝動脈 こゆうかんどうみゃく	136, 173
固有口腔 こゆうこうくう	156
固有背筋 こゆうはいきん	99
固有鼻腔 こゆうびくう	180
固有卵巣索 こゆうらんそうさく	215
孤立リンパ小節 こりつ——しょうせつ	149, 167
ゴルジ腱器官 ——けんきかん	296
ゴルジ装置 ——そうち	11
コルチ器（ラセン器）——き（——き）	275, 307
コレシストキニン	236
根 こん	241

【さ】

サーファクタント	31, 189
細気管支 さいきかんし	189
載距突起 さいきょとっき	341
採血 さいけつ	143
臍静脈 さいじょうみゃく	145, 220
最上肋間動脈 さいじょうろっかんどうみゃく	135
臍線 さいせん	8
臍帯 さいたい	145, 220
最長筋 さいちょうきん	99, 351
臍動脈 さいどうみゃく	136, 146, 220
臍動脈索 さいどうみゃくさく	146
臍ヒダ さい——	178
臍平面 さいへいめん	7
細胞 さいぼう	8
細胞学（顕微解剖学）さいぼうがく（けんび	
かいぼうがく）	2
細胞骨格 さいぼうこっかく	12
細胞質 さいぼうしつ	8
細胞小器官 さいぼうしょうきかん	10
臍傍静脈 さいぼうじょうみゃく	142
細胞性免疫 さいぼうせいめんえき	21

細胞分裂 さいぼうぶんれつ	13
細胞膜 さいぼうまく	8, 12
細網組織 さいもうそしき	150, 151
サイロキシン	231
サイログロブリン	231
左脚 さきゃく	128
鎖骨 さこつ	48, 330, 353
坐骨 ざこつ	56
坐骨海綿体筋 ざこつかいめんたいきん	224
鎖骨下筋 さこつかきん	91
鎖骨下静脈 さこつかじょうみゃく	140
鎖骨下神経 さこつかしんけい	281
鎖骨下動脈 さこつかどうみゃく	131, 133, 135, 139
鎖骨下リンパ本幹 さこつか——ほんかん	147
坐骨棘 ざこつきょく	56
坐骨結節 ざこつけっせつ	56
坐骨枝 ざこつし	56
坐骨神経 ざこつしんけい	285, 368
鎖骨切痕 さこつせっこん	44, 48
坐骨体 ざこつたい	56
坐骨大腿靱帯 ざこつだいたいじんたい	64
鎖骨中線 さこつちゅうせん	7, 123
左心室 さしんしつ	125
左心房 さしんぼう	124
莢動脈 さやどうみゃく	152
左葉 さよう	171
猿手 さるで	109, 283
三角筋 さんかくきん	101, 353
三角筋胸筋溝 さんかくきんきょうきんこう	
	4, 102, 143
三角筋粗面 さんかくきんそめん	50, 353
三角骨 さんかくこつ	51, 335
産科結合線（真結合線）さんかけつごうせん	
（しんけつごうせん）	58
散形終末 さんけいしゅうまつ	296
酸好性細胞 さんこうせいさいぼう	227
三叉神経 さんさしんけい	272
三叉神経核 さんさしんけいかく	258
三叉神経視床路 さんさしんけいししょうろ	264
三尖弁（右房室弁）さんせんべん	
（みぎぼうしつべん）	125
酸素 さんそ	119
産道 さんどう	220
三頭筋 さんとうきん	80

【し】

耳介 じかい	304

索引　379

視蓋脊髄路　しがいせきずいろ	271	指骨　しこつ	51
視覚器　しかくき	298	篩骨　しこつ	69
視覚性言語中枢　しかくせいげんごちゅうすう	249	篩骨洞　しこつどう	76, 182
視覚野　しかくや	249	篩骨蜂巣　しこつほうそう	69
視覚路　しかくろ	264	篩骨迷路　しこつめいろ	69
耳下腺　じかせん	160, 275	歯根　しこん	157
歯冠　しかん	157	視細胞　しさいほう	301
耳管　じかん	305	視索上核　しさくじょうかく	229
耳管咽頭口　じかんいんとうこう	162, 183, 305	支持細胞（セルトリ細胞）しじさいほう	
耳眼水平線（ドイツ水平線）じがんすいへいせん		（――さいぼう）	208
（――すいへいせん）	76	示指伸筋　じししんきん	106, 108, 357, 359
耳管扁桃　じかんへんとう	162, 183	視床　ししょう	242, 253
色素嫌性細胞（下垂体）しきそけんせいさいぼう		矢状　しじょう	3
（かすいたい）	227	視床下部　ししょうかぶ	242, 254
色素好性細胞（下垂体）しきそこうせいさいぼう		視床下部下垂体路　ししょうかぶかすいたいろ	255
（かすいたい）	227	視床下部漏斗系　ししょうかぶろうとけい	230
子宮　しきゅう	217	耳小骨　じしょうこつ	305
子宮円索　しきゅうえんさく	219	糸状乳頭　しじょうにゅうとう	158
子宮外膜　しきゅうがいまく	219	茸状乳頭　じじょうにゅうとう	158
子宮間膜　しきゅうかんまく	219	矢状縫合　しじょうほうごう	66
子宮狭管　しきゅうきょうかん	218	耳状面　じじょうめん	42, 56
子宮峡部　しきゅうきょうぶ	218	視神経　ししんけい	264, 272, 302
子宮筋腫　しきゅうきんしゅ	219	視神経円板　ししんけいえんばん	301
子宮筋層　しきゅうきんそう	219	視神経管　ししんけいかん	69, 73, 302
子宮腔　しきゅうくう	218	視神経細胞　ししんけいさいぼう	264, 301
子宮頸　しきゅうけい	218	視神経乳頭　ししんけいにゅうとう	301
子宮頸管　しきゅうけいかん	218	耳石　じせき	307
子宮口　しきゅうこう	218	指節間関節　しせつかんかんせつ	55, 344
子宮広間膜　しきゅうこうかんまく	219	趾節間関節　しせつかんかんせつ	66, 345
子宮周期　しきゅうしゅうき	219	脂腺　しせん	294
子宮腺　しきゅうせん	219	下（尾方）した（びほう）	3
子宮体　しきゅうたい	217	膝横靱帯　しつおうじんたい	65
糸球体　しきゅうたい	199, 201	膝窩　しつか	7
糸球体外血管間膜細胞　しきゅうたいがい		膝蓋下滑膜ヒダ　しつがいかかつまく――	65
けっかんまくさいぼう	201	膝蓋下脂肪体　しつがいかしぼうたい	65
糸球体嚢（ボーマン嚢）しきゅうたいのう		膝蓋腱反射　しつがいけんはんしゃ	264, 297
（――のう）	199	膝蓋骨　しつがいこつ	60, 333
糸球体傍細胞　しきゅうたいぼうさいぼう	201	膝蓋骨尖　しつがいこつせん	60
糸球体傍装置　しきゅうたいぼうそうち	201	膝蓋骨底　しつがいこつてい	60
子宮動脈　しきゅうどうみゃく	136, 145	膝蓋上包　しつがいじょうほう	65
子宮内膜　しきゅうないまく	219	膝蓋靱帯　しつがいじんたい	65
軸索　じくさく	23, 239	膝蓋前皮下包　しつがいぜんひかほう	65
軸椎　じくつい	42	膝蓋大腿関節　しつがいだいたいかんせつ	344
歯頸　しけい	157	膝窩筋　しつかきん	116
刺激伝導系　しげきでんどうけい	23, 127	膝窩静脈　しつかじょうみゃく	144
歯後隙　しこうげき	156	膝窩動脈　しつかどうみゃく	137, 139
視交叉　しこうさ	264, 272	室間溝　しつかんこう	124

380　　索　引

室間孔（モンロー孔）しつかんこう（——こう） 244
膝関節 しつかんせつ 64
実質性器官 じっしつせいきかん 153
室傍核 しつぼうかく 229
四頭筋 しとうきん 80
耳道腺 じどうせん 304
歯突起 しとっき 42
歯突起窩 しとっきか 41
シナプス 24, 240
篩板 しばん 69
司法解剖学（法医解剖学）しほうかいぼうがく
（ほういかいぼうがく） 2
脂肪組織 しぼうそしき 18
脂肪滴 しぼうてき 12
脂肪被膜 しぼうひまく 195
シャーピー線維 ——せんい 34
斜角筋隙 しゃかくきんげき 91
斜角筋症候群 しゃかくきんしょうこうぐん 91
尺骨 しゃくこつ 51
尺骨茎状突起 しゃくこつけいじょうとっき
330, 335, 340
尺骨神経 しゃくこつしんけい 283
尺骨神経溝 しゃくこつしんけいこう 50, 367
尺骨切痕 しゃくこつせっこん 51
尺骨粗面 しゃくこつそめん 51
尺骨頭 しゃくこつとう 51, 335, 340
尺骨動脈 しゃくこつどうみゃく 133, 139
尺側手根屈筋 しゃくそくしゅこんくっきん
106, 356
尺側手根伸筋 しゃくそくしゅこんしんきん
106, 357, 358
尺側手根隆起 しゃくそくしゅこんりゅうき
330, 334
尺側皮静脈 しゃくそくひじょうみゃく 143
車軸関節 しゃじくかんせつ 38, 39
射精管 しゃせいかん 204, 211
斜線維（胃）しゃせんい（い） 165
斜披裂筋 しゃひれつきん 186
斜裂（肺）しゃれつ（はい） 191
縦隔 じゅうかく 194
縦隔胸膜 じゅうかくきょうまく 193
縦隔の後部（後縦隔）じゅうかくのこうぶ
（こうじゅうかく） 194
縦隔の上部（上縦隔）じゅうかくのじょうぶ
（じょうじゅうかく） 194

縦隔の前部（前縦隔）じゅうかくのぜんぶ
（ぜんじゅうかく） 194
縦隔の中部（中縦隔）じゅうかくのちゅうぶ
（ちゅうじゅうかく） 194
縦隔面（肺）じゅうかくめん（はい） 191
自由下肢骨 じゆうかしこつ 56
集合管 しゅうごうかん 200
集合リンパ小節 しゅうごう——しょうせつ
149, 167
舟状窩 しゅうじょうか 205
舟状骨 しゅうじょうこつ（足の） 63
舟状骨結節 しゅうじょうこつけっせつ 330, 334
舟状骨 しゅうじょうこつ（手の） 51
自由上肢骨 じゆうじょうしこつ 47
自由神経終末 じゆうしんけいしゅうまつ 293
縦走筋（胃）じゅうそうきん（い） 165
重層扁平上皮 じゅうそうへんぺいじょうひ 15
縦足弓 じゅうそくきゅう 63
終動脈 しゅうどうみゃく 120
十二指腸 じゅうにしちょう 166
十二指腸潰瘍 じゅうにしちょうかいよう 166
十二指腸球部 じゅうにしちょうきゅうぶ 166
十二指腸提筋（トライツ靱帯）じゅうにしちょう
ていきん（——じんたい） 166
終脳（大脳半球）しゅうのう（だいのう
はんきゅう） 242, 246
自由ヒモ じゆう—— 170
終末細気管支 しゅうまつさいきかんし 189
絨毛間腔 じゅうもうかんくう 220
絨毛膜 じゅうもうまく 220
絨毛膜絨毛 じゅうもうまくじゅうもう 220
絨毛膜無毛部 じゅうもうまくむもうぶ 220
絨毛膜有毛部 じゅうもうまくゆうもうぶ 220
主気管支 しゅきかんし 187
手根管 しゅこんかん 51
手根間関節 しゅこんかんかんせつ 54
手根管症候群 しゅこんかんしょうこうぐん 109
手根関節面 しゅこんかんせつめん 51
手根溝 しゅこんこう 51
手根骨 しゅこんこつ 51
手根中央関節 しゅこんちゅうおうかんせつ
55, 344
手根中手関節 しゅこんちゅうしゅかんせつ 55
手根部 しゅこんぶ 6
主細胞（胃腺）しゅさいぼう（いせん） 165
種子骨 しゅしこつ 52, 84
手掌 しゅしょう 6

索引　381

樹状突起 じゅじょうとっき	23, 238
受精 じゅせい	216
受精卵 じゅせいらん	217
手背 しゅはい	6
受容体（レセプター）じゅようたい	225
シュレム管 ——かん	301
シュワン細胞 ——さいぼう	24, 240
循環器系 じゅんかんきけい	119
循環中枢 じゅんかんちゅうすう	256
上衣細胞 じょういさいぼう	24
上胃部 じょういぶ	6
小陰唇 しょういんしん	222
上咽頭（咽頭鼻部）じょういんとう	
（いんとうびぶ）	161, 183
小円筋 しょうえんきん	101, 353
消化管 しょうかかん	155
上顎骨 じょうがくこつ	69
上顎神経 じょうがくしんけい	274, 367
上顎体 じょうがくたい	69
上顎洞 じょうがくどう	69, 75, 183
小角軟骨 しょうかくなんこつ	184
上-下垂体動脈 じょうかすいたいどうみゃく	230
消化腺 しょうかせん	155
松果体 しょうかたい	230, 253
上-下葉区 じょう-かようく	192
上-下葉枝 じょう-かようし	192
上眼窩裂 じょうがんかれつ	69, 73
上眼瞼挙筋 じょうがんけんきょきん	303
上関節突起 じょうかんせつとっき	39
上関節面 じょうかんせつめん	41
小汗腺（エクリン汗腺）しょうかんせん	
（——かんせん）	294
上丘 じょうきゅう	256
小臼歯 しょうきゅうし	157
小胸筋 しょうきょうきん	91
小頬骨筋 しょうきょうこつきん	346
笑筋 しょうきん	346
上頸神経節 じょうけいしんけいせつ	290
上〔頸〕心臓神経 じょう（けい）しんぞう	
しんけい	290
小結節 しょうけっせつ	49, 330, 333
小結節稜 しょうけっせつりょう	49, 330, 354
上肩甲横靱帯 じょうけんこうおうじんたい	48
上行咽頭動脈 じょうこういんとうどうみゃく	131
上後鋸筋 じょうこうきょきん	98
上行結腸 じょうこうけっちょう	170
小膠細胞 しょうこうさいぼう	24

上甲状腺動脈 じょうこうじょうせんどうみゃく	
	131
上行性伝導路 じょうこうせいでんどうろ	263
上項線 じょうこうせん	335
上行大動脈 じょうこうだいどうみゃく	125, 129
上後腸骨棘 じょうこうちょうこつきょく	56, 340
上行部（十二指腸）じょうこうぶ	
（じゅうにしちょう）	166
上行腰静脈 じょうこうようじょうみゃく	140, 141
踵骨 しょうこつ	63, 335, 341
踵骨腱（アキレス腱）しょうこつけん	
（——けん）	117
小骨盤 しょうこつばん	58
踵骨隆起 しょうこつりゅうき	63
小坐骨孔 しょうざこつこう	57
小鎖骨上窩 しょうさこつじょうか	139
小坐骨切痕 しょうざこつせっこん	56
小指外転筋 しょうしがいてんきん	109, 359
小趾外転筋 しょうしがいてんきん	118
小指球筋 しょうしきゅうきん	109, 359
上肢骨 じょうしこつ	47
上矢状静脈洞 じょうしじょうじょうみゃくどう	
	143, 246
小指伸筋 しょうししんきん	106, 357, 358
上歯槽動脈 じょうしそうどうみゃく	131
硝子体 しょうしたい	302
上肢帯骨 じょうしたいこつ	47
上肢帯の筋 じょうしたいのきん	101
小指対立筋 しょうしたいりつきん	109
小趾対立筋 しょうしたいりつきん	118
硝子軟骨 しょうしなんこつ	19
上肢の筋 じょうしのきん	101
上斜筋 じょうしゃきん	303
上縦隔（縦隔の上部）じょうじゅうかく	
（じゅうかくのじょうぶ）	194
小十二指腸乳頭 しょうじゅうにしちょう	
にゅうとう	166
小循環（肺循環）しょうじゅんかん（はいじゅん	
かん）	128
上小脳脚 じょうしょうのうきゃく	260
上小脳動脈 じょうしょうのうどうみゃく	132
上唇 じょうしん	156
上唇鼻翼挙筋 じょうしんびよくきょきん	345
上膵十二指腸動脈 じょうすいじゅうにしちょう	
どうみゃく	136
小舌 しょうぜつ	191
上舌区 じょうぜつく	192

382　索　引

上舌枝 じょうぜつし	192	漿膜 しょうまく	153
常染色体 じょうせんしょくたい	28	漿膜性心膜 しょうまくせいしんまく	123
上前腸骨棘 じょうぜんちょうこつきょく		静脈 じょうみゃく	120
	56, 330, 334, 340	静脈角 じょうみゃくかく	147
小泉門 しょうせんもん	76	静脈管 (アランチウス管) じょうみゃくかん	
上双子筋 じょうそうしきん	111	(——かん)	146
掌側骨間筋 しょうそくこつかんきん	109, 359	静脈管索 じょうみゃくかんさく	146, 172
上大静脈 じょうだいじょうみゃく	124, 140	静脈管索裂 じょうみゃくかんさくれつ	172
小唾液腺 しょうだえきせん	160	静脈血 じょうみゃくけつ	121
小腸 しょうちょう	166, 236	静脈注射 じょうみゃくちゅうしゃ	143
上腸間膜静脈 じょうちょうかんまくじょうみゃく		静脈洞交会 じょうみゃくどうこうかい	143
	141	静脈弁 じょうみゃくべん	120
上腸間膜動脈 じょうちょうかんまくどうみゃく		小網 しょうもう	177
	136	小葉間結合組織 (グリソン鞘) しょうようかん	
上腸間膜リンパ節 じょうちょうかんまく		けつごうそしき (——しょう)	173
——せつ	148	小葉間細気管支 しょうようかんさいきかんし	189
上直筋 じょうちょくきん	272, 303	小葉間静脈 しょうようかんじょうみゃく	173, 201
上直腸静脈 じょうちょくちょうじょうみゃく		小葉間胆管 しょうようかんたんかん	173
	141	小葉間動脈 しょうようかんどうみゃく	173, 201
上椎切痕 じょうついせっこん	39	上葉 (肺) じょうよう (はい)	191
小殿筋 しょうでんきん	111	小翼 しょうよく	69
小転子 しょうてんし	59	小菱形筋 しょうりょうけいきん	98, 335
上殿神経 じょうでんしんけい	285	小菱形骨 しょうりょうけいこつ	51
上殿動脈 じょうでんどうみゃく	137	小弯 しょうわん	165
上橈尺関節 じょうとうしゃくかんせつ 51, 53, 343		上腕 じょうわん	333
小内臓神経 しょうないぞうしんけい	291	上腕筋 じょうわんきん	104
小内転筋 しょうないてんきん	113	上腕骨 じょうわんこつ	48
小脳 しょうのう	242, 259	上腕骨顆 じょうわんこつか	50
小脳核 しょうのうかく	259	上腕骨外側上顆 じょうわんこつがいそくじょう	
小脳脚 しょうのうきゃく	260	か	330, 335
小脳錐体外路系 しょうのうすいたいがいろけい		上腕骨外側上顆炎 (テニス肘) じょうわんこつ	
	271	がいそくじょうかえん (——ひじ)	109
小脳テント しょうのう——	244	上腕骨滑車 じょうわんこつかっしゃ	50
小脳皮質 しょうのうひしつ	259	上腕骨小頭 じょうわんこつしょうとう	50
上鼻甲介 じょうびこうかい	69, 180	上腕骨頭 じょうわんこつとう	
上皮小体 (副甲状腺) じょうひしょうたい			48, 330, 333, 335, 340
(ふくこうじょうせん)	232	上腕骨内側上顆 じょうわんこつないそくじょう	
上皮組織 じょうひそしき	14	か	330, 335
上鼻道 じょうびどう	180	上腕三頭筋 じょうわんさんとうきん	104, 355
踵部 しょうぶ	7	上腕静脈 じょうわんじょうみゃく	143
小伏在静脈 しょうふくざいじょうみゃく	144	上腕深動脈 じょうわんしんどうみゃく	134
上副腎動脈 じょうふくじんどうみゃく 136, 233		上腕動脈 じょうわんどうみゃく	133, 139
上腹部 じょうふくぶ	6	上腕二頭筋 じょうわんにとうきん	104, 355
上部 (十二指腸) じょうぶ (じゅうにしちょう)		上腕二頭筋長頭腱 じょうわんにとうきんちょう	
	166	とうけん	333
小胞体 しょうほうたい	11	上腕二頭筋長頭腱断裂 じょうわんにとうきん	
小胞 (濾胞) しょうほう (ろほう)	231	ちょうとうけんだんれつ	106

索引　383

上腕部 じょうわんぶ	6	深指屈筋 しんしくっきん	106
触察 しょくさつ	329	心室 しんしつ	125
食道 しょくどう	163	心室中隔 しんしつちゅうかく	124, 125
食道起始部 しょくどうきしぶ	163	心室中隔欠損 しんしつちゅうかくけっそん	
食道静脈 しょくどうじょうみゃく	142		125, 147
食道静脈瘤 しょくどうじょうみゃくりゅう	142	腎上体（副腎）じんじょうたい（ふくじん）	
食道動脈 しょくどうどうみゃく	136		195, 233
食道噴門部側副路 しょくどうふんもんぶ		腎小体（マルピギー小体）じんしょうたい	
そくふくろ	142	（――しょうたい）	199
食道裂孔 しょくどうれっこう	93, 163	深掌動脈弓 しんしょうどうみゃくきゅう	133
鋤骨 じょこつ	69	腎静脈 じんじょうみゃく	140, 197, 201
女性生殖器 じょせいせいしょくき	214	腎髄質 じんずいしつ	198
女性尿道 じょせいにょうどう	205	腎錐体 じんすいたい	198
女性ホルモン じょせい――	214	心尖 しんせん	123
触覚・圧覚受容器 しょっかく・あっかく		心臓 しんぞう	121
じゅようき	293	腎臓 じんぞう	195, 196, 197, 236
ショパール関節 ――かんせつ	66, 345	心臓神経叢 しんぞうしんけいそう	128, 290
自律神経 じりつしんけい	128	深鼡径輪 しんそけいりん	96
自律神経系 じりつしんけいけい	287	腎体 じんたい	197
自律神経節 じりつしんけいせつ	272, 287	靫帯 じんたい	37, 44
自律神経の作用 じりつしんけいのさよう	288	人体解剖学 じんたいかいぼうがく	1
歯列弓 しれつきゅう	157	靫帯結合 じんたいけつごう	36
心圧痕 しんあっこん	192	腎単位（ネフロン）じんたんい	198
腎盂（腎盤）じんう（じんばん）	198	腎柱 じんちゅう	198
深会陰横筋 しんえいんおうきん	224	伸張反射 しんちょうはんしゃ	297
心外膜 しんがいまく	123	心底 しんてい	123
腎下垂症 じんかすいしょう	195	伸展 しんてん	82
心筋 しんきん	22	腎洞 じんどう	197
心筋層 しんきんそう	123	腎洞動脈 じんどうみゃく	136, 197, 201
心筋組織 しんきんそしき	123	心内膜 しんないまく	124
腎筋膜（ゲロータ筋膜）じんきんまく		腎乳孔 じんにゅうこう	200
（――きんまく）	195	腎乳頭 じんにゅうとう	198
腎区域 じんくいき	201	心嚢 しんのう	123
神経下垂体（後葉）しんけいかすいたい		腎杯 じんぱい	198, 200
（こうよう）	229	深背筋 しんぱいきん	97
神経管 しんけいかん	241	腎盤（腎盂）じんばん（じんう）	198
神経膠細胞（グリア細胞）しんけいこうさいぼう		真皮 しんぴ	293
（――さいぼう）	24, 240	深腓骨神経 しんひこつしんけい	286, 368
神経細胞（ニューロン）しんけいさいぼう	238	腎皮質 じんひしつ	198
神経節 しんけいせつ	241	真皮乳頭 しんぴにゅうとう	293
神経線維 しんけいせんい	240	深部感覚 しんぶかんかく	264, 292
神経堤 しんけいてい	241	心房 しんぼう	124
神経分泌 しんけいぶんぴつ	229	心房中隔 しんぼうちゅうかく	124
真結合線（産科結合線）しんけつごうせん		心房中隔欠損 しんぼうちゅうかくけっそん	146
（さんかけつごうせん）	58	心膜横洞 しんまくおうどう	124
唇紅 しんこう	156	心膜腔 しんまくくう	123
心耳 しんじ	124	腎門 じんもん	197

384　索　引

腎葉 じんよう	198
真肋 しんろく	46

【す】

随意筋 ずいいきん	22
錘外筋線維 すいがいきんせんい	296, 297
水解小体（ライソゾーム）すいかいしょうたい	
	11
髄核 ずいかく	43
髄質 ずいしつ	235
髄質（腎臓）ずいしつ（じんぞう）	198
髄質（卵巣）ずいしつ（らんそう）	215
髄質（リンパ節）ずいしつ（——せつ）	148
膵十二指腸静脈 すいじゅうにしちょう	
じょうみゃく	141
髄鞘 ずいしょう	24
水晶体 すいしょうたい	302
錐状体細胞 すいじょうたいさいぼう	301
膵静脈 すいじょうみゃく	141
膵臓 すいぞう	175, 235
錐体 すいたい	68
膵体 すいたい	175
錐体外路 すいたいがいろ	270
錐体筋 すいたいきん	79
錐体交叉 すいたいこうさ	259, 270
錐体路 すいたいろ	248, 259, 268
垂直 すいちょく	3
垂直板 すいちょくばん	69
膵頭 すいとう	175
膵島（ランゲルハンス島）すいとう（——とう）	
	176, 235
錘内筋線維 すいないきんせんい	296, 297
髄脳 ずいのう	242
膵尾 すいび	175
水平 すいへい	3
水平部（下部）（十二指腸）すいへいぶ（かぶ）	
（じゅうにしちょう）	166
水平裂（肺）すいへいれつ（はい）	191
皺眉筋 すうびきん	345
スカルパ三角（大腿三角）——さんかく	
（だいたいさんかく）	114, 139
杉田玄白 すぎたげんぱく	1
ステロイド系 ——けい	226
ストレス	234

【せ】

精液 せいえき	211, 212, 214
正円孔 せいえんこう	69, 73
精管 せいかん	210
精管動脈 せいかんどうみゃく	136
精管膨大部 せいかんぼうだいぶ	210
精細管 せいさいかん	208
精索 せいさく	210
精子 せいし	208
精子形成 せいしけいせい	206
精子細胞 せいしさいぼう	208
性周期 せいしゅうき	219
成熟卵胞（グラーフ卵胞）せいじゅくらんぽう	
（——らんぽう）	216
星状膠細胞 せいじょうこうさいぼう	24
精娘細胞（2次精母細胞）せいじょうさいぼう	
（にじせいぼさいぼう）	26, 208
星状神経節 せいじょうしんけいせつ	289
生殖管 せいしょくかん	206
生殖器系 せいしょくきけい	206
生殖細胞 せいしょくさいぼう	25
生殖腺 せいしょくせん	206
性染色体 せいせんしょくたい	26
精巣 せいそう	206, 235
精巣挙筋 せいそうきょきん	210
精巣挙筋反射（挙睾筋反射）せいそうきょきん	
はんしゃ（きょこうきんはんしゃ）263, 264, 284	
精巣上体 せいそうじょうたい	210
精巣上体管 せいそうじょうたいかん	208
精巣静脈 せいそうじょうみゃく	140
精巣小葉 せいそうしょうよう	208
精巣停留 せいそうていりゅう	207
精巣動脈 せいそうどうみゃく	136
精巣輸出管 せいそうゆしゅつかん	208
精祖細胞 せいそさいぼう	26, 208
声帯突起 せいたいとっき	185
声帯ヒダ せいたい——	184
正中 せいちゅう	3
正中環軸関節 せいちゅうかんじくかんせつ	44
正中口蓋縫合 せいちゅうこうがいほうごう	73
正中神経 せいちゅうしんけい	283, 367
正中線 せいちゅうせん	7
正中仙骨動脈 せいちゅうせんこつどうみゃく	136
正中仙骨稜 せいちゅうせんこつりょう	
	42, 335, 340
成長ホルモン（GH，STH）せいちょう——	228
精囊 せいのう	211
性病 せいびょう	148
生物時計 せいぶつどけい	231

索引　385

精母細胞（1次精母細胞）せいぼさいぼう （いちじせいぼさいぼう） 26, 208	線維膜 せんいまく 37
性ホルモン せい―― 234	線維輪 せんいりん 43, 123
声門 せいもん 186	浅会陰横筋 せんえいんおうきん 224
声門下腔 せいもんかくう 186	前顆間区 ぜんかかんく 60
声門裂 せいもんれつ 186	前角 ぜんかく 262
精路 せいろ 204, 212	前額（前頭）ぜんがく（ぜんとう） 3
赤核 せきかく 257	前下小脳動脈 ぜんかしょうのうどうみゃく 132
赤核脊髄路 せきかくせきずいろ 271	腺下垂体 せんかすいたい 227
赤色骨髄 せきしょくこつずい 34	前眼房 ぜんがんぼう 300
脊髄 せきずい 237, 260	前鋸筋 ぜんきょきん 91, 349
脊髄円錐 せきずいえんすい 260, 261	仙棘靱帯 せんきょくじんたい 56
脊髄硬膜 せきずいこうまく 245	浅頸筋 せんけいきん 348
脊髄視床路 せきずいししょうろ 265	前頸筋 ぜんけいきん 348
脊髄神経 せきずいしんけい 237	前脛骨筋 ぜんけいこつきん 116, 364
脊髄神経節 せきずいしんけいせつ 277	前脛骨動脈 ぜんけいこつどうみゃく 137
赤体 せきたい 216	前傾前屈位 ぜんけいぜんくつい 218
脊柱 せきちゅう 39	仙結節靱帯 せんけっせつじんたい 56
脊柱起立筋 せきちゅうきりつきん 99, 351	前交通動脈 ぜんこうつうどうみゃく 132
赤脾髄 せきひずい 151	仙骨 せんこつ 42
セクレチン 236	仙骨管 せんこつかん 42
舌 ぜつ 158	仙骨屈曲 せんこつくっきょく 343
舌咽神経 ぜついんしんけい 275, 291, 309	仙骨神経 せんこつしんけい 278
舌咽神経核 ぜついんしんけいかく 259	仙骨神経叢 せんこつしんけいそう 285
舌下神経 ぜっかしんけい 276	仙骨伸展 せんこつしんてん 343
舌下神経核 ぜっかしんけいかく 259, 268	仙骨尖 せんこつせん 42
舌下神経管 ぜっかしんけいかん 73	仙骨底 せんこつてい 42
舌下腺 ぜっかせん 160	前根 ぜんこん 276
舌筋 ぜつきん 276	前枝 ぜんし 278
赤血球 せっけっきゅう 20	浅指屈筋 せんしくっきん 106, 356
節後線維 せつごせんい 288	前室間溝 ぜんしつかんこう 124
舌骨 ぜっこつ 70, 330	前室間枝 ぜんしつかんし 127
舌骨下筋群 ぜっこつかきんぐん 89, 278, 349	前縦隔（縦隔の前部）ぜんじゅうかく （じゅうかくのぜんぶ） 194
舌骨上筋群 ぜっこつじょうきんぐん 89, 349	前十字靱帯 ぜんじゅうじじんたい 64
切歯 せっし 157	前縦靱帯 ぜんじゅうじんたい 44
節前線維 せつぜんせんい 287	前障 ぜんしょう 252
接着斑（デスモゾーム）せっちゃくはん 13	線条体 せんじょうたい 253
舌動脈 ぜつどうみゃく 131	線条体錐体外路系 せんじょうたいすいたい がいろけい 270
舌乳頭 ぜつにゅうとう 158	浅掌動脈弓 せんしょうどうみゃくきゅう 133
舌扁桃 ぜつへんとう 158, 162	前上葉区 ぜんじょうようく 192
セメント質 ――しつ 157	前上葉枝 ぜんじょうようし 192
セルトリ細胞（支持細胞）――さいぼう （しじさいぼう） 208	染色質 せんしょくしつ 9
腺 せん 16	仙髄 せんずい 261
線維性骨炎 せんいせいこつえん 233	前脊髄動脈 ぜんせきずいどうみゃく 132
線維軟骨 せんいなんこつ 19	前仙骨孔 ぜんせんこつこう 42
線維被膜 せんいひまく 195	喘息 ぜんそく 190

前側頭泉門 ぜんそくとうせんもん	76
浅側頭動脈 せんそくとうどうみゃく	131, 139
浅鼡径輪 せんそけいりん	96
前大脳動脈 ぜんだいのうどうみゃく	132
仙腸関節 せんちょうかんせつ	43, 58, 343
前庭 ぜんてい	305
前庭階 ぜんていかい	305
前庭球 ぜんていきゅう	222
前庭神経 ぜんていしんけい	275, 307
前庭脊髄路 ぜんていせきずいろ	271
前庭窓 ぜんていそう	307
前庭ヒダ ぜんてい——	186
先天性異常 せんてんせいいじょう	146
前頭蓋窩 ぜんとうがいか	72
前頭筋 ぜんとうきん	345
前頭結節 ぜんとうけっせつ	71, 330
前頭骨 ぜんとうこつ	66
前頭切痕 ぜんとうせっこん	66, 73
前頭（前額）ぜんとう（ぜんがく）	3
前頭洞 ぜんとうどう	76, 182
前頭葉 ぜんとうよう	246
前頭鱗 ぜんとうりん	66
前脳胞 ぜんのうほう	242
浅背筋 せんぱいきん	97
前胚子期 ぜんはいしき	25
前肺底区 ぜんはいていく	192
前肺底枝 ぜんはいていし	192
浅腓骨神経 せんひこつしんけい	285, 368
前皮枝 ぜんひし	283
前皮質脊髄路 ぜんひしつせきずいろ	268, 270
前腹筋 ぜんふくきん	94
前腹壁側副路 ぜんふくへきそくふくろ	142
前腹壁の皮静脈 ぜんふくへきのひじょうみゃく	
	142
尖弁 せんべん	125
線毛 せんもう	12
前葉（下垂体）ぜんよう（かすいたい）	227
前立腺 ぜんりつせん	204, 211
前立腺管 ぜんりつせんかん	204
前立腺癌 ぜんりつせんがん	212
前立腺肥大 ぜんりつせんひだい	212
前立腺部 ぜんりつせんぶ	204
前弯 ぜんわん	43
前腕骨間膜 ぜんわんこつかんまく	51
前腕正中皮静脈 ぜんわんせいちゅうひじょうみゃく	
	143
前腕部 ぜんわんぶ	6

【そ】

総肝動脈 そうかんどうみゃく	136
総頸動脈 そうけいどうみゃく	130, 139
ゾウゲ質 ——しつ	157
造血 ぞうけつ	150
総腱輪 そうけんりん	303
総骨間動脈 そうこつかんどうみゃく	134
早産 そうざん	31
〔総〕指伸筋〔そう〕ししんきん	106, 357, 358
桑実胚 そうじつはい	28, 220
増殖期（月経後期）ぞうしょくき（げっけいこうき）	
	219
造精子系列 ぞうせいしけいれつ	208
臓側胸膜（肺胸膜）ぞうそくきょうまく（はいきょうまく）	
	193
臓側枝（胸大動脈）ぞうそくし（きょうだいどうみゃく）	
	135
臓側枝（腹大動脈）ぞうそくし（ふくだいどうみゃく）	
	136
臓側板 ぞうそくばん	123
臓側腹膜 ぞうそくふくまく	176
臓側面（肝臓）ぞうそくめん（かんぞう）	172
総胆管 そうたんかん	173
総腸骨静脈 そうちょうこつじょうみゃく	142
総腸骨動脈 そうちょうこつどうみゃく	130, 136
総腓骨神経 そうひこつしんけい	286, 368
総鼻道 そうびどう	180
僧帽筋 そうぼうきん	97, 276, 351
僧帽弁（左房室弁，二尖弁）そうぼうべん（ひだりぼうしつべん，にせんべん）	125
側角 そくかく	262, 289
側頸筋 そくけいきん	348
足根骨 そくこんこつ	62
足根中足関節 そくこんちゅうそくかんせつ	
	66, 345
束状帯 そくじょうたい	234
足底 そくてい	7
足底筋 そくていきん	116
足底腱膜 そくていけんまく	366
足底動脈弓 そくていどうみゃくきゅう	137
足底方形筋 そくていほうけいきん	118
側頭筋 そくとうきん	87, 347
側頭骨 そくとうこつ	67
側頭骨錐体 そくとうこつすいたい	305
側頭葉 そくとうよう	246
側脳室 そくのうしつ	244

索引　387

足背 そくはい	7
足背動脈 そくはいどうみゃく	137, 139
側腹筋 そくふくきん	95
側副循環路 そくふくじゅんかんろ	120, 141
鼡径管 そけいかん	96, 210
鼡径部 そけいぶ	6
鼡径リンパ節 そけい――せつ	147
組織 そしき	14
組織学（顕微解剖学）そしきがく（けんび かいぼうがく）	2
咀嚼筋 そしゃくきん	275
疎性結合組織 そせいけつごうそしき	17
粗線（外側唇）そせん（がいそくしん）	59
粗線（内側唇）そせん（ないそくしん）	59
ソマトスタチン	176, 235
粗面小胞体 そめんしょうほうたい	11

【た】

大陰唇 だいいんしん	221
体液性免疫 たいえきせいめんえき	21
大円筋 だいえんきん	101, 354
対角結合線 たいかくけつごうせん	58
体幹 たいかん	3
大汗腺（アポクリン汗腺）だいかんせん（――かんせん）	294
大臼歯 だいきゅうし	157
大胸筋 だいきょうきん	91, 349
大頬筋 だいきょうきん	346
大結節 だいけっせつ	49, 330, 333, 353
大結節稜 だいけっせつりょう	49, 330
大後頭孔（大孔）だいこうとうこう（だいこう）	69, 73
大後頭神経 だいこうとうしんけい	367
対光反射中枢 たいこうはんしゃちゅうすう	256
対光反射路 たいこうはんしゃろ	264
大骨盤 だいこつばん	58
大坐骨孔 だいざこつこう	57
大坐骨切痕 だいざこつせっこん	56
第三脳室 だいさんのうしつ	244
第三腓骨筋 だいさんひこつきん	116, 364
体肢 たいし	3
胎児 たいじ	144
胎児期 たいじき	25, 28
胎児循環 たいじじゅんかん	144
大十二指腸乳頭 だいじゅうにしちょうにゅうとう	166, 173

第 XII 脳神経核 だいじゅうにのうしんけいかく	268
体循環（大循環）たいじゅんかん（だいじゅんかん）	128
大循環（体循環）だいじゅんかん（たいじゅんかん）	128
帯状回 たいじょうかい	246, 248
大静脈孔 だいじょうみゃくこう	93, 140
大静脈溝 だいじょうみゃくこう	172
大食細胞 たいしょくさいぼう	151
大錐体神経 だいすいたいしんけい	275
体性感覚 たいせいかんかく	263, 292
体性感覚野 たいせいかんかくや	248
体性神経系 たいせいしんけいけい	237
大前庭腺（バルトリン腺）だいぜんていせん（――せん）	212, 222
大泉門 だいせんもん	76
大腿筋群 だいたいきんぐん	361
大腿筋膜張筋 だいたいきんまくちょうきん	111, 361
大腿骨 だいたいこつ	59
大腿骨頸 だいたいこつけい	59
大腿骨頭 だいたいこつとう	59, 333
大腿骨頭窩 だいたいこつとうか	59
大腿骨頭靱帯 だいたいこつとうじんたい	59, 64
大腿三角（スカルパ三角）だいたいさんかく（――さんかく）	6, 114, 139
大腿四頭筋 だいたいしとうきん	112, 284
大腿静脈 だいたいじょうみゃく	144
大腿神経 だいたいしんけい	284, 368
大腿深動脈 だいたいしんどうみゃく	137
大腿直筋 だいたいちょくきん	112
大腿動脈 だいたいどうみゃく	137, 139
大腿内転筋群 だいたいないてんきんぐん	284
大腿二頭筋 だいたいにとうきん	113, 362
大大脳静脈 だいだいのうじょうみゃく	143
大腿の筋 だいたいのきん	112
大腿部 だいたいぶ	6
大腿方形筋 だいたいほうけいきん	111
大唾液腺 だいだえきせん	160
大腸 だいちょう	168
大殿筋 だいでんきん	111, 361
大転子 だいてんし	59, 333, 335, 341
大動脈騎乗 だいどうみゃくきじょう	147
大動脈弓 だいどうみゃくきゅう	130
大動脈口 だいどうみゃくこう	126
大動脈弁 だいどうみゃくべん	126

大動脈裂孔 だいどうみゃくれっこう 93, 130, 147
タイト結合（密着帯）――けつごう
　（みっちゃくたい） 13
大内臓神経 だいないぞうしんけい 291
大内転筋 だいないてんきん 113
第Ⅶ脳神経核 だいななのうしんけいかく 268
大脳回 だいのうかい 246
大脳核（大脳基底核）だいのうかく
　（だいのうきていかく） 133, 252
大脳鎌 だいのうかま 244
大脳基底核（大脳核）だいのうきていかく
　（だいのうかく） 133, 252
大脳脚 だいのうきゃく 257
大脳溝 だいのうこう 246
大脳動脈輪（ウィリスの動脈輪）だいのうどう
　みゃくりん（――どうみゃくりん） 132
大脳半球（終脳）だいのうはんきゅう
　（しゅうのう） 242, 246
大脳皮質 だいのうひしつ 246
大脳皮質錐体外路系 だいのうひしつ
　すいたいがいろけい 270
大脳辺縁系 だいのうへんえんけい 251
胎盤 たいばん 144, 220, 236
胎盤子宮部 たいばんしきゅうぶ 220
胎盤性ゴナドトロピン たいばんせい―― 236
胎盤胎児部 たいばんたいじぶ 220
体表解剖学 たいひょうかいぼうがく 2
体表区分 たいひょうくぶん 4
大伏在静脈 だいふくざいじょうみゃく 144
大網 だいもう 177
大網ヒモ だいもう―― 170
大腰筋 だいようきん 111
大翼 だいよく 69
第四脳室 だいよんのうしつ 244
第四脳室外側口（ルシュカ孔）だいよん
　のうしつがいそくこう（――こう） 244
第四脳室正中口（マジャンディー孔）だいよん
　のうしつせいちゅうこう（――こう） 244
大菱形筋 だいりょうけいきん 98
大菱形骨 だいりょうけいこつ 51, 335
大菱形骨結節 だいりょうけいこつけっせつ
　 330, 334
大弯 だいわん 165
唾液腺（口腔腺）だえきせん（こうくうせん）
　 160
楕円関節 だえんかんせつ 38, 39

多極性神経細胞 たきょくせいしんけいさいぼう
　 240
ダグラス窩（直腸子宮窩）――か
　（ちょくちょうしきゅうか） 178, 218, 221
多軸性関節 たじくせいかんせつ 39
脱落膜 だつらくまく 220
タバチュール（嗅ぎ煙草入れ）
　（かぎたばこいれ） 108, 344, 358
多尾筋 たびきん 82
多腹筋 たふくきん 81
多裂筋 たれつきん 100, 351
多列上皮 たれつじょうひ 16
田原結節（房室結節）たわらけっせつ
　（ぼうしつけっせつ） 127
短胃静脈 たんいじょうみゃく 141
短胃動脈 たんいどうみゃく 136
単関節 たんかんせつ 38
単球 たんきゅう 20
短骨 たんこつ 32
短指屈筋 たんしくっきん 118, 366
短趾屈筋 たんしくっきん 366
短趾伸筋 たんししんきん 366
胆汁 たんじゅう 173
短掌筋 たんしょうきん 109, 359
短小指屈筋 たんしょうしくっきん 109, 359
短小趾屈筋 たんしょうしくっきん 118
男性生殖器 だんせいせいしょくき 206
弾性動脈 だんせいどうみゃく 119
弾性軟骨 だんせいなんこつ 19
男性尿道 だんせいにょうどう 204
男性ホルモン（アンドロゲン）だんせい――
　 206, 235
単層円柱上皮 たんそうえんちゅうじょうひ 15
淡蒼球 たんそうきゅう 253
単層線毛円柱上皮 たんそうせんもう
　えんちゅうじょうひ 217
単層扁平上皮 たんそうへんぺいじょうひ 15
単層立方上皮 たんそうりっぽうじょうひ 15
短橈側手根伸筋 たんとうそくしゅこんしんきん
　 106, 357, 358
短内転筋 たんないてんきん 113
胆嚢 たんのう 172, 173
胆嚢窩 たんのうか 172
胆嚢管 たんのうかん 173
胆嚢静脈 たんのうじょうみゃく 140
短腓骨筋 たんひこつきん 116, 365
短母指外転筋 たんぼしがいてんきん 109, 359

索引　389

短母指屈筋 たんぼしくっきん	109, 359
短母趾屈筋 たんぼしくっきん	118, 366
短母指伸筋 たんぼししんきん	106, 357, 358
短母趾伸筋 たんぼししんきん	112, 366
短母指内転筋 たんぼしないてんきん	359
淡明層 たんめいそう	292

【ち】

置換骨 ちかんこつ	35
恥丘 ちきゅう	221
蓄膿症 ちくのうしょう	183
恥骨 ちこつ	57, 330
恥骨下枝 ちこつかし	57
恥骨筋 ちこつきん	113, 284
恥骨結合 ちこつけつごう	58, 340
恥骨結節 ちこつけっせつ	58
恥骨櫛 ちこつしつ	58
恥骨上枝 ちこつじょうし	57
恥骨体 ちこつたい	57
恥骨大腿靱帯 ちこつだいたいじんたい	63
腟 ちつ	220, 224
腟円蓋 ちつえんがい	221
腟口 ちつこう	221, 222
腟上部 ちつじょうぶ	218
腟前庭 ちつぜんてい	205, 221, 222
腟部 ちつぶ	218
緻密質 ちみつしつ	34
緻密斑 ちみつはん	201
チミン	236
着床 ちゃくしょう	217
中咽頭 (咽頭口部) ちゅういんとう	
（いんとうこうぶ）	161, 183
肘窩 ちゅうか	139
中間楔状骨 ちゅうかんけつじょうこつ	63
中間広筋 ちゅうかんこうきん	112
中間質 ちゅうかんしつ	262
肘関節 ちゅうかんせつ	53
中間仙骨稜 ちゅうかんせんこつりょう	42
中間部 (下垂体) ちゅうかんぶ（かすいたい）	
	229
肘筋 ちゅうきん	104
中腔性器官 ちゅうくうせいきかん	153
中頸神経節 ちゅうけいしんけいせつ	290
中〔頸〕心臓神経 ちゅう〔けい〕しんぞう	
しんけい	290
中結腸静脈 ちゅうけっちょうじょうみゃく	141
中硬膜動脈 ちゅうこうまくどうみゃく	131

中耳 ちゅうじ	305
中縦隔 (縦隔の中部) ちゅうじゅうかく	194
中手筋 ちゅうしゅきん	109
中手骨 ちゅうしゅこつ	51
中手指節関節 ちゅうしゅしせつかんせつ	55, 344
中小脳脚 ちゅうしょうのうきゃく	260
中心管 ちゅうしんかん	262
中心溝 ちゅうしんこう	246
中心後回 ちゅうしんこうかい	246
中心子 ちゅうしんし	12
中心小体 ちゅうしんしょうたい	12, 14
中心静脈 ちゅうしんじょうみゃく	173
中心前回 (運動野) ちゅうしんぜんかい	
（うんどうや）	246, 268
中心動脈 ちゅうしんどうみゃく	152
虫垂 ちゅうすい	149, 168
虫垂炎 ちゅうすいえん	168
中枢神経系 ちゅうすうしんけいけい	237
肘正中皮静脈 ちゅうせいちゅうひじょうみゃく	
	144
中節骨 ちゅうせつこつ	52, 63
中足骨 ちゅうそくこつ	63, 341
中足趾節関節 ちゅうそくしせつかんせつ	66, 345
中大脳動脈 ちゅうだいのうどうみゃく	132
中直腸静脈 ちゅうちょくちょうじょうみゃく	142
中直腸動脈 ちゅうちょくちょうどうみゃく	136
中殿筋 ちゅうでんきん	111, 361
肘頭 ちゅうとう	51, 335
肘頭窩 ちゅうとうか	50
肘頭蓋窩 ちゅうとうがいか	73
中脳 ちゅうのう	242, 255
中脳水道 ちゅうのうすいどう	244
中胚葉 ちゅうはいよう	29
中鼻甲介 ちゅうびこうかい	69, 180
中鼻道 ちゅうびどう	180
肘部 ちゅうぶ	6
中副腎動脈 ちゅうふくじんどうみゃく	136, 233
中腹部 ちゅうふくぶ	6
中膜 (眼球血管膜) ちゅうまく（がんきゅう	
けっかんまく）	298
虫様筋 (足の) ちゅうようきん（あしの）	118
虫様筋 (手の) ちゅうようきん（ての）	109, 359
中葉 (肺) ちゅうよう（はい）	191
腸陰窩 (腸腺) ちょういんか（ちょうせん）	167
聴覚器 ちょうかくき	304
聴覚野 ちょうかくや	249
聴覚路 ちょうかくろ	265

腸間膜 ちょうかんまく	166
腸間膜小腸 ちょうかんまくしょうちょう	166
長胸神経 ちょうきょうしんけい	281
蝶形骨 ちょうけいこつ	69
蝶形骨洞 ちょうけいこつどう	69, 76, 182
蝶形骨トルコ鞍 ちょうけいこつ——あん	226
腸骨 ちょうこつ	56
長骨 ちょうこつ	32
腸骨窩 ちょうこつか	56
腸骨下腹神経 ちょうこつかふくしんけい	285
腸骨筋 ちょうこつきん	111
腸骨鼡径神経 ちょうこつそけいしんけい	284
腸骨体 ちょうこつたい	56
腸骨大腿靱帯 ちょうこつだいたいじんたい	63
腸骨翼 ちょうこつよく	56
腸骨稜 ちょうこつりょう	56, 330, 334, 335
腸骨稜上線（ヤコビー線）ちょうこつ	
りょうじょうせん（——せん）	7
長趾屈筋 ちょうしくっきん	116
長趾伸筋 ちょうししんきん	116, 364
腸絨毛 ちょうじゅうもう	167
長掌筋 ちょうしょうきん	106, 356
腸腺（腸陰窩）ちょうせん（ちょういんか）	167
長橈側手根伸筋 ちょうとうそくしゅこんしんきん	
	106, 357, 358
長内転筋 ちょうないてんきん	113, 363
蝶番関節 ちょうばんかんせつ	38, 39
長腓骨筋 ちょうひこつきん	116, 365
長母指外転筋 ちょうぼしがいてんきん	
	106, 357, 358
長母指屈筋 ちょうぼしくっきん	106
長母趾屈筋 ちょうぼしくっきん	116
長母指伸筋 ちょうぼししんきん	106, 357, 359
長母趾伸筋 ちょうぼししんきん	116, 364
跳躍伝導 ちょうやくでんどう	24, 240
腸腰筋 ちょうようきん	111, 284
腸腰動脈 ちょうようどうみゃく	136
腸リンパ本幹 ちょう——ほんかん	147
腸肋筋 ちょうろくきん	99, 351
直静脈洞 ちょくじょうみゃくどう	143
直腸 ちょくちょう	170
直腸横ヒダ ちょくちょうおう——	170
直腸子宮窩（ダグラス窩）ちょくちょう	
しきゅうか（——か）	178, 218, 221
直腸膀胱窩 ちょくちょうぼうこうか	178
直腸膨大部 ちょくちょうぼうだいぶ	170
直尿細管 ちょくにょうさいかん	200

チン小帯（毛様体小帯）——しょうたい	
（もうようたいしょうたい）	301

【つ】

椎間円板 ついかんえんばん	43
椎間関節 ついかんかんせつ	44
椎間孔 ついかんこう	39
椎弓 ついきゅう	39
椎弓間靱帯 ついきゅうかんじんたい	44
椎孔 ついこう	39
椎骨動脈 ついこつどうみゃく	131, 132
椎体 ついたい	39
痛覚 つうかく	293
ツチ骨 ——こつ	305
土踏まず つちふまず	63
爪 つめ	292

【て】

停止 ていし	82
釘植 ていしょく	36
底側骨間筋 ていそくこつかんきん	118
ディッセ腔（類洞周囲隙）——くう（るいどう	
しゅういげき）	173
テストステロン	235
デスモゾーム（接着斑）（せっちゃくはん）	13
テタニー（筋痙攣）（きんけいれん）	233
テニス肘（上腕外側上顆炎）——ひじ（じょう	
わんがいそくじょうかえん）	109
手の筋 てのきん	109
手の指節間関節 てのしせつかんかんせつ	55
手の指 てのゆび	6
デルマトーム	278
電解質コルチコイド でんかいしつ——	234
殿筋粗面 でんきんそめん	59
殿筋面 でんきんめん	56
テント切痕 ——せっこん	244
殿部 でんぶ	6

【と】

ドイツ水平線（耳眼水平線）——すいへいせん	
（じがんすいへいせん）	76
島 とう	246
頭蓋 とうがい	66
頭蓋冠 とうがいかん	71
頭蓋泉門 とうがいせんもん	76
頭蓋底 とうがいてい	72
導管 どうかん	16

索引　391

動眼神経 どうがんしんけい　272, 291
動眼神経副核（エディンガー・ウエストファール
　核）どうがんしんけいふくかく（――かく）
　　272
頭関節 とうかんせつ　44
瞳孔 どうこう　301
瞳孔括約筋 どうこうかつやくきん　301
瞳孔散大筋 どうこうさんだいきん　289, 301
橈骨 とうこつ　50
橈骨窩 とうこつか　49
橈骨茎状突起 とうこつけいじょうとっき
　　330, 335, 340
橈骨手根関節 とうこつしゅこんかんせつ　54, 344
橈側手根隆起 とうこつしゅこんりゅうき　334
橈骨神経 とうこつしんけい　283, 367
橈骨神経溝 とうこつしんけいこう　49
橈骨神経麻痺 とうこつしんけいまひ　108
橈骨粗面 とうこつそめん　51
橈骨頭 とうこつとう　51, 330, 335, 340
橈骨動脈 とうこつどうみゃく　133, 139
橈骨輪状靱帯 とうこつりんじょうじんたい　54
糖質コルチコイド とうしつ――　234
投射線維 とうしゃせんい　251
導出静脈 どうしゅつじょうみゃく　143
豆状骨 とうじょうこつ　51, 330, 334
動静脈吻合 どうじょうみゃくふんごう　121
橈側手根屈筋 とうそくしゅこんくっきん　106, 356
橈側手根隆起 とうそくしゅこんりゅうき　330
橈側皮静脈 とうそくひじょうみゃく　143
頭頂結節 とうちょうけっせつ　71, 340
頭頂後頭溝 とうちょうこうとうこう　246
頭頂骨 とうちょうこつ　67
頭頂葉 とうちょうよう　246
頭部の筋 とうぶのきん　86
頭方（上）とうほう（うえ，じょう）　3
洞房結節（キース・フラック結節）どうぼう
　けっせつ（――けっせつ）　127
動脈 どうみゃく　119
動脈管開存症 どうみゃくかんかいぞんしょう　147
動脈管索 どうみゃくかんさく　146
動脈管（ボタロー管）どうみゃくかん
　（――かん）　147
動脈血 どうみゃくけつ　121
動脈溝 どうみゃくこう　71
動脈弁 どうみゃくべん　126
洞様毛細血管（類洞）どうようもうさいけっかん
　（るいどう）　173

特殊感覚器 とくしゅかんかくき　292
特殊心筋線維 とくしゅしんきんせんい　127
トライツ靱帯（十二指腸提筋）――じんたい
　（じゅうにしちょうていきん）　167
トルコ鞍 ――あん　69, 73
トレンデレンブルグ徴候 ――ちょうこう　111

【な】

内陰部静脈 ないいんぶじょうみゃく　224
内陰部動脈 ないいんぶどうみゃく　136, 224
内果（ウチクルブシ）ないか　61, 333, 335, 341
内寛骨筋 ないかんこつきん　111
内胸筋静脈 ないきょうどうじょうみゃく　296
内胸動脈 ないきょうどうみゃく　129, 135
内頸静脈 ないけいじょうみゃく　140, 143
内頸動脈 ないけいどうみゃく　131, 132
内肛門括約筋 ないこうもんかつやくきん　170
内耳 ないじ　305
内耳孔 ないじこう　68, 73
内耳神経 ないじしんけい　275
内精筋膜 ないせいきんまく　210
内生殖器 ないせいしょくき　214
内旋 ないせん　84
内腺（前立腺）ないせん（ぜんりつせん）　212
内臓求心性神経 ないぞうきゅうしんせいしんけい
　　237
内側 ないそく　3
内側顆 ないそくか　59, 60, 333, 335, 341
内側胸筋神経 ないそくきょうきんしんけい
　　281
内側楔状骨 ないそくけつじょうこつ　63, 341
内側広筋 ないそくこうきん　112
内側上顆 ないそくじょうか
　　50, 60, 333, 335, 340, 341
内側上腕皮神経 ないそくじょうわんひしんけい　281
内側唇（粗線）ないそくしん（そせん）　59
内側前腕皮神経 ないそくぜんわんひしんけい　281
内側足底動脈 ないそくそくていどうみゃく　137
内側側副靱帯 ないそくそくふくじんたい　54, 65
内側大腿回旋動脈 ないそくだいたいかいせん
　どうみゃく　137
内側中葉区 ないそくちゅうようく　192
内側中葉枝 ないそくちゅうようし　192
内側直筋 ないそくちょくきん　272, 303
内側二頭筋溝 ないそくにとうきんこう　139
内側肺底区 ないそくはいていく　192
内側肺底枝 ないそくはいていし　192

内側半月 ないそくはんげつ　64
内側翼突筋 ないそくよくとつきん　87
内腸骨動脈 ないちょうこつどうみゃく　130, 136
内転 ないてん　83
内転筋管 ないてんきんかん　115, 137
内転筋結節 ないてんきんけっせつ　333, 335, 341
〔内転筋〕腱裂孔〔ないてんきん〕けんれつこう
　　　114, 137
内頭蓋底 ないとうがいてい　72
内尿道口 ないにょうどうこう　203, 204
内胚葉 ないはいよう　29
内板 ないばん　71
内腹斜筋 ないふくしゃきん　95
内分泌器 ないぶんぴつき　225
内分泌腺 ないぶんぴつせん　17, 225
内閉鎖筋 ないへいさきん　111
内包 ないほう　133, 251
内リンパ ない――　305
内肋間筋 ないろっかんきん　92
軟口蓋 なんこうがい　156
軟骨間関節 なんこつかんかんせつ　46
軟骨性骨化 なんこつせいこつか　35
軟骨組織 なんこつそしき　18
軟膜 なんまく　246

【に】

肉眼解剖学 にくがんかいぼうがく　2
肉様膜 にくようまく　213
二酸化炭素 にさんかたんそ　119
二次終末 にじしゅうまつ　296
2次精母細胞（精娘細胞）にじせいぼさいぼう
　（せいじょうさいぼう）　26, 208
二次毛細血管網（下垂体）にじもうさいけっかん
　もう（かすいたい）　230
2軸性関節 にじくせいかんせつ　39
2次卵胞 にじらんぽう　215
2次卵母細胞（卵娘細胞）にじらんぼさいぼう
　（らんじょうさいぼう）　26
二次弯曲 にじわんきょく　43
二尖弁（左房室弁, 僧帽弁）にせんべん（ひだり
　ぼうしつべん, そうぼうべん）　125
ニッスル小体 ――しょうたい　23, 238
二頭筋 にとうきん　80
二腹筋 にふくきん　81
乳管 にゅうかん　295
乳癌 にゅうがん　148
乳歯 にゅうし　157

乳腺 にゅうせん　295
乳腺刺激ホルモン（LTH）
　にゅうせんしげき――　228
乳頭 にゅうとう　295
乳頭管 にゅうとうかん　200
乳頭筋 にゅうとうきん　125
乳頭線 にゅうとうせん　7, 123
乳頭突起 にゅうとうとっき　42
乳突蜂巣 にゅうとつほうそう　68
乳び槽 にゅうびそう　147
乳房 にゅうぼう　294
乳房提靱帯 にゅうぼうていじんたい　295
乳様突起 にゅうようとっき　68, 73, 335, 337, 340
乳輪 にゅうりん　295
ニューロン（神経細胞）（しんけいさいぼう）
　　　23, 238
尿 にょう　195
尿管 にょうかん　195, 197, 201
尿管結石 にょうかんけっせき　201
尿管口 にょうかんこう　203
尿細管 にょうさいかん　199, 200
尿〔細〕管極 にょう〔さい〕かんきょく　199
尿失禁 にょうしっきん　205
尿生殖隔膜 にょうせいしょくかくまく　204, 224
尿生殖三角 にょうせいしょくさんかく　224
尿道 にょうどう　195, 204, 211, 213, 224
尿道海綿体 にょうどうかいめんたい
　　　205, 213, 222
尿道括約筋 にょうどうかつやくきん　204, 224
尿道球 にょうどうきゅう　205, 213
尿道球腺（カウパー腺）にょうどうきゅうせん
　（――せん）　212, 222
尿崩症 にょうほうしょう　229
尿膜管 にょうまくかん　220
尿路 にょうろ　204, 212
人中 にんちゅう　156

【ね】

ネフロン（腎単位）（じんたんい）　198
粘液水腫 ねんえきすいしゅ　232
粘膜 ねんまく　153
粘膜下神経叢（マイスネル神経叢）ねんまくか
　しんけいそう（――しんけいそう）　153
粘膜下組織 ねんまくかそしき　153
粘膜筋板 ねんまくきんばん　153
粘膜固有層 ねんまくこゆうそう　153
粘膜上皮 ねんまくじょうひ　153

索引　393

【の】

脳 のう	237
脳幹・脊髄錐体外路系 のうかん・せきずいたいがいろけい	271
脳硬膜 のうこうまく	131, 143, 244
脳砂 のうさ	230
脳神経 のうしんけい	237, 272
脳神経核 のうしんけいかく	255
脳脊髄液 のうせきずいえき	246
脳・脊髄神経 のう・せきずいしんけい	237
脳底動脈 のうていどうみゃく	132
脳頭蓋 のうとうがい	66
脳梁 のうりょう	251
のど仏（喉頭隆起）――ぼとけ（こうとうりゅうき）	184
ノルアドレナリン	235, 287

【は】

歯 は	157
パーキンソン病 ――びょう	253
肺 はい	190
パイエル板 ――ばん	149, 167
肺気腫 はいきしゅ	190
肺胸膜（臓側胸膜）はいきょうまく（ぞうそくきょうまく）	193
肺区域 はいくいき	191
胚子期 はいしき	25, 28
肺循環（小循環）はいじゅんかん（しょうじゅんかん）	128
肺静脈 はいじょうみゃく	124, 128, 193
排泄 はいせつ	195
肺尖 はいせん	190
肺尖区 はいせんく	192
肺尖後区 はいせんこうく	192
肺尖後枝 はいせんこうし	192
肺尖枝 はいせんし	192
背側（後）はいそく（こう，うしろ）	3
背側骨間筋（足の）はいそくこつかんきん（あしの）	118, 359
背側骨間筋（手の）はいそくこつかんきん（ての）	109
胚中心（反応中心，明中心）はいちゅうしん（はんのうちゅうしん，めいちゅうしん）	149
肺底 はいてい	190
肺動脈 はいどうみゃく	125, 127, 193
肺動脈幹 はいどうみゃくかん	128

肺動脈狭窄 はいどうみゃくきょうさく	147
肺動脈口 はいどうみゃくこう	126
肺動脈弁 はいどうみゃくべん	126
排尿筋 はいにょうきん	203
パイプカット	210
背部の筋 はいぶのきん	97
肺胞 はいほう	189
肺胞管 はいほうかん	189
肺胞上皮細胞 はいほうじょうひさいぼう	189
肺胞嚢 はいほうのう	189
肺門 はいもん	191
肺門リンパ節 はいもん――せつ	148
排卵 はいらん	216
バウヒン弁（回盲弁）――べん（かいもうべん）	168
薄筋 はくきん	113, 363
白交通枝 はくこうつうし	289
白質 はくしつ	240
白線 はくせん	95
白体 はくたい	216
拍動 はくどう	137
白内障 はくないしょう	302
白脾髄 はくひずい	150
バセドウ病（グレーブス病）――びょう（――びょう）	232
バソプレッシン	229
パチニ（ファーター・パチニ）小体 ――しょうたい	294
白血球 はっけっきゅう	20
ハッサル小体 ――しょうたい	150
発生学 はっせいがく	2
鼻 はな	179
ハバース管 ――かん	34
ハバース層板 ――そうばん	34
馬尾 ばび	261
パラガングリオン（旁節）（ぼうせつ）	235
パラトルモン	232
バルトリン腺（大前庭腺）――せん（だいぜんていせん）	212, 222
破裂孔 はれつこう	73
半羽状筋 はんうじょうきん	80
反回神経 はんかいしんけい	163, 276
半関節 はんかんせつ	39
板間層 ばんかんそう	71
半奇静脈 はんきじょうみゃく	140
半棘筋 はんきょくきん	100
半月弁 はんげつべん	126

394　索　引

半腱様筋　はんけんようきん　　　　　113, 362
反射弓（反射路）はんしゃきゅう（はんしゃろ）
　　　　　　　　　　　　　　　　　　263
反射路（反射弓）はんしゃろ（はんしゃきゅう）
　　　　　　　　　　　　　　　　　　263
板状筋　ばんじょうきん　　　　　　　　99
反応中心（胚中心，明中心）はんのうちゅうしん
　（はいちゅうしん，めいちゅうしん）　149
半膜様筋　はんまくようきん　　　　　113, 362

【ひ】

鼻咽道　びいんどう　　　　　　　　　　180
被殻　ひかく　　　　　　　　　　　　　253
皮下頸筋　ひかけいきん　　　　　　　　348
皮下脂肪　ひかしぼう　　　　　　　　　293
皮下組織　ひかそしき　　　　　　　　　293
眉丘　びきゅう　　　　　　　　　　　　330
鼻筋　びきん　　　　　　　　　　　　　346
鼻腔　びくう　　　　　　　　　　　　　179
鼻限　びげん　　　　　　　　　　　　　179
鼻甲介　びこうかい　　　　　　　　　　180
尾骨　びこつ　　　　　　　　　　　　　335
鼻骨　びこつ　　　　　　　　　　　69, 330
腓骨　ひこつ　　　　　　　　　　　　　61
尾骨筋　びこつきん　　　　　　　　　　224
尾骨神経　びこつしんけい　　　　　　　278
腓骨頭　ひこつとう　　　　　62, 333, 335, 341
腓骨動脈　ひこつどうみゃく　　　　　　137
鼻根　びこん　　　　　　　　　　　　　179
鼻根筋　びこんきん　　　　　　　　　　345
脾細胞　ひさいぼう　　　　　　　　　　151
脾索　ひさく　　　　　　　　　　　　　151
皮質核路　ひしつかくろ　　　　　　268, 270
皮質（腎臓）ひしつ（じんぞう）　　　　198
皮質脊髄路　ひしつせきずいろ　　　268, 270
皮質（副腎）ひしつ（ふくじん）　　　　233
皮質（卵巣）ひしつ（らんそう）　　　　215
皮質（リンパ節）ひしつ（――せつ）148, 150
尾状核　びじょうかく　　　　　　　　　253
脾小体（マルピギー小体）ひしょうたい
　（――しょうたい）　　　　　　　150, 151
皮静脈　ひじょうみゃく　　　　　　　　142
脾静脈　ひじょうみゃく　　　　　　140, 150
尾状葉　びじょうよう　　　　　　　　　172
鼻唇溝　びしんこう　　　　　　　　　　156
尾髄　びずい　　　　　　　　　　　　　261
脾髄　ひずい　　　　　　　　　　　　　150

ヒス束（房室束）――そく（ぼうしつそく）128
皮節　ひせつ　　　　　　　　　　　　　278
鼻尖　びせん　　　　　　　　　　　　　179
鼻前庭　びぜんてい　　　　　　　　　　179
脾臓　ひぞう　　　　　　　　　　　　　150
左胃静脈　ひだりいじょうみゃく　　　　142
左胃大網静脈　ひだりいだいもうじょうみゃく　141
左胃大網動脈　ひだりいだいもうどうみゃく　136
左胃動脈　ひだりいどうみゃく　　　　　136
左冠状動脈　ひだりかんじょうどうみゃく　127
左結腸静脈　ひだりけっちょうじょうみゃく　141
左鎖骨下動脈　ひだりさこつかどうみゃく　129
左静脈角　ひだりじょうみゃくかく　　　147
左総頸動脈　ひだりそうけいどうみゃく　129
左房室弁（二尖弁，僧帽弁）ひだりぼうしつべん
　（にせんべん，そうぼうべん）　　　　125
左リンパ本幹　ひだり――ほんかん　　　147
鼻中隔　びちゅうかく　　　　　　　75, 180
脾柱静脈　ひちゅうじょうみゃく　　　　152
脾柱動脈　ひちゅうどうみゃく　　　　　152
尾椎　びつい　　　　　　　　　　　　　43
筆毛動脈　ひつもうどうみゃく　　　　　152
鼻道　びどう　　　　　　　　　　　　　180
脾洞　ひどう　　　　　　　　　　　　　152
脾動脈　ひどうみゃく　　　　　　　136, 152
泌尿器　ひにょうき　　　　　　　　　　195
鼻背　びはい　　　　　　　　　　　　　179
脾腹　ひばら　　　　　　　　　　　　　150
皮膚　ひふ　　　　　　　　　　　　　　292
腓腹筋（下腿三頭筋）ひふくきん（かたい
　さんとうきん）　　　　　　　　　116, 364
鼻部（上咽頭）びぶ（じょういんとう）　161
尾方（下）びほう（か，した）　　　　　3
被包脱落膜　ひほうだつらくまく　　　　220
表在感覚　ひょうざいかんかく　　　263, 292
表情筋　ひょうじょうきん　　　　　86, 275
標的器官　ひょうてききかん　　　　　　225
表皮　ひょうひ　　　　　　　　　　　　292
病理解剖学　びょうりかいぼうがく　　　2
鼻翼　びよく　　　　　　　　　　　　　179
ヒラメ筋（下腿三頭筋）――きん（かたい
　さんとうきん）　　　　　　　　　116, 365
鼻涙管　びるいかん　　　　　　　　　　303
披裂筋　ひれつきん　　　　　　　　　　186
披裂喉頭蓋筋　ひれつこうとうがいきん　186
披裂軟骨　ひれつなんこつ　　　　　　　185

索　引　395

【ふ】

ファーター・パチニ小体 ——しょうたい	294
ファロー四徴候 ——しちょうこう	147
フォルクマン管 ——かん	34
付加骨 ふかこつ	35
不規則骨 ふきそくこつ	32
腹横筋 ふくおうきん	96, 351
複関節 ふくかんせつ	38
腹腔動脈 ふくくうどうみゃく	136
腹茎 ふくけい	220
副交感神経系 ふくこうかんしんけいけい	237, 291
副交感神経節 ふくこうかんしんけいせつ	272
副甲状腺（上皮小体）ふくこうじょうせん（じょうひしょうたい）	232
副細胞（胃腺）ふくさいぼう（いせん）	165
伏在裂孔 ふくざいれっこう	144
副神経 ふくしんけい	276
副神経核 ふくしんけいかく	259
副腎静脈 ふくじんじょうみゃく	140
副腎（腎上体）ふくじん（じんじょうたい）	195, 233
副腎皮質刺激ホルモン ふくじんひしつしげき——	228
腹側（前）ふくそく（ぜん，まえ）	3
腹大動脈 ふくだいどうみゃく	130, 136
腹直筋 ふくちょくきん	94, 349
腹直筋鞘 ふくちょくきんしょう	95
副突起 ふくとっき	42
副乳 ふくにゅう	295
副半奇静脈 ふくはんきじょうみゃく	140
副鼻腔 ふくびくう	75, 181
腹部（食道）ふくぶ（しょくどう）	163
腹部（尿管）ふくぶ（にょうかん）	201
腹部の筋 ふくぶのきん	94
腹膜 ふくまく	176
腹膜腔 ふくまくくう	176
腹膜後器官 ふくまくこうきかん	178, 195
腹膜垂 ふくまくすい	170
不随意筋 ふずいきん	22
不随意神経系 ふずいしんけいけい	287
付属生殖腺 ふぞくせいしょくせん	206
付着茎 ふちゃくけい	220
プルキンエ細胞層 ——さいぼうそう	259
プルキンエ線維 ——せんい	128
ブローカ中枢（運動性言語中枢）——ちゅうすう（うんどうせいげんごちゅうすう）	249

浮肋 ふろく	46
プロゲステロン	216, 219, 236
プロラクチン（PRL）	228
分界溝 ぶんかいこう	158
分界線 ぶんかいせん	58
吻合 ふんごう	120
分泌顆粒 ぶんぴつかりゅう	12
分泌期（月経前期）ぶんぴつき（げっけいぜんき）	219
噴門 ふんもん	164

【へ】

平滑筋 へいかつきん	23
平衡覚器 へいこうかくき	304
平衡覚伝導路 へいこうかくでんどうろ	266
平衡砂 へいこうさ	307
平衡斑 へいこうはん	275, 307
閉鎖管 へいさかん	56
閉鎖孔 へいさこう	56
閉鎖神経 へいさしんけい	284
閉鎖動脈 へいさどうみゃく	136
閉鎖膜 へいさまく	56
閉鎖卵胞 へいさらんぽう	216
平面関節 へいめんかんせつ	38, 39
ペースメーカー	127
ヘーリング・ブロイエル反射 ——はんしゃ	264
壁側胸膜 へきそくきょうまく	193
壁側枝（胸大動脈）へきそくし（きょうだいどうみゃく）	135
壁側枝（腹大動脈）へきそくし（ふくだいどうみゃく）	136
壁側脱落膜 へきそくだつらくまく	220
壁側板 へきそくばん	123
壁側腹膜 へきそくふくまく	176
壁内部 へきないぶ	204, 205
壁（傍）細胞（胃腺）へき（ぼう）さいぼう（いせん）	165
ベッツの巨大錐体細胞 ——きょだいすいたいさいぼう	248, 268
ペプシノーゲン	165
ペプチド系 ——けい	226
ヘリング小体 ——しょうたい	229
ベル・マジャンディーの法則 ——ほうそく	262, 277
扁桃体 へんとうたい	252, 253
扁平骨 へんぺいこつ	32
弁膜 べんまく	124
鞭毛 べんもう	12

ヘンレのワナ（直尿細管）
（ちょくにょうさいかん）　　　　200

【ほ】

法医解剖学（司法解剖学）ほういかいぼうがく
（しほうかいぼうがく）　　　　2
方形回内筋 ほうけいかいないきん　　106
方形葉 ほうけいよう　　　　172
縫合 ほうごう　　　　36
膀胱 ぼうこう　　　　195, 202
膀胱炎 ぼうこうえん　　　　205
膀胱括約筋 ぼうこうかつやくきん　　203, 204
縫工筋 ほうこうきん　　113, 284, 362
膀胱頚 ぼうこうけい　　　　203
膀胱三角 ぼうこうさんかく　　　　203
膀胱子宮窩 ぼうこうしきゅうか　　178, 218
膀胱尖 ぼうこうせん　　　　202
膀胱体 ぼうこうたい　　　　203
膀胱底 ぼうこうてい　　　　203
房室結節（田原結節）ぼうしつけっせつ
（たわらけっせつ）　　　　127
房室口 ぼうしつこう　　　　125
房室束（ヒス束）ぼうしつそく（――そく）　128
房室弁 ぼうしつべん　　　　125
傍小胞細胞（濾胞傍細胞）ぼうしょうほう
さいぼう（ろほうぼうさいぼう）　　232
胞状卵胞 ほうじょうらんぽう　　　　216
紡錘運動線維 ぼうすいうんどうせんい　296
紡錘状筋 ぼうすいじょうきん　　　　79
傍節（パラガングリオン）ぼうせつ　　235
縫線 ほうせん　　　　224
膨大部稜 ぼうだいぶりょう　　275, 307
包皮 ほうひ　　　　213
傍（壁）細胞（胃腺）ぼう（へき）さいぼう
（いせん）　　　　165
ボーマン嚢（糸球体嚢）――のう
（しきゅうたいのう）　　　　199
母趾外転筋 ぼしがいてんきん　　118, 366
母指球筋 ぼしきゅうきん　　109, 359
母指対立筋 ぼしたいりつきん　　109, 359
母指内転筋 ぼしないてんきん　　　　109
母趾内転筋 ぼしないてんきん　　　　118
母指の手根中手関節 ぼしのしゅこん
ちゅうしゅかんせつ　　　　55
ボタロー管開存症 ――かんかいぞんしょう　147
ボタロー管（動脈管）――かん
（どうみゃくかん）　　　　146

勃起 ぼっき　　　　213, 222
ホルモン　　　　225

【ま】

マイスネル小体 ――しょうたい　　294
マイスネル神経叢（粘膜下神経叢）――しんけい
そう（ねんまくかしんけいそう）　　153
マイボーム腺（眼瞼腺）――せん
（がんけんせん）　　　　302
前野良沢 まえのりょうたく　　　　1
前（腹側）まえ（ふくそく）　　　　3
膜性部 まくせいぶ　　　　125
膜性壁 まくせいへき　　　　187
〔膜〕半規管〔まく〕はんきかん　　307
膜迷路 まくめいろ　　　　305
膜様部心室中隔欠損 まくようぶしんしつ
ちゅうかくけっそん　　　　147
マジャンディー孔（第四脳室正中孔）――こう
（だいよんのうしつせいちゅうこう）　244
マックバーネー点 ――てん　　　　169
末梢神経系 まっしょうしんけいけい　237
末節骨 まっせつこつ　　　　52, 63
末端肥大症 まったんひだいしょう　　228
マルピギー小体（腎小体）――しょうたい
（じんしょうたい）　　　　199
マルピギー小体（脾小体）――しょうたい
（ひしょうたい）　　　　151

【み】

ミエリン鞘 ――しょう　　　　24
ミオシン　　　　21
味覚器 みかくき　　　　308
味覚伝導路 みかくでんどうろ　　　　266
味覚野 みかくや　　　　248
右胃静脈 みぎいじょうみゃく　　　　140
右胃大網静脈 みぎいだいもうじょうみゃく　141
右胃大網動脈 みぎいだいもうどうみゃく　136
右胃動脈 みぎいどうみゃく　　　　136
右冠状動脈 みぎかんじょうどうみゃく　127
右結腸静脈 みぎけっちょうじょうみゃく　141
右鎖骨下動脈 みぎさこつかどうみゃく　129
右静脈角 みぎじょうみゃくかく　　　　147
右総頚動脈 みぎそうけいどうみゃく　129
右房室弁（三尖弁）みぎぼうしつべん
（さんせんべん）　　　　125
右リンパ本幹 みぎ――ほんかん　　147
眉間 みけん　　　　330

索引　397

味細胞 みさいぼう	308
ミズオチ	44
密性結合組織（強靭結合組織）みつせいけつごうそしき（きょうじんけつごうそしき）	17
密着帯（タイト結合）みっちゃくたい（——けつごう）	13
ミトコンドリア	10
耳 みみ	304
脈絡叢 みゃくらくそう	244
ミュラー管 ——かん	207
味蕾 みらい	159, 308

【む】

無顆粒性白血球 むかりゅうせいはっけっきゅう	20
無漿膜野 むしょうまくや	171
無髄神経 むずいしんけい	24
無髄神経線維 むずいしんけいせんい	24, 240

【め】

迷走神経 めいそうしんけい	275, 291
迷走神経核 めいそうしんけいかく	259
明中心（胚中心，反応中心）めいちゅうしん（はいちゅうしん，はんのうちゅうしん）	149
迷路動脈 めいろどうみゃく	132
メドゥーサ（メズサ）の頭 ——のあたま	142
メラトニン	231
メラニン細胞 ——さいぼう	292
メラニン細胞刺激ホルモン（MSH）——さいぼうしげき——	229
メルケル細胞 ——さいぼう	294
免疫 めんえき	119

【も】

毛幹 もうかん	294
毛球 もうきゅう	294
毛根 もうこん	294
毛細血管 もうさいけっかん	120
毛細リンパ管 もうさい——かん	147
網状帯 もうじょうたい	234
盲腸 もうちょう	168
盲点 もうてん	301
毛乳頭 もうにゅうとう	294
網嚢 もうのう	178
網嚢孔（ウィンスロー孔）もうのうこう（——こう）	178
毛包 もうほう	294

毛包受容器 もうほうじゅようき	294
網膜 もうまく	301
網膜中心動静脈 もうまくちゅうしんどうじょうみゃく	300
毛様体 もうようたい	301
毛様体筋 もうようたいきん	301
毛様体小帯（チン小帯）もうようたいしょうたい（——しょうたい）	301
網様体脊髄路 もうようたいせきずいろ	271
門脈 もんみゃく	140, 171
門脈圧亢進症 もんみゃくあつこうしんしょう	142
モンロー孔（室間孔）——こう（しつかんこう）	244

【や】

ヤコビー線（腸骨稜上線）——せん（ちょうこつりょうじょうせん）	7, 339
山脇東洋 やまわきとうよう	1

【ゆ】

有郭乳頭 ゆうかくにゅうとう	159
有棘層 ゆうきょくそう	292
有鉤骨 ゆうこうこつ	51, 335
有鉤骨鉤 ゆうこうこつこう	330, 334
有髄神経 ゆうずいしんけい	24
有髄神経線維 ゆうずいしんけいせんい	24, 240
遊走腎 ゆうそうじん	195
有窓毛細血管 ゆうそうもうさいけっかん	199
有頭骨 ゆうとうこつ	51, 335
有毛細胞 ゆうもうさいぼう	307
幽門 ゆうもん	165
幽門括約筋 ゆうもんかつやくきん	164, 165
幽門部 ゆうもんぶ	165
輸出管（輸出細動脈）ゆしゅつかん（ゆしゅつさいどうみゃく）	199, 201
輸出細動脈（輸出管）ゆしゅつさいどうみゃく（ゆしゅつかん）	199, 201
輸出リンパ管 ゆしゅつ——かん	148
輸入管（輸入細動脈）ゆにゅうかん（ゆにゅうさいどうみゃく）	199, 201
輸入細動脈（輸入管）ゆにゅうさいどうみゃく（ゆにゅうかん）	199, 201
輸入リンパ管 ゆにゅう——かん	148

【よ】

葉間静脈 ようかんじょうみゃく	201
葉間動脈 ようかんどうみゃく	201

葉気管支 ようきかんし 189
葉状乳頭 ようじょうにゅうとう 159
腰神経 ようしんけい 278
腰神経叢 ようしんけいそう 284
腰髄 ようずい 261
腰仙骨神経幹 ようせんこつしんけいかん 284
腰椎 ようつい 42
腰椎肋骨突起 ようついろっこつとっき 335
腰動脈 ようどうみゃく 136
腰方形筋 ようほうけいきん 96
羊膜 ようまく 220
羊膜腔 ようまくくう 220
腰リンパ本幹 よう——ほんかん 147
翼口蓋窩 よくこうがいか 76
翼口蓋神経節 よくこうがいしんけいせつ 76
翼状突起 よくじょうとっき 69
翼状ヒダ よくじょう—— 65

【ら】

ライソゾーム（水解小体）（すいかい
　しょうたい） 11
ライディッヒ細胞（間細胞）——さいぼう
　（かんさいぼう） 208, 235
ラセン器（コルチ器）——き（——き） 307
ラセン動脈 ——どうみゃく 219
ラセンヒダ（胆嚢）（たんのう） 173
ラムダ縫合 ——ほうごう 66
ランヴィエ絞輪 ——こうりん 24, 240
卵円窩 らんえんか 124, 146
卵円孔開存症 らんえんこうかいぞんしょう 146
卵円孔（心臓）らんえんこう（しんぞう）
　 124, 145, 146
卵円孔（頭蓋骨）らんえんこう（とうがいこつ）
　 69, 73
卵黄嚢 らんおうのう 28, 29
卵管 らんかん 217
卵管間膜 らんかんかんまく 219
卵管峡部 らんかんきょうぶ 217
卵管采 らんかんさい 215
卵管子宮部 らんかんしきゅうぶ 217
卵管膨大部 らんかんぼうだいぶ 217
卵管漏斗 らんかんろうと 217
ランゲルハンス島（膵島）——とう（すいとう）
　 235
卵子形成 らんしけいせい 214
卵娘細胞（2次卵母細胞）らんじょうさいぼう
　（にじらんぼさいぼう） 26

卵巣 らんそう 214, 236
卵巣間膜 らんそうかんまく 215, 219
卵巣采 らんそうさい 217
卵巣支質 らんそうししつ 215
卵巣周期 らんそうしゅうき 216
卵巣静脈 らんそうじょうみゃく 140
卵巣提索 らんそうていさく 215
卵巣動脈 らんそうどうみゃく 136
卵祖細胞 らんそさいぼう 26
卵胞 らんぽう 215
卵胞腔 らんぽうくう 216
卵胞刺激ホルモン（FSH）らんぽうしげき——
　 228, 236
卵胞上皮細胞 らんぽうじょうひさいぼう 215
卵母細胞（1次卵母細胞）らんぼさいぼう
　（いちじらんぼさいぼう） 26, 215

【り】

リーベルキューン腺 ——せん 167
梨状筋 りじょうきん 111
梨状筋下孔 りじょうきんかこう 111
梨状筋上孔 りじょうきんじょうこう 111
梨状口 りじょうこう 75
リスター結節 ——けっせつ 335, 359
リスフラン関節 ——かんせつ 66, 345
立方骨 りっぽうこつ 63, 341
立毛筋 りつもうきん 294
リボソーム 10
隆起下垂体路（隆起漏斗路）りゅうきかすいたい
　ろ（りゅうきろうとろ） 255
隆起部 りゅうきぶ 227
隆起漏斗路（隆起下垂体路）りゅうきろうとろ
　（りゅうきかすいたいろ） 255
流行性耳下腺炎 りゅうこうせいじかせんえん 161
流産 りゅうざん 31
隆椎 りゅうつい 40
菱形窩 りょうけいか 259
菱形筋 りょうけいきん 98
菱形靱帯 りょうけいじんたい 52
菱脳胞 りょうのうほう 242
緑内障 りょくないしょう 302
輪状甲状筋 りんじょうこうじょうきん 185
輪状軟骨 りんじょうなんこつ 184
輪状ヒダ りんじょう—— 167
鱗状縫合 りんじょうほうごう 66
輪走筋（胃）りんそうきん（い） 165
リンパ 21

索引 399

リンパ咽頭輪（ワルダイエルの咽頭輪）
　——いんとうりん（——いんとうりん）　161
リンパ液 ——えき　147
リンパ管 ——かん　147
リンパ管系 ——かんけい　119
リンパ球 ——きゅう　20
リンパ系 ——けい　147
リンパ小節 ——しょうせつ　148
リンパ本幹 ——ほんかん　147

【る】

涙器 るいき　302
涙骨 るいこつ　69
涙小管 るいしょうかん　303
涙腺 るいせん　275, 302
涙点 るいてん　303
類洞周囲隙（ディッセ腔）るいどうしゅういげき
　（——くう）　173
類洞周囲脂肪細胞（伊東細胞）るいどうしゅうい
　しぼうさいぼう（いとうさいぼう）　173
類洞（洞様毛細血管）るいどう（どうよう
　もうさいけっかん）　173
涙嚢 るいのう　303
ルシュカ孔（第四脳室外側口）——こう
　（だいよんのうしつがいそくこう）　244
ルテイン細胞 ——さいぼう　216

【れ】

冷覚 れいかく　293
レセプター（受容体）（じゅようたい）　225
レニン　201, 236
連関痛（関連痛）れんかんつう（かんれんつう）
　298
連合線維 れんごうせんい　251
連合野 れんごうや　251
レンズ核 ——かく　251

【ろ】

老廃物 ろうはいぶつ　119
ローザー・ネラトン線 ——せん　341
ローテーターカフ（回旋筋腱板）（かいせん
　きんけんばん）　53, 102
濾過装置 ろかそうち　195
肋横突関節 ろくおうとつかんせつ　42, 45, 47
肋硬骨 ろくこうこつ　45
肋軟骨 ろくなんこつ　45
肋下神経 ろっかしんけい　283

肋下動脈 ろっかどうみゃく　135
肋間神経 ろっかんしんけい　283
肋間動脈 ろっかんどうみゃく　135
肋頸動脈 ろっけいどうみゃく　129, 135
肋骨 ろっこつ　45, 330
肋骨横隔洞（胸膜洞）ろっこつおうかくどう
　（きょうまくどう）　193
肋骨窩 ろっこつか　42
肋骨角 ろっこつかく　45
肋骨下線 ろっこつかせん　7
肋骨下平面 ろっこつかへいめん　7
肋骨胸膜 ろっこつきょうまく　193
肋骨頸 ろっこつけい　45
肋骨結節 ろっこつけっせつ　45
肋骨溝 ろっこつこう　45
肋骨縦隔洞（胸膜洞）ろっこつじゅうかくどう
　（きょうまくどう）　193
肋骨切痕 ろっこつせっこん　44
肋骨体 ろっこつたい　45
肋骨頭関節 ろっこつとうかんせつ　42, 45, 46
肋骨突起 ろっこつとっき　42
肋骨面（肺）ろっこつめん（はい）　191
濾胞（小胞）ろほう（しょうほう）　231
濾胞傍細胞（傍小胞細胞）ろほうぼうさいぼう
　（ぼうしょうほうさいぼう）　232

【わ】

鷲手 わしで　109, 283
ワルダイエルの咽頭輪（リンパ咽頭輪）
　——いんとうりん（——いんとうりん）　161
腕尺関節 わんしゃくかんせつ　51, 53, 343
腕神経叢 わんしんけいそう　279, 367
腕橈骨筋 わんとうこつきん　106, 357
腕頭静脈 わんとうじょうみゃく　140
腕頭動脈 わんとうどうみゃく　129

【欧文索引】

α（A）細胞（膵臓）あるふぁー（A）
　さいぼう（すいぞう）　176, 235
α細胞（下垂体）あるふぁーさいぼう
　（かすいたい）　227
A（α）細胞（膵臓）A（あるふぁー）さいぼう
　（すいぞう）　176, 235
ACTH（副腎皮質刺激ホルモン）
　（ふくじんひしつしげき——）　228
articular pillar　337

ATP（アデノシン三リン酸）
（――さんりんさん） 10
β（B）細胞（膵臓）べーた（B）さいぼう
（すいぞう） 176, 235
β 細胞（下垂体）べーたさいぼう（かすいたい）
227, 228
B（β）細胞（膵臓）B（べーた）さいぼう
（すいぞう） 176, 235
bony land mark 329
δ（D）細胞（膵臓）でるた（D）さいぼう
（すいぞう） 176, 235
δ 細胞（下垂体）でるたさいぼう（かすいたい）
227, 228
D（δ）細胞（膵臓）D（でるた）さいぼう
（すいぞう） 176, 235
DNA 9, 208
ε 細胞（下垂体）いぷしろんさいぼう
（かすいたい） 228
Feiss 線 ――せん 341
FSH（卵胞刺激ホルモン）（らんぽう
しげき――） 228, 236
γ 運動線維 がんまーうんどうせんい 296

γ 細胞（下垂体）がんまーさいぼう
（かすいたい） 227, 228
GH（成長ホルモン）（せいちょう――） 228
G 細胞 G さいぼう 236
ICSH（黄体化ホルモン）（おうたいか――） 228
LH（黄体化ホルモン）（おうたいか――）
228, 236
LTH（乳腺刺激ホルモン）（にゅうせん
しげき――） 228
MSH（メラニン細胞刺激ホルモン）
（――さいぼうしげき――） 229
palpation 329
PRL 228
STH（成長ホルモン）（せいちょう――） 228
S 状結腸 S じょうけっちょう 170
S 状結腸静脈 S じょうけっちょうじょうみゃく
141
TSH（甲状腺刺激ホルモン）（こうじょうせん
しげき――） 228, 232
T リンパ球 T――きゅう 150
X 染色体 X せんしょくたい 28
Y 染色体 Y せんしょくたい 28

索 引 401

人名索引

【ア】

アウエルバッハ	L. Auerbach	154
アキレス	Achilles	117
アランチウス	JC. Arantius	146
アルコック	B. Alcock	224
ウィリス	T. Willis	132
ウィルヒョー	R. Virchow	148
ウィンスロー	JB. Winslow	178
ヴェサリウス	A. Vesalius	1
ウエストファール	AKO. Westphal	256
ウェルニッケ	K. Wernicke	249
ウォルフ	K. Wolff	207
エディンガー	L. Edinger	256
エブネル	V. Ebner	159

【カ】

ガートナー	HT. Gätner	207
カウパー	W. Cowper	207, 212
ガレノス	C. Galenus	1, 143
カロー	JF. Calot	175
河口信任	S. Kawaguchi	1
カントリー	J. Cantlie	173
キース	A. Keith	127
キーゼルバッハ	W. Kiesselbach	180
クッペル	KW. Kupffer	173
グラーフ	R. Graaf	216
グリソン	F. Glisson	173
クルムス	J. Kulmus	1
ゲロータ	D. Gerota	195
ゴルジ	C. Golgi	11
コルチ	MA. Corti	275, 307

【サ】

シャーピー	W. Sharpey	34
シュレム	F. Schlemm	301
シュワン	T. Schwann	24, 240
ショパール	F. Chopart	66
スカルパ	A. Scarpa	114, 139
杉田玄白	G. Sugita	1
セルトリ	E. Sertoli	208

【タ】

ダグラス	J. Douglas	178, 218
田原 淳	S. Tawara	127
チン	JG. Zinn	301
ディッセ	J. Disse	173
トライツ	W. Treitz	167
トレンデレンブルグ	F. Trendelenburg	111

【ナ】

ニッスル	F. Nissl	238

【ハ】

パーキンソン	J. Parkinson	253
パイエル	JK. Peyer	149
パチニ	F. Pacini	294
ハッサル	AH. Hassall	150
ハバース	C. Havers	34
バルトリン	C. Bartholin	207, 222
ヒス	W. His	128
ファーター	A. Vater	294
ファロー	ELA. Fallot	147
フォルクマン	R. Volkmann	34
プルキンエ	JE. Purkinje	128
ブロイエル	J. Breuer	263
ブローカ	PP. Broca	249
ヘーリング	EH. Hering	263
ベッツ	VA. Betz	248
ベル	C. Bell	277
ヘンレ	FGJ. Henle	200
ボーマン	W. Bowman	199
ボタロー	L. Botallo	146

【マ】

マイスネル	G. Meissner	153, 294
マイボーム	H. Meibom	302
前野良沢	R. Maeno	1
マジャンディー	F. Magendie	244, 277
マックバーネー	C. McBurney	169
マリオット	E. Mariotte	301
マルピギー	M. Malpighi	151, 199

ミュラー　JP. Müller	207	ランヴィエ　LA. Ranvier	24, 240
メドゥーサ（メズサ）　Medusa	142	ランゲルハンス　P. Langerhans	176
メルケル　FS. Merkel	294	リーベルキューン　JN. Lieberkuhn	167
モンロー　A. Monro	244	リスフラン　J. Lisfranc	66

【ヤ】

ヤコビー　A. Jacoby　7

【ラ】

ライディッヒ　F. Leydig　208

ルシュカ　HV. Luschka　244
レントゲン　WC. Roentgen　310

【ワ】

ワルダイエル　W. Waldeyer　161

編著者略歴

五味敏昭
ご み とし あき

1947年（昭和22年）5月生まれ．医博
東邦大学医学部助教授（解剖学），ベルギー国アントワー
プ大学客員研究員 Visiting Research Fellow，埼玉県立大
学保健医療福祉学部教授，埼玉県立大学大学院研究科長
を経て2013年4月より現職（東京有明医療大学看護学部
特任教授）．埼玉県立大学名誉教授
所属学会：日本解剖学会学術評議員，ドイツ解剖学会会
　　　　　員，米国解剖学会会員

岸　　清
きし　きよし

1940年（昭和15年）1月生まれ．医博
東京医科歯科大学医学部助教授（解剖学），米国ワシント
ン大学客員研究員 Visiting Research Fellow を経て，1989
年4月より2005年3月まで東邦大学医学部解剖学第1講
座教授．東邦大学医学部名誉教授
所属学会：日本解剖学会学術評議員，日本神経科学会会
　　　　　員，米国神経科学会会員

コメディカルのための専門基礎分野テキスト

解剖学 ©

発　行	2004年11月 5 日	初版 1 刷
	2007年 3 月25日	初版 2 刷
	2010年 4 月 1 日	初版 3 刷
	2013年 4 月 1 日	2 版 1 刷
	2018年 2 月20日	改訂 3 版 1 刷
	2023年 3 月20日	改訂 3 版 2 刷

編著者　五味敏昭

　　　　岸　　清

発行者　株式会社　中外医学社

　　　　代表取締役　青木　滋

　　　　〒162-0805　東京都新宿区矢来町 62
　　　　電　話　　03-3268-2701(代)
　　　　振替口座　　00190-1-98814番

印刷・製本/三報社印刷(株)　　〈KH・HO〉
ISBN978-4-498-07690-7　　Printed in Japan

JCOPY ＜(社)出版者著作権管理機構 委託出版物＞
本書の無断複製は著作権法上での例外を除き禁じられています.
複製される場合は、そのつど事前に、(社)出版者著作権管理機構
(電話 03-5244-5088, FAX 03-5244-5089, e-mail: info@jcopy.or.jp)
の許諾を得てください.

コメディカルのための
専門基礎分野テキスト

好評刊行　各巻A5判160〜400頁

解剖学 3版	五味敏昭・岸　清　編集
生理学 3版	黒澤美枝子・長谷川　薫　編集
運動学	丸山仁司　編集
人間発達学 6版	福田恵美子　編集
病理学	神山隆一　編集
臨床心理学	名嘉幸一　編集
医学概論 8版	北村　諭　著
診断学概論	北村　諭　編集
内科学 7版	北村　諭　編集
神経内科学 2版	細川　武・原　元彦　編集
小児科学	外間登美子　編集
老年医学 2版	松本和則・嶋田裕之　編集
公衆衛生学 3版	柳川　洋・萱場一則　編集